보조공학사를 위한

영역별 보조기기 활용

Application of Assistive Devices by Areas
for Assistive Technology Professionals

대한보조공학기술학회

김미정 · 김수경 · 김정헌 · 송창순 · 염희영
우지희 · 정윤주 · 최유임 · 홍기훈 공저

계축문화사

집필진(가나다 순)

저자

김미정 중원대학교 작업치료학과

김수경 건양대학교 작업치료학과

김정헌 강원대학교 작업치료학과

송창순 조선대학교 작업치료학과

염희영 백석대학교 작업치료학과

우지희 원광대학교 작업치료학과

정윤주 충청남도광역치매센터

최유임 원광대학교 작업치료학과

홍기훈 가야대학교 작업치료학과

편집위원

김은주 대한보조공학기술학회 회장, 전주대학교 작업치료학과

최유임 대한보조공학기술학회 학술부회장, 원광대학교 작업치료학과

염희영 대한보조공학기술학회 행정부회장, 백석대학교 작업치료학과

김정현 대한보조공학기술학회 학술이사, 서울대학교 재활의학교실

머리말 PREFACE

우리 사회는 장애 인구 증가와 고령화 시대를 준비하며 조금 더 적극적인 사회 통합을 구상하고 있습니다. 이를 위해 다양한 분야의 학문적 전문가들은 여러 가지 해법을 제시하며 연구와 논의를 진행하고 있습니다. 특히, 장애인과 노인의 사회적 통합에 중요한 역할을 하는 장애인 보조기기와 노인 복지용구 분야는 더욱더 전문화되고 세분화되어 학문과 산업 분야에서 지속적인 발전을 거듭하고 있습니다. 이러한 변화에 따라 정부는 2019년 1월 시행한 「장애인 · 노인 등을 위한 보조기기 지원 및 활용촉진에 관한 법률」에 따라 보조공학사를 배출하여 국가에서 관리하고 있습니다.

저희 대한보조공학기술학회도 이러한 시대적 변화에 부응하고 변화를 맞이하기 위해 준비하며 노력하고 있습니다. 그 첫 번째 시도로 '보조공학사를 위한 영역별 보조기기 활용'이라는 전문 서적을 출간하게 되었습니다. 보조공학사 자격시험을 준비하시는 모든 수험생과 보조기기 관련 현장 실무에서 근무하시는 분들의 학습 효율성 증진에 목표를 두고 집필하였습니다. 이를 위해 책에 대한 독자의 접근성을 향상시키고 각 보조기기 분야에 대한 선택적 학습이 가능하도록 총 9개의 영역별 보조기기로 나누어 서술하였습니다. 또한 각 보조기기의 국내 지원제도를 비롯하여 제품과 장비에 대한 소개, 평가와 적용, 사례로 구성하여 보조기기를 처음 공부하는 독자에서부터 보조공학사 시험을 준비하는 수험생, 현장에서 근무하는 전문가들 요구를 고루 반영하고자 노력하였습니다. 다만, 보조기기의 이론과 실무, 임상과 공학적 배경을 모두 담기에는 한계가 있어 보조공학사 시험과 실무 준비를 주요 목표로 삼아 서술하였습니다. 따라서 다소 부족한 부분이 있더라도, 이 책이 여러분들의 보조기기에 대한 관심과 지식 탐색의 요구에 작게나마 부응하는 서적이 되었으면 좋겠습니다.

끝으로 이 책이 나오기까지 수고해주신 분들에게 감사인사를 드리고 싶습니다. 학기 중에도 방학 중에도 시간을 쪼개서 집필해주신 작업치료학과 교수님들과 보조공학 서비스 현장에서 실무를 하시는 바쁜 상황에서도 퇴근 후 집필해주신 임상 선생님들께 깊이 감사의 말씀드립니다. 또한 책의 전체 내용을 기획하고 각 장별로 보조기기 영역을 구성하며, 세심하게 검토하고 수정 보완 작업을 이끌어 주신 네 분의 편집위원들께도 감사의 말씀드립니다. 또한 책의 저자를 구성하고 내용의 뼈대가 되는 자료 조사에 협조해주신 대한보조공학기술학회 이사님들께도 이 페이지를 빌어 감사의 인사말씀을 올립니다. 마지막으로 책의 출판을 위해 기획 단계부터 출간되는 시점까지 도와주시고, 디자인과 편집을 맡아 주신 계축문화사 담당자 분들에게 감사의 말씀드립니다.

2020년 9월

저자 일동

차례 CONTENTS

제8장 학습 및 직업 273

제9장 여가 및 스포츠 293

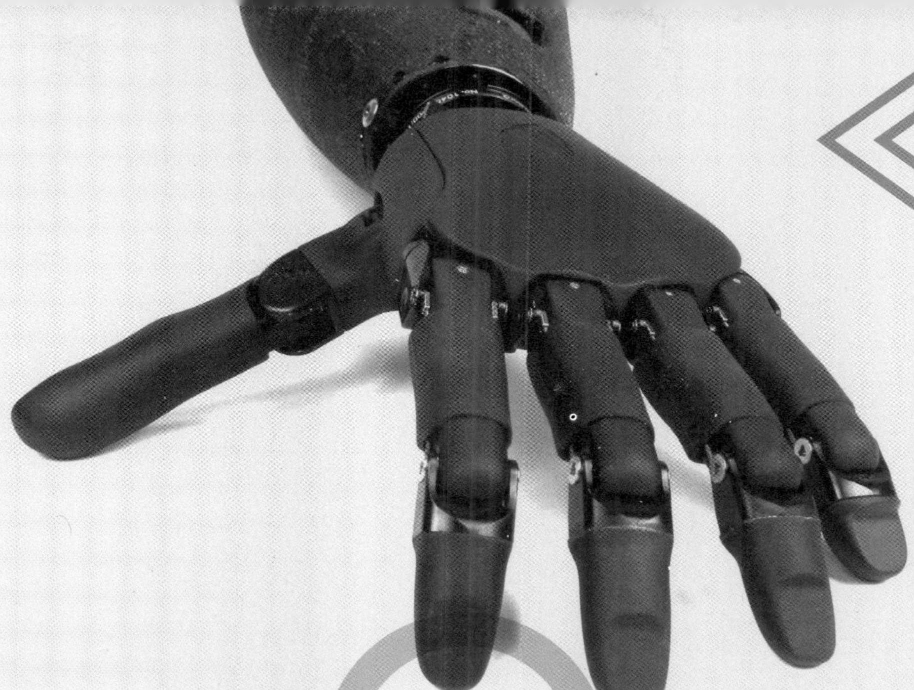

1

정보접근 및 인터페이스

1. 정보통신 보조기기 관련 국내 지원제도
2. 접근성과 인터페이스
3. 제어 교류장치
4. 제어 강화장치
5. 컴퓨터 접근

제1장

정보접근 및 인터페이스

본 장에서는 보조기기 적용의 기본이 되는 접근성과 인터페이스에 대해 설명한다. 또한 제어 교류장치와 제어 강화장치의 개념을 알아보고 각각의 특성과 다양한 제어 교류장치 및 제어 강화장치를 소개한다. 마지막으로 최근 정보접근의 큰 비중을 차지하는 컴퓨터 사용에 필요한 보조기기를 알아봄으로써 신체적, 정신적, 문화적 차이에 상관없는 정보접근의 필요성과 보조공학 중재의 중요성을 이해할 수 있다.

1. 정보통신 보조기기 관련 국내 지원제도

1) 정보통신 보조기기 보급사업

「국가정보화 기본법」 제34조(정보통신제품의 지원)에 의거 과학기술정보통신부, 한국정보화진흥원, 지방자치단체에서는 신체적 · 경제적으로 정보통신에 대한 접근과 활용이 어려운 장애인을 대상으로 정보화를 통한 사회통합을 유도하고 정보격차를 해소하기 위해 정보통신 보조기기를 보급하고 있다.

2) 보급 품목

사업지원기관은 매년 보급제품 선정 계획을 통해 시각, 지체/뇌병변, 청각/언어 장애 유형으로 분야를 구분하여 공모에 의한 방법으로 제품을 납품할 수 있는 사업자를 선정한다. 이때 공모분야별로 외부전문가를 포함한 5명 이상으로 구성된 보급제품 선정위원회를 구성하여 보급제품 및 사업자를 선정하고 재보급기간을 결정하게 된다.

보급 품목은 장애유형에 따라 구분하며 시각 유형의 품목으로는 화면낭독 소프트웨어, 화면확대 소프트웨어, 독서확대기, 바코드 리더기, 데이지 플레이어, 점자정보 단말기, 광학문자 판독기 등이 있다. 지체/뇌병변장애 유형에 속한 품목은 특수 키보드 및 마우스, 스위치 및 스위치 인터페이스, 키가드, 터치모니터, 막대형 입력보조기, 팔받침대 등이 있다. 청각/언어장애 유형에는 의사소통 보조기기, 음성 증폭기, 보청 전화기, 무선신호기, 언어훈련 소프트웨어 등이 포함된다(표 1-1).

[표 1-1] 장애유형별 정보통신 보조기기 보급품목

장애유형	보급 보조기기 품목		
시각장애	• 광학문자판독기 • 모바일제어기기 • 점자디스플레이 • 점자출력기 • 터치모니터	• 데이지플레이어 • 바코드리더기 • 점자라벨기 • 점자프린터 • 화면낭독S/W	• 독서확대기 • 인터페이스 • 점자정보단말기 • 점자학습기 • 화면확대S/W
지체, 뇌병변장애	• 독서보조기 • 무선신호기 • 입력보조S/W • 특수마우스 • 화면표시기	• 막대형보조기 • 스위치 • 키가드 • 특수키보드	• 모니터이동보조기 • 스위치 인터페이스 • 터치모니터 • 팔받침대
청각, 언어장애	• 골도기기 • 보청전화기 • 음성증폭기	• 골도음향기기 • 언어훈련S/W • 음향표시장치	• 무선신호기 • 영상전화기 • 의사소통보조기기

각각의 품목에 따라 세부유형 및 보급제품으로 구분되며 연도별로 보급품목 및 보급제품은 사업지원기관에서 별도로 관리하며 '정보통신보조기기' 홈페이지(https://www.at4u.or.kr)를 통해 장애유형별 각 제품의 개요 및 사양, 주요기능, 제품의 특징, 사용방법, 제조원 및 공급원 등을 확인할 수 있다.

3) 대상 및 선정기준

(1) 보급 대상

「장애인복지법」 제32조의 규정에 의해 등록된 장애인 및 「국가유공자 등 예우 및 지원에 관한 법률」 제6조의 규정에 의하여 등록된 자 중 상이등급 판정을 받은 자를 대상으로 한다.

(2) 선정 및 평가기준

① 선정 방법

보급대상자는 관할 지자체에서 신청서, 활용계획서, 심층상담기록지(해당자의 경우), 평가기준 등을 종합적으로 고려하여 선정하며 동 보급사업, 또는 정부기관 등으로부터 지급받은 내역을 고려하여 기존에 보급 받은 경우에는 후순위로 지원 또는 제외될 수 있다.

② 평가 및 보급순위 결정

수혜이력 등에 따라 1순위, 2순위로 분류하고 동일 순위 내에서는 보급 받은 이력(수혜횟수)이 적은 자, 평가결과 고득점인 자 등 순으로 보급대상자를 선별한다. 1순위는 신규자(수혜이력이 없는 자), 재보급기간 경과자이며 2순위는 재보급기간 미경과자이면서 신청품목과 수혜품목이 다른 경우이다. 재보급기간 미경과자이면서 신청품목과 수혜품목이 같은 경우는 보급제외 대상에 속한다.

[표 1-2] 평가기준

품목	기준		배점
장애등급 등록장애인(좌) 국가유공장애인(우) (20)	1급	1~2급	20
	2급	3급	19
	3급	4급	18
	4급	5급	17
	5급	6급	16
	6급	7급	15

경제적 여건 (20)	기초생활수급자	20
	차상위계층	19
	일반	18
참여도 (20)	취업자(근로자, 자영업)	20
	구직자(자격취득자 등)	19
	대학, 전공과 및 고등학생	18
	중등, 초등, 유치원학생	17
	일반	16
활용도 (20) - 사용용도(분야) 적합성 - 사용빈도(사용 횟 수)	매우우수	20
	다소우수	18
	우수	16
	보통	14
	미흡	12
	부적격	0
적정성 (20) - 신청자의 장애상태와 기기의 적합한 정도	매우우수	20
	다소우수	18
	우수	16
	보통	14
	미흡	12
	부적격	0

※ 학생은 재학생 및 3년이내 졸업생만 해당
※ '참여도' 항목에서 해당하는 경우가 중복될 경우 고득점 항목 인정
※ 동점자의 경우 고령자 우선 순으로 선정

(3) 신청 · 보급절차 및 지원내용

① 신청 및 보급절차

제품의 사양, 구성품, 기능 및 사용법, 개인부담금 등 관련사항과 장애유형과의 적합 여부 등을 확인 후 신청해야 하며 다음과 같이 신청에서 보급까지의 9단계를 거쳐 정보통신 보조기기의 보급이 이루어진다.

1. 전화상담(1588-2670)	2. 신청 · 접수(지자체)	3. 방문상담(지자체)
4. 대상자 선정(지자체)	5. 결과발표(지자체)	6. 개인부담금 납부
7. 기기배송 · 설치(납품업체)	8. 수령확인서, 이용약관 제출	9. 보급완료

전화를 통한 일반상담과 직접방문을 통한 심층상담으로 구분할 수 있으며 100만원 이상 고가의 보조기기를 신청하고자 하는 경우, 터치모니터 등 범용성이 높은 보조기기 및 사업지원기관 또는 운영기관에서 정한 보조기기를 신청하는 경우 운영기관에서 직접 방문하여 지원신청자의 장애유형 및 수준과 신청여건(기기보유여부 등)을 확인하고 지원제품과 신청자의 적합성 및 활용계획에 대한 상담을 실시하여 그 결과를 대상자 선정에 반영한다.

② 신청 서류

공통사항(필수)으로 정보통신보조기기 신청서 1부, 장애인증명서 1부 또는 국가유공자확인서 1부가 필요하며, 선택사항으로 기초생활수급자 증명서 또는 차상위 장애인 확인서 1부, 신청서의 「사회활동」에 표시한 사항과 관련된 증빙서류, 주민등록상 주소와 실제 거주지 주소가 다른 경우 주민등록등본을 구비하여 거주지 관할 접수처에 제출하여 신청한다.

③ 지원 내용

보조기기 제품 가격의 80%를 지원하며(20%는 사용자 본인 부담), 기초생활수급자, 차상위계층(장애인수당 급여자) 등 경제적으로 기기 구입이 어려운 저소득 장애인의 경우 본인부담금의 50%를 추가로 지원 받을수 있다. 제품 구매 지원 외에도 보조기기 사용자를 위한 교육과 보조기기 무상수리 등의 서비스가 지원된다.

2. 접근성과 인터페이스

1) 접근성의 개념

접근성(accessibility)의 사전적 의미는 어떠한 시스템 또는 개체로부터 혜택을 얻기 위해 “접근할 수 있는 능력”을 의미한다. 다른 한편 접근성은 장애가 있는 사람들을 위한 제품, 장치, 서비스 또는 환경의 디자인을 의미하기도 한다. 이러한 개념에서의 접근성은 장애가 있거나 특별한 요구가 필요한 사람들에게 접근을 허용하는 또는 보조공학기술을 사용하여 접근이 가능하도록 하는 것에 초점을 둔다. 그러나 접근성에 대한 연구와 개발은 모든 사람에게 혜택을 가져온다.

보통 접근성과 사용성(usability)을 혼돈하기 쉬운데, 사용성은 사용자가 ‘원하는 목적을 제대로 달성’하였는가와 그러한 목적을 ‘최대한 편리하게 수행’하였는가 그리고 ‘전반적인 사용 만족도’는 어떠하였는가를 나타내는 복합적인 개념으로, 유용하고 편리하며 만족도가 높은 제품이나 서비스를 말한다. 반면에 접근성은 보편적 디자인(universal design)과 매우 관련이 깊은데, 이것은 모든 사람들(장애를 가지고 있는 사람이든 또는 그렇지 않은 사람이든)이 접근할 수 있도록 만드는 것에 대한 개념이다.

다양한 접근의 개념 가운데 현대사회에서 정보에 대한 접근이 중요한 이유는 정보접근이 지식과 기술 습득의 기회가 될 뿐만 아니라 정보접근을 통해 사회적 통합이 이루어지기 때문이다. 즉, 정보접근은 개인의 능력을 개발하고 환경과 상호작용을 할 수 있는 기반이 되며, 이는 구체적으로 고용, 교육, 문화, 복지 서비스 전반에 걸쳐 적용된다.

이러한 이유로 장애인의 정보접근성은 정보기술이 발전할수록 장애인에게 매우 중요한 요인이 되고 있다. 정보화 사회가 더욱 고도화 되면서 정보접근성 격차가 심화되어, 장애인의 삶의 여건이 악화될 것이라는 부정적인 견해와 새로운 정보통신 기술로 시간과 장소의 제약에서 벗어나 다양하고, 자유롭게 정보에 접근할 수 있을 것이라는 낙관론적 견해가 있다.

따라서 정보접근의 기회가 확보된 이용자에 대해서는 적극적인 정보 활용의 기회를 부여하고, 접근기회에 있어 장벽을 갖는 대상자에게는 접근성을 높일 수 있는 보조공학 중재가 필요하며 동시에 접근기회를 보장하도록 하는 정책 방안 마련이 요구된다.

2) 인터페이스의 개념

인터페이스는 하나의 시스템을 구성하는 2개의 구성요소(하드웨어, 소프트웨어) 또는 2개의 시스템이 상호작용할 수 있도록 접속되는 경계, 또는 이 경계에서 상호 접속하기 위한 하드웨어, 소프트웨어, 조건, 규약 등을 가리키는 용어이다. 컴퓨터 처리와 컴퓨터 통신에서는 인간과 프로그램의 상호작용이 가능하도록 하는 사용자 인터페이스(user interface)와 같은 소프트웨어 인터페이스와 하드웨어 장치 간에 상호작용할 수 있게 하는 하드웨어 인터페이스가 있다.

인간 활동 보조테크놀로지(Human Activity Technology: HAAT) 모델에서 보조테크놀로지를 구성하는 중요한 요소 중 인간-테크놀로지 인터페이스(Human/Technology Interface)가 있다. 이는 인간과 보조테크놀로지 사이에서 정보가 교환되는 경계부위를 말하며 이러한 정보교환은 쌍방향의 속성을 가진다. 즉, 보조테크놀로지 기구를 제어하기 위해 사람이 기구에게 정보를 입력할 때 사용되는 인터페이스와 기구의 작동에 대한 피드백을 사람에게 출력할 때 사용되는 인터페이스 두 가지를 포함한다(그림 1-1).

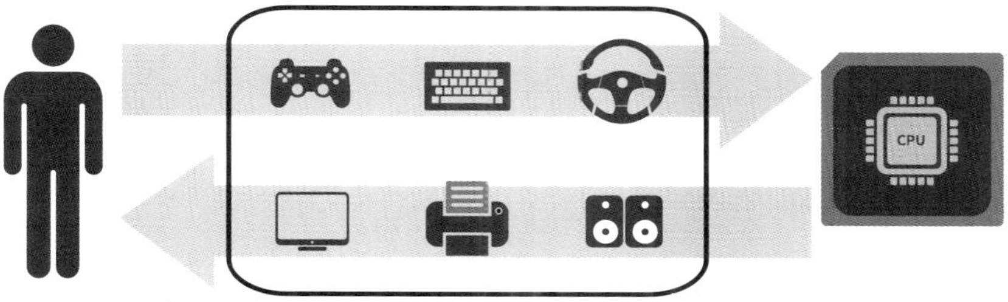

[그림 1-1] 인간-테크놀로지 인터페이스

출처 : 재활보조기기실무사 2급 교재, 수정

보조공학 기구를 작동시키는데 필요한 입력방법은 사용자가 기구를 조작하는데 사용되는 제어 인터페이스(control interface)의 유형에 따라 달라진다. 컴퓨터의 전원을 켜거나 끄기 위해 사용되는 스위치, 전동 휠체어 조종을 위한 조이스틱, 스마트폰의 어플리케이션 실행을 위한 터치스크린 등이 그 예이다. 기구가 사용자에게 보내는 정보는 시각적 또는 청각적 표시 장치(display)나 점자나 진동 형태인 촉각적 표시장치가 사용되기도 한다.

3. 제어 교류장치

1) 제어 교류장치의 개념

인간-테크놀로지 인터페이스는 보조기구의 작동을 위해 기구를 조작하고 명령을 입력하는 하드웨어의 한 부분만을 이야기 하는 것은 아니며 그 이상의 의미를 포함하고 있다. 그 중 제어 교류장치는 보조기구 제어를 위해 사용되는 하드웨어로 곧 입력장치를 의미하며 사용자에게 가장 효율적인 장치를 선택하고 추천하기 위해서는 이에 대한 다양한 특성을 이해하고 있어야 한다.

제어 교류장치는 사용자가 장치에 가하는 힘과 장치가 반대로 되돌아 가려고 하는 힘과 같이 사용자와 장치 상호간에 작용하는 힘, 장치의 크기나 무게, 재질 등의 물질적 성질에 따라 특징지어진다. 또한 사용자가 사용할 수 있는 범위 내에 배치가 가능한지 여부와 같은 장착 가능성, 보조기구를 제어하기 위해 요구되는 입력의 수, 제어 교류장치가 사용자에게 제공하는 피드백은 어떠한 종류를 사용하는지에 따라서도 특성을 구분할 수 있다. 그 외에도 장치 제어를 위한 선택세트와 선택방법에 따라 특징지어 질 수 있다.

선택세트란 사용자가 선택할 수 있는 항목(아이템)의 집합으로 설명할 수 있다. 일반적으로 키보드 위의 자음과 모음 또는 숫자 표시, 보완대체의사소통기구의 그림이나 기호로 이루어진 시각적 세트, 청각 스캐닝 방법의 음성 선택 장치에서 사용되는 청각적 세트, 점자 인쇄물과 같은 촉각적 세트로 구분할 수 있다. 이러한 제어 교류장치의 선택세트는 사용자의 기능과 활동 욕구에 기반하여 선택하게 된다. 예를 들어, 같은 성인 뇌졸중 장애인이라고 하더라도 글자를 읽을 수 있고 신체조절능력이 뛰어난 사람은 표준 키보드를 선택세트로 사용할 수 있을 것이다. 하지만 인지기능 저하와 언어 능력이 손상된 사람은 몇 개의 그림이나 아이콘으로 구성된 선택세트를 고려하게 될 것이다.

2) 선택방법

제어 교류장치를 통해 사용자가 선택할 수 있는 방법을 선택방법이라고 하는데 대부분의 제어 교류장치는 직접선택과 간접선택 두 가지 방법으로 입력이 가능하다. 일반적으로 간접선택 방법은 스캐닝, 부호화 접근의 방식을 사용하고 있다.

(1) 직접선택

사용자가 선택세트 각각의 항목을 즉각적이고 직접적으로 선택하기 위한 제어의 한 방법이다. 직접선택을 위해 사용자는 손이나 손가락 또는 목소리와 눈 등의 신체 동작을 사용할 수 있다. 이러한 선택방법을 통해 목표하는 표적 아이템으로 바로 이동한다. 선택세트의 모든 요소들은 동등한 접근성이 요구된다. 예를 들어 다른 사람과 휴대전화로 문자 대화를 하려고 할 때 사용자가 "ㄱ"을 쉽게 누를 수 있었다면 "ㅏ"를 누르는 것도 똑같이 쉬워야 한다. 직접선택은 신체적으로 정교한 운동조절 능력이 요구되는 방법이나 선택에 따른 결과가 직접적이고 빠르게 나타나기 때문에 인지기능 측면에서 보다 직관적이고 사용하기 쉬운 방법이다.

(2) 간접선택

간접선택은 항목을 선택하는 과정에서 중간매개체를 통해 하나 이상의 단계가 요구되는 접근방법이다. 일반적으로 간접선택 방법에는 하나 또는 그 이상의 스위치를 통해 선택을 하게 되며 효과적인 사용을 위해 스캐닝이라는 기술을 함께 사용한다. 스캐닝은 선택세트가 표시된 장치의 항목을 빛이나 커서의 형태로 스캔한다. 이때 선택하고자 하는 항목에 표시가 되었을 때 사용자는 스위치를 이용해 선택 신호를 입력하는 방식이다. 예를 들어, 알파벳으로 이루어진 선택세트를 이용하여 "Technology"라는 단어를 입력하기 위해서 첫 번째 단계는 스위치를 이용해 커서가 움직임을 시작하도록 한다. 두 번째 단계는 커서가 "A, B, C..... R, S"를 지나갈 때까지 기다린 후 "T"를 커서가 가리켰을 때 스위치를 다시 누르면 "T"가 선택된다. 마지막으로 이런 과정을 단어의 철자가 순서대로 모두 선택될 때까지 반복하게 된다. 이러한 스캐닝 방법은 높은 수준의 시각적 추적 능력과 스위치를 정확한 타이밍에 누를 수 있는 능력, 고도의 집중력과 순서에 대한 개념을 이해하는 능력이 요구된다. 스캐닝 방식의 장점은 매우 적은 수준의 운동조절 능력이 필요하여, 신체의 한 부분이라도 움직임 조절이 가능하다면 그 부위를 사용하여 제어할 수 있다는 것이다. 그러나 직접선택과 비교하여 여러 단계를 거쳐야 하기 때문에 속도가 느리고 높은 인지수준을 요구하는 단점이 있다.

① 스캐닝 방법

㉠ 자동 스캐닝

스위치를 누르면 커서는 자동적으로 배열된 선택세트의 항목들을 순차적으로 스캐닝 한다. 커서가 원하는 표적 항목에 도달하면 다시 스위치를 눌러 선택하는 방식이다.

㉡ 역 스캐닝

스위치를 누른 상태로 계속 유지한다. 계속 누르고 있는 동안 커서는 배열된 항목들을 순차적으로 지나가게 된다. 커서가 원하는 표적 항목에 도달했을 때 스위치를 놓는 방식이다. 역 스캐닝 방식은 지속적으로 스위치를 누를 수 있는 능력과 정확하게 스위치에서 손을 뗄 수 있는 신체조절능력이 필요하다.

㉢ 단계 스캐닝

원하는 표적 항목에 도달할 때까지 스위치를 반복해 누른다. 스위치를 누를 때마다 한 항목씩 지나가게 되며 원하는 표적 항목에 도달한 후 스위치 누르는 표시가 사라지면 원하는 항목이 선택되는 방식이다. 단계 스캐닝은 원하지 않는 항목을 지나치기 위해 스위치를 여러 번 눌러야 한다. 따라서 다른 스캐닝 방법과 비교하여 쉽게 피곤해지는 단점이 있다. 그러나 스위치를 정확한 타이밍에 누르거나 떼야 하는 부담이 없다는 장점이 있다.

② 스캐닝 종류

㉠ 선형, 회전형 스캐닝

선택세트가 수직 또는 수평으로 배열되어 있는 선형 스캐닝, 선택세트가 원형으로 배열되어 있는 회전형 스캐닝으로 구분할 수 있다. 배열된 방향에 따라(예: 위에서 아래 방향, 좌에서 우 방향, 시계 방향) 순차적으로 각 항목이 포인팅 되거나 점멸되며, 이 때 원하는 항목에 도달했을 때 스위치를 눌러 선택할 수 있다.

시작 →

space	E	A	R	D	U
T	O	I	L	G	B
N	S	F	Y	V	J
H	C	P	K	Q	.
M	W	X	Z	.	?

선택

space	E	A	R	D	U
T	O	I	L	G	B
N	S	F	Y	V	J
H	C	P	K	Q	.
M	W	X	Z	.	?

[그림 1-2] 선형 스캐닝

㉡ 행 · 열 스캐닝

선택항목의 수가 많을 때 사용되는 스캐닝 방법으로 항목들을 그룹으로 분류하게 된다. 열에는 선택 그룹을 배열하고 행에는 각 그룹에 해당하는 항목을 배열하는 방식이다. 선형, 회전형 스캐닝의 경우 선택세트에서 한 번에 한 항목씩 활성화 되지만 행 또는 열 스캐닝은 한 번에 전체 열이 활성화 된다. 순차적으로 열이 점멸하게 되고 원하는 그룹의 열에 도달했을 때 스위치를 누르면 행의 점멸이 시작된다. 이때 다시 원하는 항목에 도달했을 때 스위치를 눌러 항목을 선택하게 된다.

시작

↓	space	E	A	R	D	U
	T	O	I	L	G	B
선택	N	S	F	Y	V	J
	H	C	P	K	Q	.
	M	W	X	Z	.	?

선택

space	E	A	R	D	U
T	O	I	L	G	B
N→	S	F	Y	V	J
H	C	P	K	Q	.
M	W	X	Z	.	?

[그림 1-3] 행 · 열 스캐닝

3) 제어 교류장치의 특성

사용자 유형과 욕구에 따른 세부적인 제어 교류장치의 종류를 소개하기에 앞서 제어 교류장치의 특성에 대한 이해가 필요하다. 제어 교류장치는 공간적 특성, 감각적 특성, 동작 특성에 따라 달라진다. 사용자를 위한 제어 교류장치를 추천할 때에는 제어 교류장치의 크기, 장치의 작동 결과에 대한 피드백, 어떻게 장치가 작동되는지에 대한 이해를 바탕으로 추천해야 한다.

(1) 공간특성

제어 교류장치의 공간특성이란 3차원 공간에서 제어 교류장치가 가지고 있는 물리적인 특징에 대한 것으로 ① 장치의 크기, 모양, 무게, ② 대상표적(입력)의 수와 크기, ③ 대상표적 사이의 간격으로 이루어져 있다.

공간특성에 따라 다양한 제어 교류장치를 분류할 수 있다. 예를 들어 단일 스위치는 대상표적의 수가 하나인 반면 표준 키보드의 경우에는 106개의 대상표적이 있다. 또한 같은 키보드라고 하더라도 축소 키보드는 표준 키보드에 비해 대상표적(키)의 크기도 작고 표적 사이의 배치 간격도 좁다. 단일 스위치는 조작을 위한 동작의 범위에 제한이 있고 정확한 변별력이 부족한 사용자에게 적합하다. 축소 키보드의 경우 서로 가까이 있는 작은 크기의 대상표적을 가지고 있으며 전체 장치의 크기 또한 작다. 따라서 상대적으로 정확한 변별력을 가지고 있으나 동작범위에 제한이 있는 사용자에게 추천될 수 있다. 반대로 확대 키보드는 장치 전체의 크기가 크고, 대상표적 또한 확대되어 있어 비교적 큰 동작범위가 가능한 사용자들이 이용할 수 있다. 최근 다양한 형태의 전자 ·

통신기기가 상용화되면서 전통적인 표준키보드 외에도 노트북용 키보드(키 83~89개)나 스마트 기기용 터치패드 형태의 키보드(키 약 34개)가 사용되면서 대상표적의 수도 다양화되었다.

(2) 감각특성

제어 교류장치의 감각특성이란 장치의 작동에 따라서 나타나게 되는 시각적, 청각적, 촉각적 피드백을 말한다. 이러한 피드백은 보조공학 기기를 이용하여 어떠한 과제를 수행하고 작업에 참여하는데 수월하고 편리하게 한다. 예를 들어 기계식 스위치로 사용된 키보드는 일반적으로 눌렀을 때 "딸깍"하는 소리를 통해 키보드가 작동되었다는 청각적 피드백을 준다. 촉각적 피드백의 예로는 다양한 키보드의 질감 또는 마우스의 휠 작동 시 느껴지는 휠의 움직임 등이 있다. 마우스 휠로 부터의 피드백을 통해 화면에서 스크롤된 줄의 수를 예측할 수 있다. 일반적으로 많이 적용되는 시각적 피드백의 예로 키보드의 특정한 키에 적용된 다른 색상이 있으며 엘리베이터 스위치(버튼)를 누를 때 발생하는 불빛 등이 있다.

적절한 감각 피드백 유무에 따라 성공적인 제어 교류장치 사용이 결정될 수도 있다. 예를 들어, 복잡한 환경 속에서 대상에 집중하는 것이 어려운 사람들은 밝은 색상의 빨간색이나 노란색 스위치에 더 집중을 잘할 수 있을 것이다. 반대로 터치 스위치의 경우 누르는 힘이 필요 없기 때문에 고유수용성감각 피드백이 없으며, 청각적 피드백 또한 없기 때문에 실수로 제어 교류장치에 입력이 되어도 이를 인식하지 못 할 수도 있다.

(3) 작동특성

제어 교류장치에 있어서 우리가 고려해야 할 마지막 특성으로 제어 교류장치의 작동과 관련된 특성이 있다. 제어 교류장치의 작동특성은 작동방법, 작용력, 변위, 작동중지, 유연성, 내구성과 유지관리 특성 등을 포함한다.

① 작동방법

제어 교류장치가 사용자가 입력한 신호를 감지하고 처리장치를 작동시키는 방법을 말한다. 사용자가 제어 교류장치에 신호를 보낼 수 있는 방법으로는 움직임, 발성, 호흡 등이 있다.

사용자의 움직임은 가장 기본적인 작동방법으로 사용자의 움직임을 통해 힘과 신호를 발생시키게 되고 이를 제어 교류장치가 감지하게 된다. 이러한 움직임은 사용자의 모든 신체를 통해 가능하지만 주로 팔과 다리, 눈, 머리, 혀 등을 통해 움직임을 만들어낸다. 이러한 움직임들은 다양한 형태의 신호로 감지되는데 먼저 힘의 작용을 감지하는 기계적 제어 교류장치가 있다. 작동하는데 움직임이나 힘이 필요한 대부분의 스위치, 키보드의 키, 조이스틱, 마우스 등이 여기에 속한다. 다음으로 광선이나 전파와 같은 에너지 수신에 의해 작동되는 경우가 있다. 이런 전자기적 제어 교류장치 형태는 작동을 위한 사용자의 직접적인 신체접촉 없이 원거리에서 에너지를 통해 움직임을 감지하여 작동하게 된다. 예를 들면, 광선 포인터, 원격 무선 장치(예: 자동차의 스마트키)에 사용된다. 그 외에도 인체의 체표면을 통해 얻어진 전기 신호를 감지하여 작동하는 전기적 제어 교류장치(예: 근전도)와 감지기에 근접하는 움직임을 통해 작동하는 근접 제어 교류장치(예: 열 감지 센서를 이용한 스위치) 등이 있다.

사용자가 발생시킬 수 있는 두 번째 유형의 신호에는 발성이 있다. 최근 빠르게 발전되고 있는 소리 또는 음성인식 제어 교류장치를 말하며 다른 제어 교류장치를 작동하는 것에 어려움이 있는 사용자를 위해 적용될 수 있다. 이러한 방식은 과거 음성을 인식하기만 하는 단계에서 문장과 문맥을 인식하고, 이를 바탕으로 명령어를 재구성한 뒤 반응하는 단계에 이르렀다. 이를 통해 쌍방향의 정보교류가 가능해졌으며 스마트기기와 사물인터넷, 클라우드 기술의 발달을 통해 미래의 제어 교류장치로 기대되고 있다.

마지막 유형의 신호 방법으로 호흡이 있다. 공기작용 제어 교류장치는 호흡으로 인한 공기의 흐름과 압력을 감지함으로써 작동한다. 불기-빨기 형태의 스위치(puff-and-sip switch)가 이에 해당한다. 튜브를 입에 물고 들이마시거나 불어서 기기를 작동시킬 수 있다. 또한 얼마나 세게 또는 빠르게 공기를 들이마시거나 부는지에 따라 다양한 조작이 가능하다.

② 유연성

제어 교류장치를 작동시킬 수 있는 다양한 방법의 가지 수를 뜻한다. 신체적 장애가 있는 사용자는 장애의 특성과 정도에 따라 관절의 가동범위, 근력, 근 긴장도, 감각기능 등의 범위와 정도가 다양하다. 따라서 이러한 다양함의 정도를 수용할 수 있는 제어 교류장치의 유연성이 고려되어야 한다. 예를 들어, 키보드의 키를 제어 교류장치로 고려할 때 일반적인 방법처럼 손가락으로 키를 누를 수도 있지만 어떤 사용자는 발가락으로 누를 수도 있고 또는 헤드 포인터로 키를 누를 수도 있다. 작동방법 중 움직임을 통해 신호를 입력하는 제어 교류장치는 보통 다양한 신체 부위로 작동할 수 있어

유연성이 크다. 반면 발성이나 호흡으로만 작동할 수 있는 제어 교류장치는 상대적으로 유연성이 떨어진다. 대표적인 기계적 제어 교류장치 중 하나인 스위치의 경우 레버 스위치(lever switch)는 주로 머리의 움직임을 통해 조작을 하는 반면, 트레드 스위치(tread switch)는 발부터 무릎, 손, 머리 등 다양한 신체 부위를 이용할 수 있다.

제어 교류장치 사용에 있어서 공간상에서 장치의 위치를 결정하거나 고정하는 방법 또한 유연성 차원에서 고려해야 할 특성이다. 작업 공간 확보와 효율적인 사용을 위해 적절한 위치에 제어 교류장치를 장착해야 한다. 마우스와 같은 제어 교류장치는 특별한 장착 과정이 필요하지 않으나 평평한 표면(예: 탁자 위, 휠체어 책상 등) 위에서 사용되어야 한다. 한편, 조이스틱과 같은 제어 교류장치는 다양한 위치에 장착되어 턱, 손, 발 등 다양한 위치의 신체를 활용할 수 있어야 한다.

③ 내구성과 유지관리

내구성이란 원래의 상태에서 변형되지 않고 오래 견디는 정도를 나타내는 것으로 제어 교류장치에서 고려해야 할 특성이다. 제어 교류장치의 사용 빈도와 장치에 가해지는 힘에 따라 적절한 장치를 추천할 수 있어야 한다. 예를 들어, 사용자의 불수의적인 근긴장도 증가로 제어 교류장치에 큰 압력이 가해지는 경우 이러한 힘을 잘 견디어 내면서 작동할 수 있도록 일반적인 플라스틱 재질 보다는 섬유 강화 플라스틱 또는 금속으로 만들어진 제어 교류장치를 추천하는 것이 효과적일 것이다.

마지막으로 고려해야 할 제어 교류장치의 특성으로 유지관리 특성이 있다. 이는 제어 교류장치를 사용함에 있어서 청소, 수리, 수명 등과 관련된 것이다. 청소 · 유지하기에 쉬운지, 고장 났을 때 특별한 기술 없이도 사용자가 직접 수리가 가능한지, 아니면 전문가에게 수리 의뢰가 용이한지 등으로 설명된다. 예를 들어, 특정 스위치는 작동하는데 배터리가 사용된다면, 배터리 수명은 얼마나 오래 지속될지, 수명이 다했을 때 주변에서 쉽게 구할 수 있는 배터리를 사용하는지, 배터리 교환이 편리한지 등을 고려하는 것이다.

4) 제어 교류장치의 평가 및 추천

사용자와 제어 교류장치에 대한 평가와 자료를 바탕으로 교류장치를 선택하게 된다. 개인 사용자를 위한 평가와 선택 과정은 매우 복잡할 수 있다. 보조공학 전문가는 사용자의 욕구와 능력을 고려하여 인간-테크놀로지 인터페이스를 결정한다(그림 1-4).

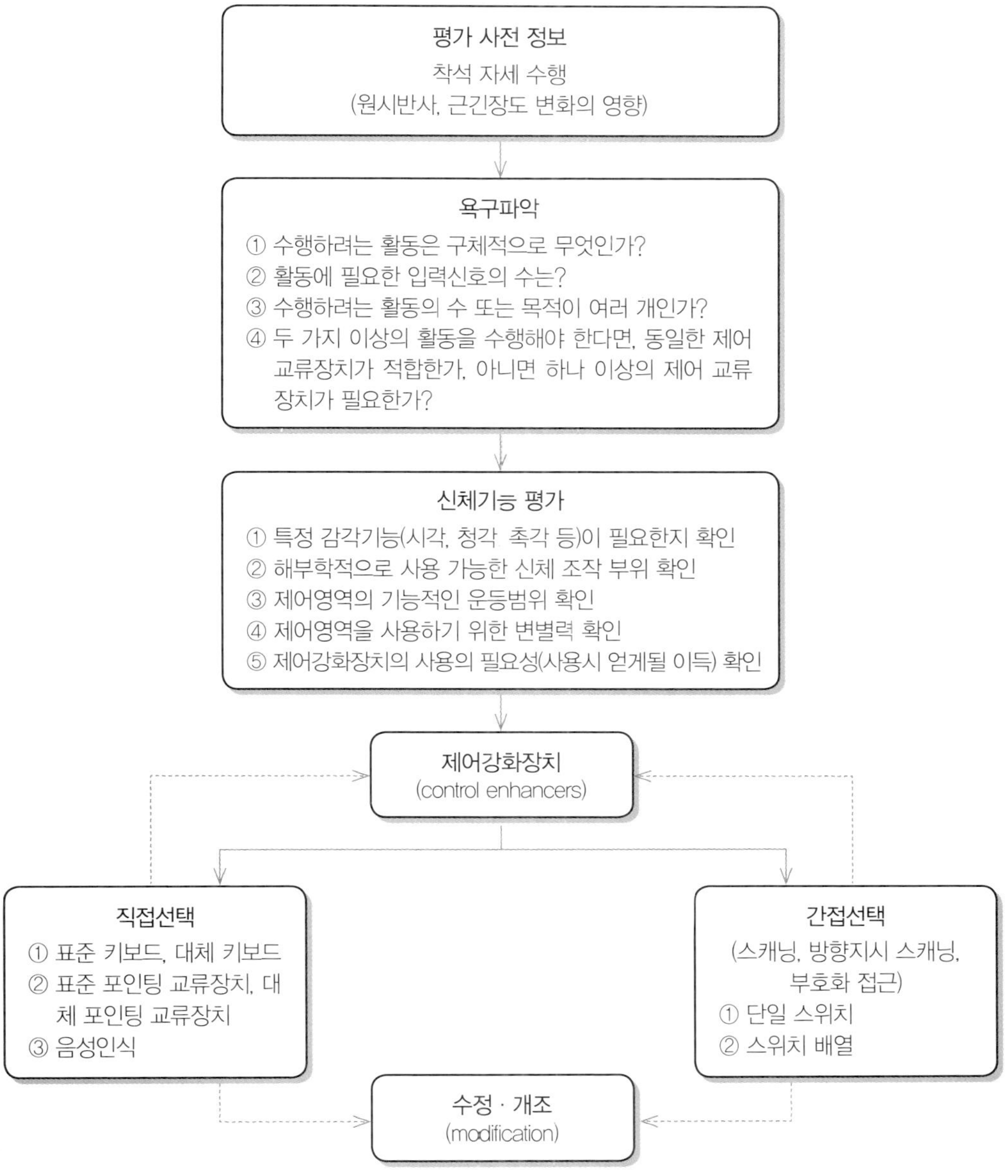

[그림 1-4] 제어 교류장치 추천 및 선택을 위한 과정

출처: 보조테크놀로지의 원리와 실제 3판 335p, 수정

평가를 시작하기 전, 사용자의 원시반사 또는 근긴장도 변화의 여부를 검사하는 것이 매우 중요하다. 이러한 상태는 스위치나 키보드로의 접근을 방해할 수 있다. 원시반사 및 근긴장도 변화 여부를 직접 검사하거나 의료기록을 통해 반드시 확인해야 한다. 이러한 예비 평가를 통해 반사의 유형, 근긴장도의 정도를 확인하며 올바른 착석 자세가

원시반사 유발을 억제할 수 있는지에 대해서도 체크한다.

욕구파악 및 신체기능 평가를 통해 얻어진 정보를 바탕으로 보조공학 전문가는 직접선택 제어 교류장치 또는 간접선택 제어 교류장치 중 하나를 추천하거나 추가적인 평가 유무를 판단하게 된다. 일반적으로 직접선택 제어 교류장치는 많은 대상표적을 가지고 있고, 정교한 대상 변별력이 필요하다. 반대로 상대적으로 적은 대상표적을 가지고 있으며(일반적으로 8개 이하) 낮은 운동조절 능력의 사용자에게는 간접선택 제어 교류장치가 더 적합하다. 사용자에게 최적의 제어 교류장치를 추천하기 위해서 보조공학 전문가는 여러 가지 대안에 대한 지식을 가지고 있어야 하며 그것을 사용자의 조작능력과 비교하고 평가할 수 있어야 한다.

(1) 욕구파악

제어 교류장치의 추천과 선택을 위한 첫 단계는 사용자의 욕구를 정확하게 파악하는 것이다. 욕구파악을 위해 "사용자가 원하는 과제가 무엇인지?", "구체적으로 참여하고자 하는 활동은 무엇인가?"에 대한 정보가 필요하다. 요구하는 활동이 결정되면 이에 따라 활동에 필요한 제어 교류장치의 종류와 입력의 수가 구체화된다. 예를 들어, 학교교육을 위해 등하교를 위한 이동의 욕구가 있는 사용자가 전동휠체어를 제어하려고 할 때 "이동의 욕구 충족을 위한 전동휠체어 제어"라는 목적을 고려하여 어떠한 형태의 제어 교류장치가 적절할지, 이 때 입력의 수는 몇 가지가 최적일지가 결정된다. 또한 수행하고자 하는 활동이 하나인지 둘 이상 인지를 파악해야 한다. 다수의 활동에 대한 욕구가 있을 때 보조공학 전문가는 각각의 활동들에서 요구되는 제어 교류장치의 특징과 장치의 수에 대해 고민해야 한다. 예를 들어, 이동을 위한 전동휠체어 사용과 의사소통을 위한 보완대체의사소통 보조기구 사용의 욕구가 있는 사람은 전동휠체어와 보완대체의사소통 보조기구 각각을 제어하기 위한 제어 교류장치를 따로 설치할 것인지, 아니면 통합교류장치를 사용할 것인지 선택하게 될 것이다.

(2) 신체기능 평가

사용자의 욕구에 대한 파악 다음 단계로는 사용자의 신체기능에 대한 평가가 필요하다. 먼저 사용자의 감각기능에 대해 평가를 하게 되는데 선행 단계에서 얻은 욕구에 대한 정보를 바탕으로 추천된 제어 교류장치를 사용하는데 필요한 시각, 청각, 촉각 등의 특정한 감각기능을 평가하여 활용 가능한 제어 교류장치를 구체화 할 수 있다. 이때 고려해야 하는 신체기능으로는 동작범위 측정을 통해 사용자가 제어 교류장치 도달할 수 있는 최소에서 최대한의 범위를 파악할 수 있는데 이를 통해 교류장치의 크기나 배치가 결정되어진다. 또한 대상표적을 선택할 때의 움직임을 통제할 수 있는 변별력을 확인함으로써 대상표적의 수를 결정하거나 직접선택 또는 간접선택과 같은 선택방법을 결정하는데 기초가 된다.

(3) 욕구 및 신체기능 평가 결과 적용

사용자의 욕구파악 및 신체기능 평가의 결과를 토대로 보조공학 전문가는 적절한 스위치나 키의 크기, 공간상에서 대상표적의 배치와 개수 등에 관하여 적용 가능한 제어 교류장치 목록을 작성하게 된다. 이후 몇 가지 제어 교류장치 후보군을 가지고 비교 테스팅을 진행하여 최종 추천 및 선택이 이루어진다.

사례 김OO군은 현재 근위축증으로 전동휠체어를 이용하고 있으며 얼마 전 컴퓨터 공학 전공을 위해 대학에 합격한 예비 대학생이다. 고등학교 과정 동안 오른쪽 팔걸이에 고정된 표준형 조이스틱을 이용하여 전동휠체어를 조작해 통학을 하였고 대부분의 수업과 과제는 개인용 컴퓨터를 이용하였다.

그러나 김OO군은 장시간 컴퓨터를 사용하기에 어려움이 있었다. 부족한 상지 근력 때문에 현재 사용중인 표준형 키보드를 이용하기 위해서 상체를 좌우로 자주 움직여야 했고 검지 손가락만으로 자판을 입력하고 있었다.

컴퓨터 프로그래밍 과목 수업을 가장 기대하고 있지만 수업시간 동안 지속적인 컴퓨터 사용과 원활한 수업 참여의 어려움에 대한 걱정으로 보조공학센터에 의뢰되었다.

이에 보조공학사는 김OO군의 수업 참여 및 컴퓨터 사용을 위해 기능평가를 진행하였다. 먼저 시각, 청각, 촉각 등의 감각은 정상적으로 전동휠체어 및 컴퓨터 접근을 위한 감각기능에 문제가 없었으나 상지의 근력 부족과 이로 인한 운동범위의 제한으로 표준형 키보드를 이용하기에 기능적이지 않았다. 또한 학교에 직접 방문하여 진행한 환경평가를 통해 책상의 높이가 낮아 전동휠체어가 충분히 접근할 수 없음을 알게 되었다. 그러나 양쪽 상지의 움직임이 가능하고 컴퓨터 키보드 사용 경험과 이를 통해 수업 참여에 대한 욕구가 충분하다는 강점이 있었다.

보조공학사는 숫자 키가 생략되어 표준형 키보드 보다 작은 대체 키보드 몇 가지를 테스트 해보았다. 기존에 사용하던 표준형 키보드와 거의 유사한 형태로 자판 입력의 정확도에는 크게 어려움이 없었다. 또한 전동휠체어 접근이 불가능한 책상을 대신하여 휠체어에 탈부착 가능한 트레이(책상) 위에서 키보드가 작은 노트북 컴퓨터 사용을 제안하였다. 이를 통해 김OO군은 익숙한 형태로 자판 입력이 가능함과 동시에 자판 입력을 위해 상체를 좌우로 움직여야 하는 횟수가 감소하여 불필요한 근력 손실과 피로를 줄일 수 있을 것으로 판단하였다. 그러나 오른쪽 팔걸이에 장착되어 있던 전동휠체어 조작을 위한 조이스틱 때문에 트레이 설치가 불가능하여 배치가 가변적으로 조절되는 조이스틱 설치를 제안하였다.

보조공학사는 개학 전까지 몇 가지 종류의 키보드와 조이스틱 인터페이스를 사용해보고 새로운 컴퓨터 및 휠체어 접근을 위한 훈련 프로그램을 계획하였다.

5) 직접선택 제어 교류장치

직접선택은 사용자가 선택항목에서 각각의 항목을 언제든지 선택할 수 있는 방법으로 가장 빠른 선택방법 이기도 하다. 따라서 이 방식이 간접선택 방식보다 더 먼저 고려되어야 한다. 직접선택 제어 교류장치는 여러 가지 형태의 키보드와 포인팅 장치, 음성인식 시스템 및 눈의 움직임 추적 시스템 등이 있다.

(1) 키보드

먼저 표준형 키보드 사용을 선택하기 위해서는 표준형 키보드 사용 평가를 통해 사용자가 충분히 사용할 수 있는지에 대해 알아보아야 한다. 이는 앞서 살펴보았던 제어 교류장치의 특성과 사용자의 신체기능 평가를 통해 결정되는데, 표준 키보드를 사용하기 위해서는 사용자가 키보드의 모든 키를 조작할 수 있는 충분한 범위를 가지는지, 각각의 키 크기와 키 사이의 간격은 충분한지, 사용자의 입력 속도와 입력 정확성은 충분한지, 변경키(Alt, Ctrl, Shift 등) 조작이 가능한지, 키 입력에 필요한 키 누르기와 떼기가 가능한지, 표준 키보드의 자판배열에 따라 효과적으로 사용 가능한지에 대해 모두 충족해야 한다. 그렇지 못할 경우 제어 강화장치 사용 또는 대체 키보드, 개조된 키보드 사용을 고려하게 된다. 예를 들어, 키보드 조작에 필요한 손 기능의 부족으로 표준 키보드의 키 조작에 어려움이 있다면 보조공학 전문가는 좀 더 큰 대상표적을 포함하고 있는 확대 키보드 또는 키가드의 사용(키보드 개조), 타이핑 보조기구(제어 강화장치) 적용 등의 대안을 고려하게 될 것이다.

① 표준 키보드

가장 먼저 적용되는 직접선택 제어 교류장치이다. 문장을 완정하기 위한 자음과 모음, 숫자 및 특수문자 키에 대한 조작뿐만 아니라 Del, End, Page up 등의 기능키, Alt, Ctrl, Shift 등의 변경 키 조작이 가능해야 한다. 표준 키보드임에도 노트북에 사용되는 키보드는 작은 크기의 키보드를 사용한다.

② 인체공학 키보드

인체공학적으로 설계된 특수한 키보드를 말하며, 표준 키보드를 반복적인 동작으로 사용하면서 발생된 손과 손목의 근긴장 감소를 목적으로 키보드의 모양 전체를 새롭게 디자인 하거나 키만 재배열하기도 한다. 일반적으로 분할형 키보드의 형태를 띠고 있다. 이는 서로 다른 두 개의 영역으로 나뉘며 가운데 부분이 올라와 있고 양쪽 끝으로 경사진 형태로 손목지지를 위한 받침대가 부착되어 있다. 표준 키보드와 비교했을 때 키 간격이 좀 떨어져 있으며 키보드가 평면적이지 않고 손의 위치가 자연스러운 자세가 되도록 굴곡이 있다. 이중에는 손가락의 움직임 범위 감소를 위해 오목한 형태로 배열된 키보드도 있다.

③ 큰 키보드(확대 키보드)

큰 키보드는 직접 선택할 수 있는 확대된 대상표적으로 구성된 키보드이다. 표준 키보드를 사용했을 때 정확도가 저하되지만 모든 키에 도달할 수 있을 정도로 움직임의 범위가 충분할 때 추천된다. 큰 키보드는 사용자의 필요에 따라 선택 세트의 크기와 정확하게 대상표적을 선택할 수 있는 키의 크기에 따라 다양하게 선택될 수 있다. 표준 키보드의 배열과는 다르게 글자, 단어, 그림 또는 심볼로 키를 구성할 수도 있어 인지장애나 시각장애를 가진 사용자에게도 유용하게 쓰일 수 있다.

④ 작은 키보드(축소 키보드)

키보드 사용에 있어서 정확도는 충분하나 모든 키에 도달할 수 있는 움직임 범위가 저하되어 있을 때 작은 키보드를 사용할 수 있다. 대상표적이 축소되어 있으나 표준 키보드와 동일하게 모든 키 기능을 갖추고 있어야 한다. 이러한 요구는 변경키를 부가적으로 사용하여 가능해진다. 따라서 선택세트는 표준 키보드처럼 일반적인 쿼티(QWERTY) 구성으로 배열되지 않는다. 글자의 배열은 자주 사용하는 키를 중앙에 배치하게 되며 주로 마우스 스틱이나 헤드 스틱을 사용해 타이핑한다.

⑤ 특수한 목적의 키보드

키보드는 일반적으로 컴퓨터 입력을 위한 용도로 사용되지만 보완대체 의사소통 기구나 환경 제어를 위한 장치와 같이 특별한 목적을 가진 장치에서도 사용된다. 이런 경우 표준 키보드와 비교해서 대상표적이 되는 키의 수와 기능이 제한된다. 키는 제조 시 고정된 특정 문자를 사용할 수도 있고 기능을 가지고 있지 않고 사용자가 원하는 것을 나타낼 수 있도록 프로그램 할 수도 있다.

의사소통 기구에 사용된 키보드(그림 1-5)는 일반 컴퓨터와 연결하여 입력 장치로도 사용될 수 있다. 이러한 방법의 장점은 다른 키보드 배열 순서를 새로 익힐 필요 없이 익숙해있는 의사소통 기구의 키보드 배열을 그대로 사용할 수 있다는 것이다.

또한 보완대체 의사소통 기구에 저장된 단어나 문장을 바로 컴퓨터로 전송하도록 할 수도 있다.

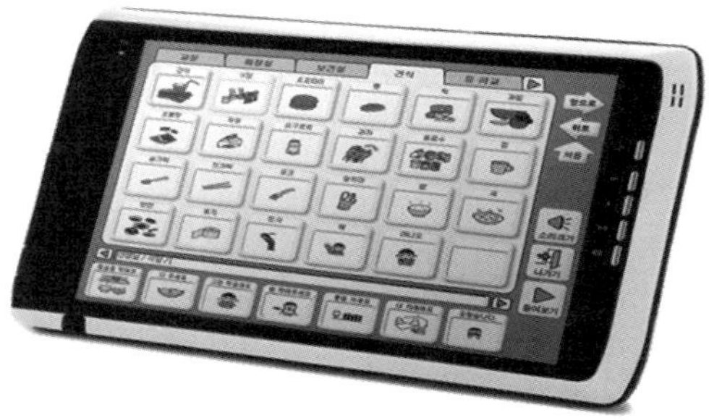

[그림 1-5] 의사소통 기구에 사용된 키보드

출처 : 재활보조기기실무사 2급 자격과정 교재

(2) 터치 패드(터치 스크린)

보완대체 의사소통 기구, 개인용 컴퓨터의 스크린 위를 사용자가 직접 터치하여 작동할 수 있는 터치 패드 방법도 있다. 글자, 심벌 등 다양한 선택세트의 적용이 가능하며 쉽게 변경할 수 있다. 직관적인 직접입력 방식으로 좀 더 쉬운 인지적 접근이 가능하여 어린아이들이나 인지기능이 저하된 사용자에게 유용하다. 투명한 막 모양의 입력장치를 디스플레이 위에 덮어씌워서 사용하며 저항막 방식(감압식 터치)이나 정전식 방식이 있다. 과거에도 은행의 현금자동입출기(ATM), 자동차 내비게이션 등에 사용되어 왔으며 최근에는 스마트폰과 태블릿 컴퓨터의 입력 방식으로 널리 사용된다.

(3) 혀 터치패드

상하지의 움직임이 불가능 하지만 구강 내 혀의 움직임 제어가 가능한 사람이 사용할 수 있는 직접입력 방법으로, 입천장에 설치된 구강 마우스피스에 9개의 스위치가 설치된 구조이다. 혀 터치패드는 스위치가 달린 키패드, 컴퓨터 그리고 적외선 송신기로 구성되어 있다. 키패드 스위치의 조작은 컴퓨터 스크린의 메뉴를 실행하여 각 메뉴의 하위 선택사항을 선택하는 방식으로 이루어진다. 이러한 스크린의 메뉴는 사용자의 욕구에 맞도록 설정할 수 있다. 이를 통해 환경제어(예: 전등, TV), 컴퓨터 접근(키보드 대체), 전동 휠체어 조작 등을 할 수 있다.

(4) 포인팅 장치

컴퓨터를 이용할 때 직접선택을 하기 위해 일반적으로 사용되는 제어 교류장치로 마우스가 있다. 그 외에도 마우스를 대체할 수 있는 포인팅 장치에는 키패드, 트랙볼, 조이스틱 등이 있다. 사용자가 세트선택에서 실행하고자 하는 표적물까지 포인팅 장치를 이용해 이동할 수 있어야 하고 선택 행동이 끝날 때까지 표적물에 포인팅을 고정할 수 있어야 한다. 이때 고려해야 할 다른 요소로 표적물의 크기가 있다. 화면에서 목표 지점에 도달할 수 있더라도 표적물이 선택되는 동안 그 위치를 유지하는데 표적물의 크기가 중요한 역할을 한다. 이러한 표적물의 크기나 배치는 사용되는 소프트웨어 프로그램에 따라 고정될 수도 있고 사용자의 지정에 따라 변경할 수도 있다. 포인팅 장치를 효율적으로 사용하기 위해서는 커서를 움직일 수 있는 신체기능과 이러한 움직임에 대한 시각추적능력과의 협응 능력이 필요하다.

① 표준 마우스

과거에 주로 사용되던 마우스는 작은 볼을 움즈이는 형태의 기계식 마우스였다. 마우스를 움직이면 볼이 함께 움직이면서 움직임의 정도와 방향을 마우스가 감지하여 화면 속의 커서를 움직이게 하는 방식이었다. 그러나 최근에는 공 대신 레이저 포인터를 이용한 광마우스가 사용된다. 광마우스는 보다 정확하고 빠르게 신호를 읽고 전달할 수 있어서 기존의 기계식 마우스에 비해 변별력이 뛰어나며 즉각적인 반응을 보인다. 마우스를 움직여 커서를 선택항목 위에 위치시키고 왼쪽 버튼을 누르면 그 항목이 선택되고(클릭), 항목을 두 번 연속 빠르게 클릭하면 항목과 관련된 프로그램이 실행된다(더블 클릭). 또한 왼쪽 버튼을 누른 상태를 유지하며 마우스를 이동할 경우(드래그) 이동한 공간 안의 항목을 모두 선택하게 된다. 오른쪽 버튼의 클릭은 선택한 항목에 대한 새로운 선택세트가 표시된다.

② 키패드 마우스

표준 마우스의 사용은 어렵지만 표준 키보드 사용이 가능한 사람에게 추천할 수 있는 마우스이다. 표준 키보드의 숫자/방향 키를 이용하여 화면상의 커서를 이동시킬 수 있다. 키보드의 Shift 키, Alt 키, Numlock 키를 동시에 누르면 키패드 마우스가 작동된다. 키패드의 숫자 1~9에 따라서 수직, 수평, 대각선으로 움직일 수 있으며 숫자 5 키는 클릭의 기능이 있다. 일반적으로 키패드는 표준형 키보드에 내장되어 있지만 숫자 키만 따로 사용할 수 있는 외장형의 키패드를 사용할 수도 있다. 이러한 외장형 키패드의 경우 내장형에 비해 공간상에서의 배치가 자유로운 높은 장착가능성을 가진다.

③ 트랙볼

트랙볼은 기계식 마우스를 뒤집어 놓은 것과 유사하다. 표준 마우스가 요구하는 동작범위의 움직임이 불가능한 사람들에게 유용하게 쓰인다. 볼이 받침대 위에 올려진 형태로 볼을 손이나 손가락으로 회전시켜 화면의 커서를 움직이게 한다. 트랙볼을 정교하게 사용하기 위해서는 손을 고정하고 손가락으로 볼을 움직일 수 있는 신체기능이 필요하다. 트랙볼은 다양한 모양과 크기를 가지고 있어 손가락으로 조정하기 어려운 경우 손바닥이나 기타 다른 신체 부위를 이용할 수 있는 트랙볼을 추천할 수 있다.

④ 컴퓨터 조이스틱

네 방향의 조종기능을 가진 포인팅 장치로 손과 손목의 움직임 범위와 조절능력이 제한적인 경우 추천된다. 연속식 조이스틱의 경우 사용자는 움직임의 방향뿐만 아니라 움직임의 속도도 제어할 수 있다. 조이스틱이 중앙점에서 멀어질수록 커서의 움직임 속도가 빨라지게 되는데 이러한 비례식 조이스틱이 적용된 예가 전동 휠체어의 방향, 속도 제어 교류장치이다. 이러한 조이스틱의 특징 때문에 마우스 대체 장치로 널리 사용되고 있다. 전통적인 형태 외에도 입이나 턱을 제어부위로 사용할 수 있는 조이스틱도 있다.

⑤ 머리제어 마우스

상하지의 움직임에 제한이 있어 다른 포인팅 장치를 사용하기 어렵지만 머리의 움직임은 가능한 경우 머리제어 마우스가 사용될 수 있다. 이마에 부착되거나 안경 또는 밴드에 부착된 센서를 착용하고 머리의 움직임을 감지기에서 감지하여 화면의 커서를 움직이게 한다. 원하는 항목까지 이동한 후 위치를 유지하면 일정시간이 지나면 항목이 선택되는 수용시간선택 방법과 불기-빨기 스위치 등을 이용하여 수동적으로 선택을 할 수도 있다(그림 1-6). 화면상의 가상 키보드를 이용하면 이러한 머리제어 마우스를 통해 타이핑 활동도 가능하다.

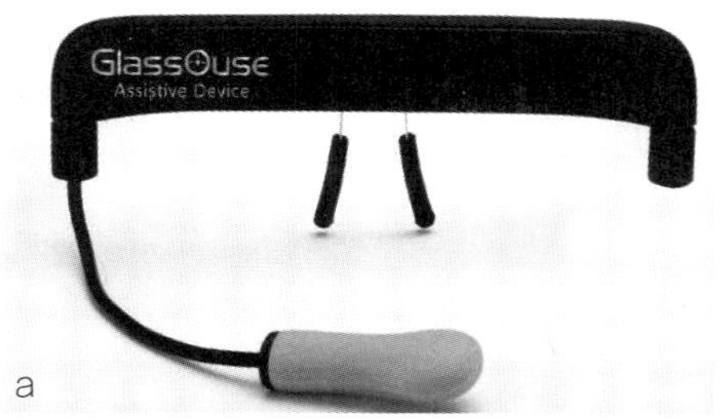

a

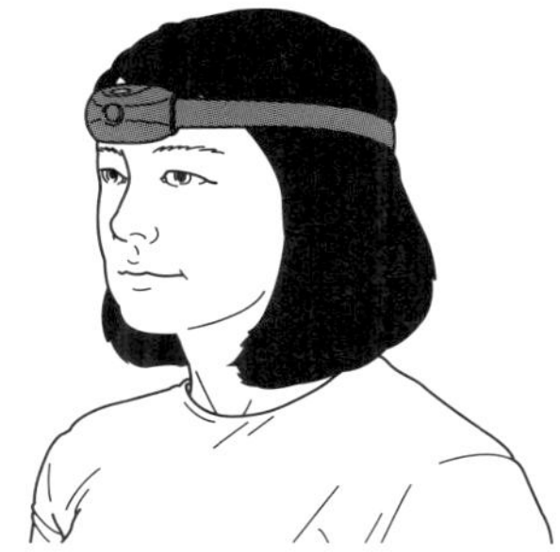

b

[그림 1-6] 머리제어 마우스

출처 : (a) https://www.westminstertech.com/products/glassouse-head-mouse-control (b) 재활보조기기실무사 2급 교재

(5) 음성인식 장치

음성인식 시스템은 사용자가 주요 명령어를 말하여 컴퓨터에 접근하고 컴퓨터는 입력된 단어들을 키보드와 같은 제어 교류장치를 통해 입력된 명령처럼 해석하는 방식이다. 음성인식 시스템은 신체부위를 사용한 보조기구 제어가 불가능할 때 사용될 수 있으며 워드프로세서의 문장 입력이나 명령어 입력과 같은 컴퓨터 접근, 전동 휠체어 제어, 전등이나 TV 등 가전제품의 조작과 같은 환경제어에 사용될 수 있다.

음성인식 시스템은 특정 대화자의 음성을 인식하는 방식과 불특정 대화자 음성을 인식하는 시스템으로 구분된다. 전자의 경우 시스템이 사용자의 목소리를 인식하도록 샘플을 만들고 훈련을 해야 한다. 후자의 방식은 소리를 내어 말하는 패턴을 인식하여 작동한다. 따라서 많은 수의 발화 샘플과 미리 제공되어 있는 발음 정보를 이용한다. 음성인식 시스템에서 한 단어씩 인식하는 것이 더 정확하기 때문에 주로 컴퓨터의 실행 프로그램의 명령어 제어에 이용된다. 최근 컴퓨터의 인공지능 알고리즘이 발달하고 빅데이터와 무선인터넷의 발달로 인식도가 정확해지고 있으며 휴대용 기기의 개발과 함께 공간의 제약 없이 음성인식 시스템을 사용할 수 있게 되었다.

(6) 눈의 움직임 추적 장치

상하지의 움직임이 불가능하고 말하기에도 제한이 있는 중증 장애를 가진 경우 추천될 수 있는 입력방법이다. 눈의 깜빡임으로 '네', '아니오'를 나타내고, 시선의 이동으로 글자판의 자음과 모음을 가리키는데 사용하는 방법처럼 저급공학 인터페이스에서 사용되어 왔다. 최근에는 컴퓨터 모니터에 있는 적외선 카메라가 사용자의 눈을 비추게 되고 망막에서 반사된 빛을 감지하여 화면상에서 어디(위치)를 보고 있는지 그리고 시선을 유지하는지(선택)에 따라 제어하는 방법을 사용하고 있다. 이렇게 눈의 움직임을 추적하는 장치를 이용하려면 머리를 고정시킬 수 있는 자세유지 기능이 우수해야 하며 좋은 시력과 최소한 한쪽 눈은 안구운동 제어능력이 있어야 한다. 이러한 장치는 반사되는 빛을 감지하여 작동하므로 아주 밝은 불빛이 있는 환경 하에서 또는 콘택트렌즈를 착용한 사용자의 경우 눈의 움직임 추적에 방해가 될 수 있다. 또한 목표 선택을 위해 장시간 주시해야 하므로 눈의 피로도가 높은 단점이 있다.

6) 간접선택 제어 교류장치

사용자의 신체기능이 직접선택 방법을 이용하기 어려운 경우 간접선택 방법을 고려할 수 있다. 간접선택에는 스캐닝이 함께 사용되는데 스캐닝과 선택을 위해 단일 스위치 또는 스위치 몇 가지가 배열된 판을 사용하게 된다. 사용자가 스위치를 작동할 수 있는지를 판단하기 위해서 몇 가지 기능을 충족해야 한다. 먼저 사용자가 원하는 선택항목이 나타날 때까지 기다렸다가 원하는 선택항목이 나타났을 때 정확하게 스위치를 작동시킬 수 있어야 한다. 두 번째는 제어 교류장치에서 신호를 처리하는 동안 사용자는 일정시간 스위치를 누른 상태로 유지할 수 있어야 한다. 세 번째는 적절한 시간에 스위치에서 뗄 수 있어야 한다. 마지막으로 이러한 기술들을 지속적으로 반복 수행할 수 있어야 한다.

간접선택에는 한 곳 이상의 신체부위를 이용하여 다양한 제어 교류장치 중 하나를 작동하게 되는데 각각의 신체 조작부위와 제어 교류장치 사이의 대응성을 비교하여 최적의 기능을 위한 부위와 장치를 선택하게 된다.

(1) 스위치의 특성

스위치는 크게 단일 스위치와 2개 이상의 선택을 요구할 때 사용되는 스위치 배열판으로 구분할 수 있다. 두 가지 방법 모두 개개의 스위치를 사용하게 되므로 개별 스위치의 특성에 대한 이해가 기본적으로 필요하다.

① 힘

스위치를 누를 때 필요한 힘의 강도를 의미한다. 스위치를 작동하는데 요구되는 힘은 스위치마다 다르기 때문에 사용자의 누르는 힘과의 적합성에 대해 비교가 필요하다. 또한 의도하지 않게 기기가 작동하지 않도록 스위치를 누르는 힘의 민감도 또한 함께 고려해야 한다.

② 피드백

사용자가 스위치를 눌렀을 때 정확한 조작에 대해 인식가능 하도록 피드백이 필요하다. 청각, 시각, 촉각 및 운동감각 등의 피드백 유형이 있다. 대부분의 스위치는 눌렀을 때 소리나 음성의 형태 또는 빛을 내거나 화면을 통해 사용자에게 피드백을 준다. 이는 기기가 적절하게 연결되어 작동한다는 것을 알려주게 된다. 시각적 피드백은 반드시 사용자의 시야 안에 위치해야 하는 단점이 있지만 직관적이고 자세한 정보를 한 번에 보여줄 수 있다는 점에서 공간적 특성을 지닌다. 반면 청각적 피드백의 경우 스위치가 시야 밖에 있을 때 유용하나 도서관이나 교실처럼 다수가 이용하는 공간에서의 청각적 피드백은 다른 사람에게 피해를 줄 수도 있다. 또한 시간의 흐름에 따라 정보가 제공되므로 순차적인 정보 제공의 시간적 특성을 지닌다.

③ 간격

일반적인 스위치는 닫힌회로 상태가 되었을 때 전기적으로 연결이 되고 작동을 하게 된다. 이때 회로의 열림 상태와 닫힘 상태 사이의 거리를 간격이라고 한다. 간격이 거의 없이 접촉만으로 작동되는 스위치도 있지간 간격이 있는 우블 스위치(wobble switch), 리프 스위치(leaf switch) 형태도 있다.

④ 크기

스위치의 크기는 매우 다양하게 적용할 수 있다. 손 기능이 완벽하게 발달하지 않은 아동용 스위치의 경우는 대부분 크기가 크기 때문에 스위치 조작이 쉽다. 하지만 크기가 큰 스위치는 배치와 장착의 어려움 또는 미적인 측면으로 조작 가능한 수준에서 최대한 작은 크기의 스위치를 고려하게 된다.

⑤ 기타

그 외에도 스위치의 모양과 무게, 강도와 질감, 습기에 대한 저항력, 안정성 등의 특성이 있으며, 이러한 스위치의 다양한 특성들이 조합된 수많은 종류의 스위치가 사용된다. 따라서 스위치에 대한 접근을 평가할 때, 스위치의 특성을 함께 고려해야 한다.

(2) 스위치의 종류

① 단일 스위치

스위치를 선택할 때는 앞서 설명하였던 제어 교류장치의 특성(공간특성, 감각특성, 작동특성)이 고려되어야 한다. 그 중 작동방법에 따라 스위치의 종류를 나누어 볼 수 있다. 이는 사용자의 움직임에 의해 호흡 또는 발성을 통해 작동되는 유형으로 구분된다.

사용자의 움직임에 의해 작동되는 스위치는 한 방향으로 작동하는 패들 스위치, 레버 스위치와 두 방향으로 작동하는 스위치는 우블 스위치, 리프 스위치 등이 있다. 레버 스위치나 우블 스위치의 경우 작동되었을 때 "딸깍"과 같은 청각 피드백을 제공하므로 사용자의 시야에서 벗어날 경우 사용이 추천된다. 그 외에도 빅 레드 스위치(Big Red switch)처럼 버튼 형태의 스위치, 캡 스위치(Cap switch)처럼 작은 버튼 형태, 멤브레인 스위치(membrane switch)와 같이 얇은 막 형태의 스위치까지 다양하다.

사용자의 신체 움직임으로 작동하는 스위치 외에도 공기압을 이용한 스위치가 있다. 이러한 공기압 스위치에는 불기-빨기 스위치(sip-and-puff switch)와 베개 스위치(pillow switch)가 있다. 불기-빨기 스위치는 사용자가 호흡(들숨과 날숨) 할 때 발생되는 공기 흐름에 의해 작동된다. 이때 공기의 압력을 다르게 조정하여 보내어 다양한 입력이 가능하다. 베개 스위치는 쥐어짜거나 베개에 가해지는 힘을 공기 압력의 형태로 감지하여 반응한다.

② 스위치 배열판

전형적인 단일 스위치 외에도 2개 이상의 선택을 요구할 때 복수의 단일 스위치를 배열하여 사용할 수 있다. 이런 스위치 배열판은 단일 스위치의 장점인 낮은 수준의 변별력은 유지하면서도 스위치들의 조합을 통해 복합적인 신호를 만들 수 있다. 로커 스위치(rocker switch)는 2개의 입력이 필요할 때 사용되는데 시소와 같은 움직임을 보이며 양쪽을 교대로 사용할 수 있다. 많은 수의 입력이 요구될 때는 슬롯 스위치(slot switch)가 추천된다. 구역이 구분된 틀에 스위치를 배치하여 사용자가 적절하게 스위치를 구별하는데 이점이 있어 스위치 작동의 정확성을 증가시킬 수 있다. 하지만 넓은 운동범위와 대근육 운동기능이 요구된다(그림 1-7).

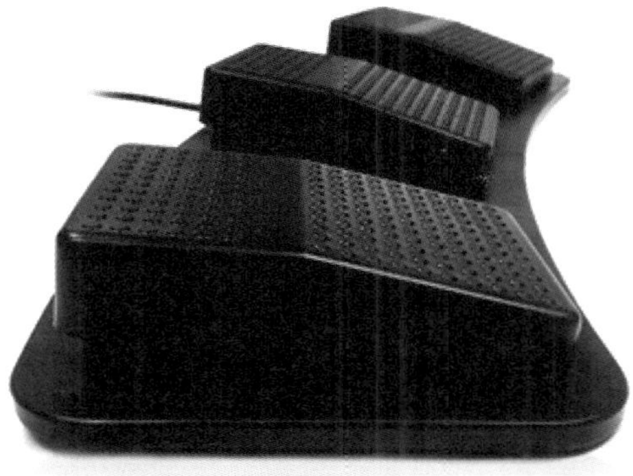

[그림 1-7] 스위치 배열판

출처 : http://assistive.dtsl.co.nz/products/18121-accuratus-x3p-foot-switch.aspx

③ 비연속적 조이스틱

비연속적 조이스틱은 상, 하, 좌, 우의 움직임이 각각 스위치의 기능을 할 수 있으며 작은 운동범위가 요구된다. 선택세트가 5개 이상일 경우 직접 스캐닝 방법으로 간접선택을 할 수 있다. 따라서 조이스틱은 방향지향 스캐닝에 주로 사용된다.

4. 제어 강화장치

1) 제어 강화장치(control enhancers)

제어 강화장치란 사용자가 제어 교류장치의 사용이 가능하도록 동작범위와 변별력과 같은 신체 능력을 강화하고 확장하는 보조수단과 전략을 뜻한다. 다시 말해 제어 교류장치의 사용능력을 향상시키는 전략과 보조공학 기기를 말한다. 이러한 제어 강화장치를 통해 개인의 제어 기술이 강화되어 직접선택이 가능하도록 동작범위를 확장하거나, 변별력을 높일 수 있다. 또 다른 경우로 교류장치를 제어하는 사용자가 제어 강화장치를 사용함으로써 신체적 피로를 최소화 하거나 편리하게 제어할 목적으로 사용되기도 한다. 이런 제어 강화장치는 제어 인터페이스의 위치나 특성을 고려하는 방법, 마우스 스틱, 헤드 스틱, 핸드 포인터 및 팔 지지대와 같은 보조공학 장비가 있다.

제어 강화장치를 통해 사용자의 움직임 범위 및 변별력 증진이 가능해지고 제어 교류장치에 접근이 가능하게 된다. 그러나 어떤 제어 교류장치는 제어 강화장치를 사용하면 작동할 수 없는 경우도 있다.

2) 제어 강화장치의 종류

(1) 사용자 자세 및 장치의 배치

최대한의 성능을 발휘하기 위해서 제어 교류장치뿐만 아니라 사용자 또한 적절한 배치가 이루어져야 한다. 개인의 기능을 최대로 발휘하기 위해서는 적절한 자세가 중요하며, 이에 대해서는 3장 자세 및 착석에서 자세하게 다루고 있다. 제어 교류장치에 대한 평가 이전에 개인의 자세와 자세 조절에 대한 관찰과 평가가 이루어져야 한다. 만약 부적절한 자세로 인해 교류장치의 조작 능력에 영향을 끼치게 된다면 이를 해결하기 위한 논의가 선행되어야 한다. 제어 교류장치의 배치 또한 사용자의 능력에 영향을 미친다. 예를 들어 키보드를 제어 교류장치로 사용하는 사람에게 키보드의 각도를 변화시키는 것만으로도 키보드 사용 시 정확하게 입력하는 능력이 더 증진될 수 있으며 작동 시 발생할 수 있는 피로도 또한 낮출 수 있다. 이러한 제어 교류장치의 위치나 특징 그리고 사용자의 자세를 최적화 하는 전략이 가장 먼저 고려해야 할 제어 강화장치가 될 것이다.

(2) 떨림 보조장치

고급 보조공학 기기의 발전으로 전자장비 활용이 많아지면서 제어 강화장치의 특성이 교류장치와 결합된 형태로 나타나고 있다. 이러한 형태의 대표적인 장치 중 하나로 떨림 보조장치가 있다. 예를 들어, 떨림이 있는 사용자들을 위해 떨림을 보정(tremor dampening)해주는 조이스틱이 사용된다. 이러한 조이스틱은 불수의적인 떨림과 의도적인 움직임을 구분하여 의도적인 움직임만 감지할 수 있도록 조정되어 있다. 이러한 떨림 보조장치가 결합된 조이스틱(제어 교류장치)을 설치하면 떨림이 있는 사용자도 전동휠체어 작동이 가능해지게 된다. 비슷한 예로, 컴퓨터의 윈도우 운영체제에는 필터키(filter key) 기능이 적용되어 있다. 키보드 키 입력에 익숙하지 않거나 신체의 움직임 통제에 어려움이 있는 사용자가 부자연스럽게 키를 누르는 경우가 있는데, 키를 누르고 있는 동안에 반복되는 입력을 조절하는 기능이다. 반복되는 키 입력을 무시하거나 짧게 누른 키 입력을 무시하고 반복 입력의 속도를 낮추는 형태로 기능하여 떨림이 있는 사용자의 제어 능력을 보완해준다.

(3) 이동식 팔 지지대

제어 교류장치를 사용하기 위해 상지를 사용할 때 팔 근력이 약하거나 뻗기 범위에 제한이 있는 사용자의 경우 팔을 받쳐주어 중력을 제거하여 상지의 움직임을 도와주는 이동식 팔 지지대가 사용될 수 있다(그림 1-8).

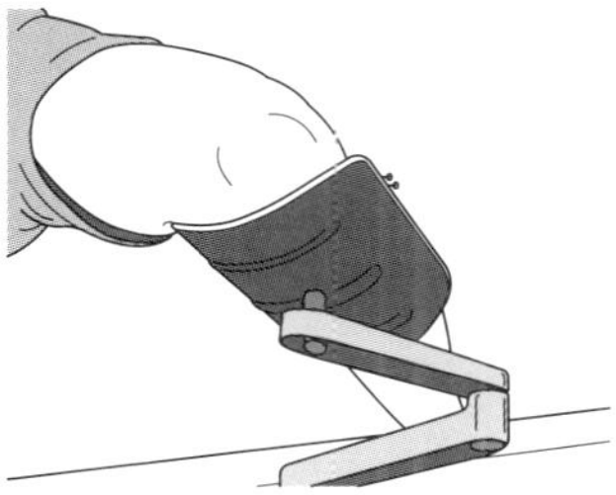

[그림 1-8] 팔 지지대

출처 : https://www.amazon.ca/Flexible-Computer-Ergonomic-Support-Extender/dp/B018VY32KQ

(4) 타이핑 보조기구

주로 제어 교류장치 근처에서 팔과 손을 움직일 수 있는 신체기능은 있지만 키를 누르는 손가락의 힘이 부족하거나 동작이 세밀하지 못한 사용자에게는 타이핑 보조기구 사용이 도움이 된다. 벨크로를 이용하여 쉽게 착탈이 가능한 형태부터 키를 누를 수 있도록 막대 끝에 고무 팁이 달린 것, 보조기를 이용하여 손에 고정시키는 복잡한 것 등 다양한 형태의 타이핑 보조기구가 있으며 사용자의 손에 맞는 맞춤제작형 보조기구를 추천할 수도 있다.

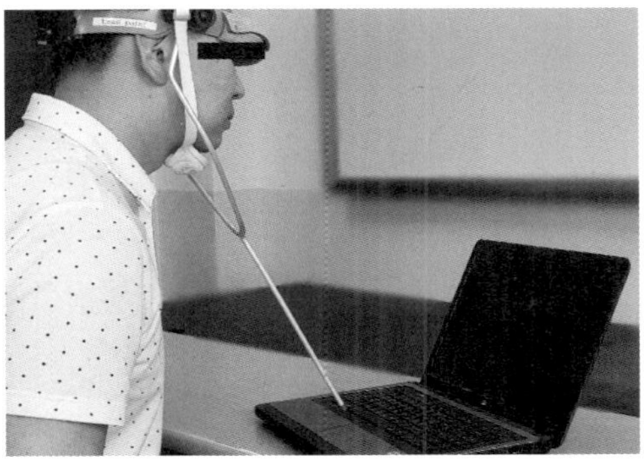

[그림 1-9] 타이핑 보조기구

상지와 손의 사용이 어려운 사람들은 신체의 다른 부분을 이용하여 제어 교류장치에 입력을 할 수 있다. 헤드 스틱은 머리 위쪽에 밴드를 착용하고 밴드에 부착된 막대기를 통해 대상표적을 누르게 되는데 이때 머리의 움직임이 "좌 · 우", "상 · 하", "전 · 후"의 3차원 공간 안에서 움직일 수 있어야 한다(그림 1-9). 다른 방법으로는 마우스 스틱이 있다. 구강에 마우스피스를 물고 여기에 달려있는 막대를 이용하여 헤드 스틱에서처럼 머리를 움직여서 대상표적을 조작하게 된다. 헤드 스틱의 경우 마우스 스틱에 비해 상대적으로 위생적이며 제어 교류장치 사용과 동시에 의사소통이 가능하다는 장점이 있다. 그러나 머리에 착용하기 때문에 시야가 제한되는 단점이 있다.

5. 컴퓨터 접근

1) 컴퓨터 접근의 기본 개념

컴퓨터 접근 인터페이스란 서로 다른 두 시스템, 소프트웨어, 장치 등을 서로 이어주는 부분 또는 접속장치를 의미한다. 사용자인 사람과 컴퓨터를 연결하는 장치인 키보드, 디스플레이(모니터 화면) 등이 이에 속한다. 컴퓨터에 접근을 하는데 있어서 사용자에 따라 신체적 인터페이스, 지적 인터페이스, 감성적 인터페이스 등을 고려하게 된다. 예를 들어 노인들을 위한 스마트폰 접근 시 시력 저하, 손기능 저하 등의 신체기능 저하를 고려하여 신체적 인터페이스에 초점을 맞추어야 할 것이다. 반대로 젊은이를 위한 스마트폰 접근 시 감성적인 인터페이스를 더 중요하게 고려해야 할 수도 있다.

컴퓨터 시스템의 기본 기능은 입력, 저장, 제어 · 처리, 출력이다. 일반적으로 개인용 컴퓨터에서 사용되는 입력장치는 키보드, 마우스가 있다. 이러한 입력장치뿐만 아니라 스캐너, 음성입력 등을 이용한 입력도 가능하다. 최근에는 넓은 의미의 컴퓨터라고 할 수 있는 모바일 기기들의 사용이 증가하면서 기존의 전통적인 입력 방식 외에도 터치스크린 형태의 입력 방식이 널리 사용되고 있다. 컴퓨터는 정보나 명령에 관한 내용을 저장하고 있다. 이때 사용되는 저장 장치로는 ROM, RAM 형태의 내부 저장장치와 하드디스크, CD-ROM, USB 형태의 외부 저장장치가 있다. 컴퓨터의 중앙처리장치는 기억장치로부터 프로그램의 명령을 선택하고 읽어들이며, 해석하여 정보를 처리하고 의사결정을 한다. 마지막으로 중앙처리장치로부터 온 정보를 사용자에게 출력하는 장

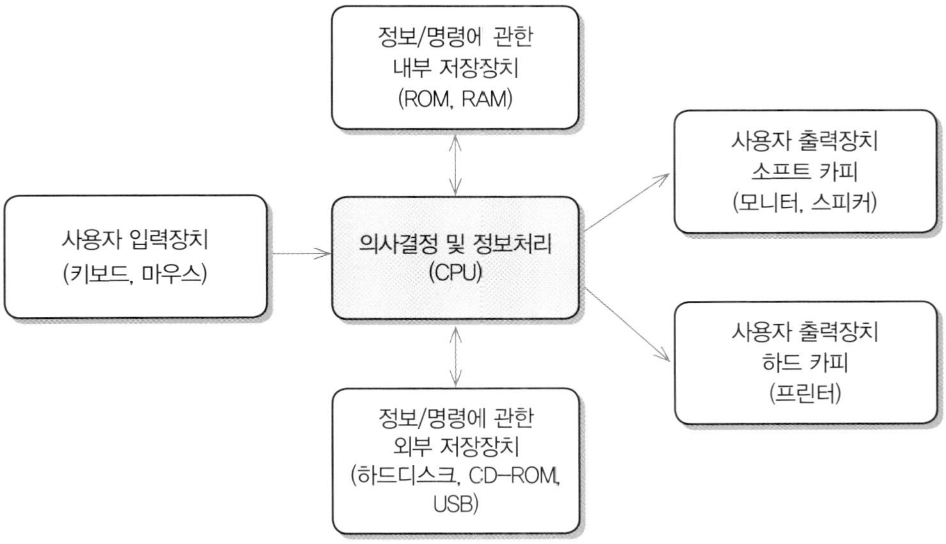

[그림 1-10] 컴퓨터 시스템 구성요소

치로 모니터, 프린터, 스피커 등이 있다(그림 1-10).

컴퓨터 접근 인터페이스가 강조되는 이유는 오늘날 대부분의 직업에서 컴퓨터가 직·간접적으로 사용되고 있으며 직업, 학업, 집안 관리 등 많은 일에서 생산성을 높여줄 수 있기 때문이다. 또한 개인의 의사소통이나 레저 활동에까지 광범위하게 컴퓨터가 사용되고 있다. 더욱이 인터넷의 보급으로 정보 수집의 차원을 넘어 일상생활의 일부가 되었기 때문에 컴퓨터 접근에 어려움을 겪는 것만으로도 일상생활에서 많은 불편함을 경험하게 된다. 컴퓨터 접근을 위해 필요한 보조공학 중재 정도는 단계적인 접근이 필요하다. 첫 단계는 착석, 자세, 설치와 같은 인간공학적 접근을 고려한다. 두 번째는 컴퓨터 운영체계 가운데 장애인 접근 기능을 사용한다. 세 번째는 제어 강화장치를 이용한다. 네 번째는 일반적으로 사용되는 하드웨어와 소프트웨어를 사용한다. 마지막 단계로 사용자를 위해 특별하게 고안된 하드웨어나 소프트웨어를 사용하는 것이다.

2) 키보드

키보드는 컴퓨터 접근에서 가장 일반적으로 사용되는 입력장치 중 하나이다. 키보드를 고려할 때 제어부위와 제어대상의 특성을 고려해야 한다. 주로 사용되는 제어부위는 손가락으로 높은 해상도를 보이나 큰 움직임 범위를 갖는 특징이 있다. 제어 대상이 되는 키보드는 측면에서 보았을 때 키보드의 경사각, 키의 모양(예: 평평한 모양, 굴곡진 모양, 오목한 모양 등), 입력 시 필요한 최소한의 압력 등을 고려해야 한다.

장애로 인해 표준형의 키보드로 접근이 어려운 경우 다양한 형태의 키보드가 추천될 수 있다.

(1) 키보드 크기 중재

키보드 크기의 변화를 통해 컴퓨터 접근을 향상시킬 수 있다. 사용자의 움직임 범위와 정확도에 따라 앞서 소개한 확대 키보드와 축소 키보드를 적용할 수 있다. 확대 키보드는 물리적으로 더 큰 키를 가지고 있어 움직임 범위는 충분하나 정확도가 부족한 경우 유용하며 시각장애가 있는 경우에도 추천된다. 축소 키보드는 표준 키보드보다 작은 키 크기와 작은 키 간격으로 설계되어 있어 한 손으로 입력해야 하는 경우, 정확도는 높지만 움직임 범위에 제약이 있거나 표준 키보드 사용에 피로도가 높은 경우에 유용하다.

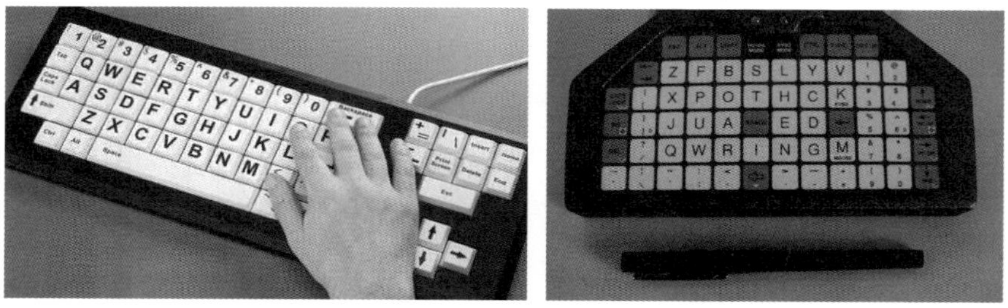

[그림 1-11] 크기가 변형된 키보드

출처 : http://www.continuetolearn.uiowa.edu/nas1/07c187/Module%204/module_4_p4a.html

(2) 키 배열의 중재

편마비나 절단으로 인해 한쪽 상지를 사용할 수 없는 경우 "한 손 키보드"를 추천할 수 있다. 이러한 키보드는 하나의 키가 기본 키와 보조 키 역할을 한다. 예를 들어 왼손잡이 한 손 키보드의 경우 기본 키인 "Q"키는 동시에 보조 키 "P"키가 될 수 있는데, 기본 키를 누른 상태에서 스페이스 바 키를 누르면 "P"가 입력된다. 키 배열을 수정한 또 다른 예로는 헤드 스틱이나 마우스 스틱을 이용하는 키보드 사용자를 위해 자연스러운 머리의 움직임에 적합하도록 배열한 키보드가 있다. 또한 인간공학적 디자인을 적용한 분리형 키보드도 이러한 유형에 속한다.

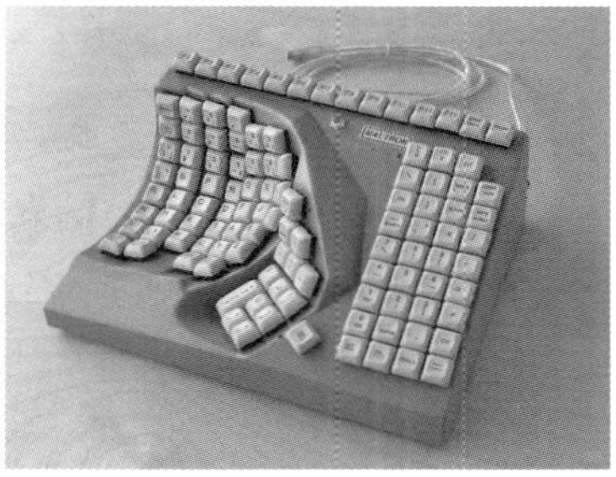

[그림 1-12] 키 배열이 변형된 키보드

출처 : https://www.jmstenc.com/product/diamante/

(3) 입력의 인지적 중재

개념 키보드(Concept Keyboard) 또는 오버레이 키보드(Overlay Keyboard)는 전통적인 키보드와 유사한 입력 장치이나 미리 정해진 키가 없는 키보드이다. 각각의 키는 다양한 기능이 가능하도록 프로그램 될 수 있다. 개념 키보드는 표시가 없는 격자 형태의 평면 키로 구성되어 있으며 오버레이로 불리는 시트지가 격자 형태의 키에 위치하고 각각의 키가 나타내는 개념을 프로그램화 한다. 이러한 오버레이 시트는 주로 단어, 기호 또는 그림 등으로 구성되어 주로 쉽고 빠른 입력을 위해 사용된다. 또한 사용자가 입력하고자 하는 내용을 직관적으로 표현하기 때문에 인지 장애가 있는 경우나 글자나 단어 개념이 부족한 아동들에게 적합한 컴퓨터 접근장치이다. 다양한 오버레이 시트로 변경하여 사용할 수 있으므로 확장성이 크며 보완대체의사소통 기기에서 주로 활용되는 입력 방식이다. 대표적인 제품으로 인텔리키(IntelliKeys)나 엑스키(XKeys)와 같은 제품이 사용되고 있다(그림 1-13).

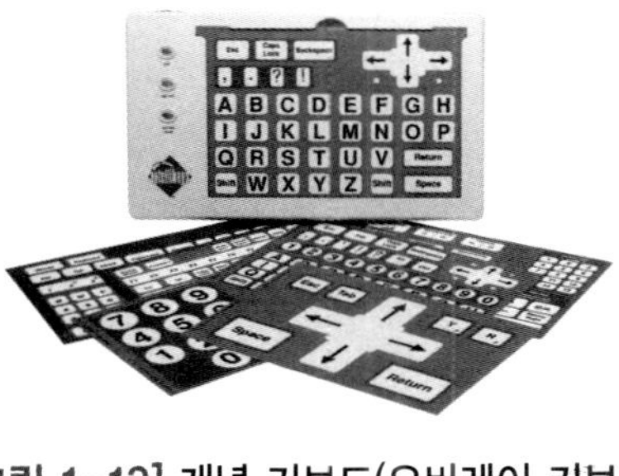

[그림 1-13] 개념 키보드(오버레이 키보드)

출처 : http://nanopac.info/IntelliKeys.htm

최근에는 터치스크린의 보급으로 화면상의 아이콘이나 그림을 직접 선택하여 입력할 수 있는 방식이 선호된다. 이러한 방식의 예로 패스트푸드점의 무인 계산대를 들 수 있다. 원하는 메뉴 주문을 위해 특별히 메뉴 이름이나 구성에 대해 설명하지 않아도 그림이나 사진을 보며 빠르게 주문할 수 있다. 터치스크린 방식의 경우 입력장치와 출력장치가 결합되어 있어 사용자와 컴퓨터 기기 사이의 양방향 정보이동이 동시에 가능하다.

(4) 입력 방식의 변경

컴퓨터 접근 향상을 위해 입력 방식을 변경하는 방법 중 하나로 지금은 보편화된 기능인 단어 또는 음절 예측 소프트웨어가 있다. 단어의 앞부분을 입력하면 완전한 단어나 음절을 예측하여 제시하는 프로그램으로 사람의 뇌처럼 컴퓨터가 사물이나 데이터를 분류하거나 범주화 하는 기계학습의 일종인 딥러닝(Deep Learning) 기술의 발전에 따라 예측의 정확도가 높이지고, 생활언어와 유사하게 문장을 제시하고 있다. 이러한 예측 프로그램을 통한 입력 방식은 사용자가 원하는 문장이나 명령 입력을 좀 더 빠르게 할 수 있기 때문에 반복된 신체 운동기능 사용을 줄일 수 있다.

또 다른 입력 방식 변경으로 음성 입력 방법이 있다. 신체 운동기술의 제한으로 키보드 입력이 어려운 경우에 사용할 수 있는 음성 입력 워드프로세서 프로그램이 상용화되어 있다. 이러한 프로그램들은 음성을 통해 문자 입력이 가능하며 편집 기능 또한 음성으로 가능하여 키보드 입력 없이도 문자 입력 및 문서 출력이 가능하다. 최근 음성인식 기술들이 발달하면서 개인용 컴퓨터 뿐만 아니라 스마트폰과 같은 휴대용 무선통신기기, 자동차, 생활가전 등 많은 분야에서 입력 방식으로 음성의 이용이 증가하고 있다.

3) 마우스

과거 문자 중심의 컴퓨터 접근 인터페이스에서 그래픽 중심의 인터페이스로 바뀌면서 컴퓨터 입력 장치도 키보드에서 마우스 중심으로 변화하였다. 그래픽 중심의 인터페이스는 쉽고 직관적인 조작 방식이었으며 컴퓨터 언어나 명령어를 몰라도 조작이 가능하였다. 따라서 마우스를 이용해 커서를 목표물(아이콘, 폴더 등)에 대고 클릭만으로 프로그램을 실행시킬 수 있게 되었다. 마우스의 제어부위는 주로 손목과 아래팔의 움직임으로 해상도는 중간에서 낮은 수준이나 움직임 범위는 크다. 마우스를 조작하기 위해서는 손목과 아래팔의 움직임을 통해 화면상의 커서를 이동시키는 기술과 손가락으로 마우스의 버튼을 클릭하는 기술이 필요하다. 표준 마우스를 작동하는데 어려움이 있는 경우 마우스 중재를 위해 컴퓨터 소프트웨어적인 접근을 할 수 있다. 컴퓨터 운영체계의 설정 항목에서 사용자의 신체기능에 적합하도록 키패드 마우스로 대체하거나, 마우스 포인터의 이동 속도 조절, 오른쪽, 왼쪽 버튼의 설정 및 더블 클릭 속도 조절 등이 가능하다. 소프트웨어적 접근 외에도 다양한 형태의 대체 마우스 중재가 가능하다.

(1) 트랙볼

본체를 움직이면서 사용하는 마우스와 달리 마우스를 거꾸로 뒤집은 형태(그림 1-14)로 본체는 고정된 채 상판에 위치한 볼을 굴려 화면의 커서를 움직이는 방식이다. 따라서 협소한 공간이나 바닥이 고르지 않은 장소에서도 사용이 가능하다. 표준 마우스와 비교하여 비교적 편안한 손목의 자세를 유지할 수 있기 때문에 손목굴 증후군 예방에 좋다. 또한 손 이외에도 발 등 다른 신체 부위를 사용하여 조작하기에 편리하다. 반면 볼의 크기와 무게가 사용감에 직결되기 때문에 소형화, 경량화가 어렵다는 단점이 있다.

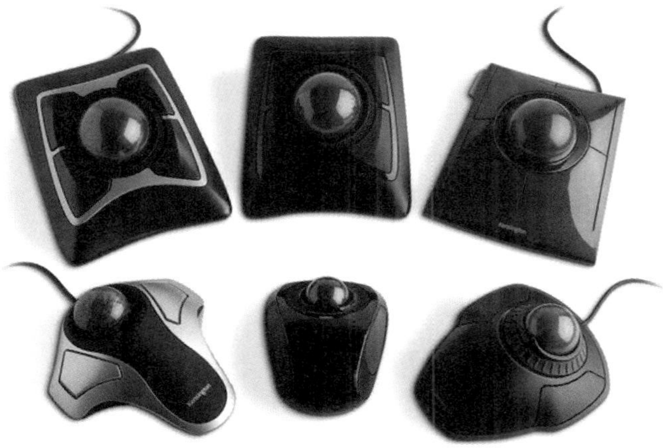

[그림 1-14] 트랙볼

출처 : https://www.kensington.com/p/products/control/trackballs/slimblade-trackball/

(2) 핑거 마우스

일반적인 핑거 마우스는 작은 트랙볼의 형태로 마우스를 손 안에 위치시키고 엄지손가락으로 볼을 조작하는 방식으로 트랙볼의 장점과 마우스의 장점을 모두 가지고 있다(그림 1-15). 최근에는 광마우스가 보편적으로 사용되면서 검지 손가락에 반지처럼 착용할 수 있는 광마우스 형태의 핑거 마우스도 추천할 수 있다.

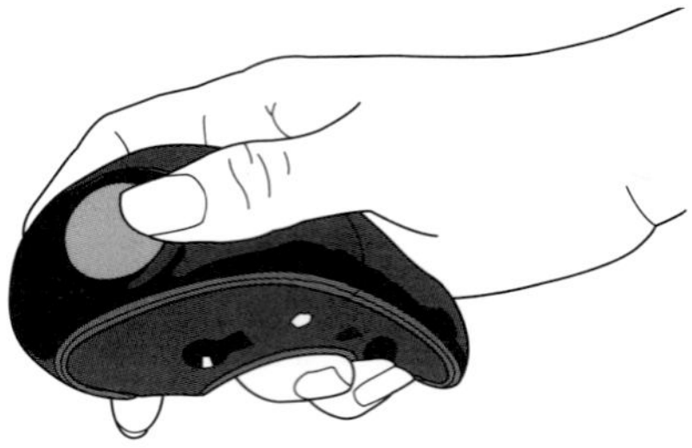

[그림 1-15] 핑거 마우스

출처 : http://www.popscreen.com/p/OTkzNDAzOTg=/Wireless-Finger-Handheld-Optical-Trackball-Laptop-Mouse-eBay

(3) 조이스틱

표준 마우스를 쥐고 움직일 수 없거나 소근육 운동 조절이 부족한 경우에 대체 마우스로서 조이스틱(그림 1-16)이 사용된다. 조이스틱은 화면의 커서를 움직이기 위해 조이스틱을 꽉 잡지 않아도 되며, 표준 마우스처럼 기기 자체를 움직이지 않아도 된다. 단지 스틱의 움직임(기울임)만으로 조정이 가능하다. 조이스틱과 유사한 형태의 포인팅 스틱도 활용될 수 있다. 일반적으로 키보드의 G, H, B키 사이에 위치한 버튼 형태의 포인팅 장치이다. 조이스틱처럼 기울어짐 없이 스틱에 가해지는 손가락의 압력을 감지하여 방향을 지시하기 때문에 가볍고 부피가 작은 장점이 있다. 또한 키보드에 위치하고 있기 때문에 문서작업 중 커서를 사용할 때 번거롭게 손을 옮길 필요가 없다는 장점이 있다.

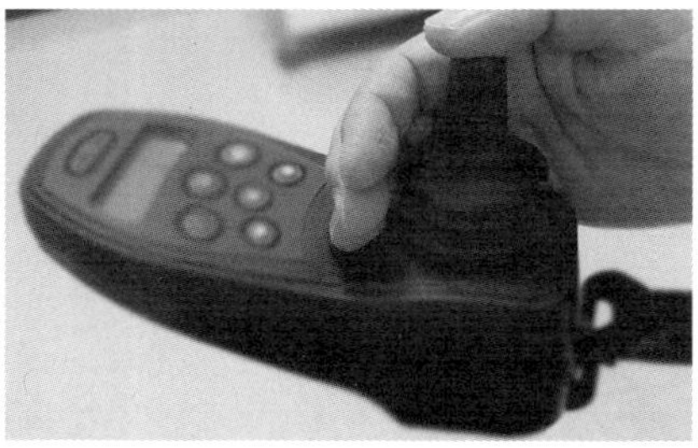

[그림 1-16] 조이스틱

(4) 터치패드

노트북 컴퓨터에서 표준 마우스 대체 용도로 사용되는 방식으로 평판에 설치된 압력 감지기를 통해 손가락이나 펜 등을 이용해 커서를 이동할 수 있도록 만든 장치이다. 휴대성이 중요한 노트북 컴퓨터를 이동 중에 사용하거나, 마우스를 사용하기 어려운 환경에서도 마우스 기능을 사용할 수 있다. 최근에는 컴퓨터 화면(디스플레이)과 결합한 터치 스크린의 형태로 휴대성, 공간성 측면에서 장점이 있다. 개인 사용자에 따른 민감도 조정이 불편한 점과 반드시 피부 접촉이 필요하다는 단점도 있다. 노트북 컴퓨터에 장착된 터치패드 이외에도 키보드 일체형이나 외장형 터치패드가 상용화되어 있다.

4) 디스플레이

디스플레이란 어떤 특정 장치에서 시각적인 정보를 전달하는 부분을 의미한다. 따라서 전자시계의 액정표시 장치도 디스플레이가 되며 자동차의 계기판 또한 디스플레이라고 할 수 있다. 일반적으로 컴퓨터 시스템에서는 디스플레이 또는 모니터로 지칭하며 주로 컴퓨터에서 출력되는 신호를 시각적으로 표시하는 출력 장치(디스플레이 장치)를 의미한다. 과거 음극선관(CRT)을 이용한 디스플레이가 사용되었으나 최근에는 액정 디스플레이(LCD), 유기 발광 다이오드(OLED)를 이용하여 두께, 선명도, 전력소비 등이 개선된 디스플레이가 보편화되어 있다.

일반적인 컴퓨터 디스플레이를 사용하기 위해서는 디스플레이를 통해 제공되는 정보를 식별할 수 있을 정도의 시력, 디스플레이 상에서 움직이는 포인터를 추적할 수 있는 능력뿐만 아니라 전경-배경 구분, 형태 항상성 등의 지각능력과 문자를 읽고 이해하는 능력 등이 필요하다. 컴퓨터 디스플레이 접근을 보조하는 방법으로 운영체계의 설정을 통해 〈Caps Lock〉, 〈Num Lock〉과 같은 특정 키를 누를 때 신호음을 지원하는 기능을 선택할 수 있다. 또한 시각장애인의 컴퓨터 접근을 위해 화면에 출력되는 글자를 음성으로 변환해주는 스크린 리더와 같은 소프트웨어 프로그램을 이용할 수도 있고 윈도우 운영체계에서는 '내레이터'라는 프로그램이 내장되어 있어 별도의 설치 없이 화면에 나타난 시각정보를 청각정보로 파악할 수 있다. 약시인 경우 읽기는 가능하나 글자 크기, 명암, 간격 등의 영향을 받을 수 있다. 이런 경우 화면 확대 프로그램이나 전경-배경 대비 조절, 문자 크기 확대 등을 통해 가독성을 높일 수 있다. 최근에는 청각 디스플레이 외에도 촉각 또는 진동기반의 햅틱 디스플레이가 사용되면서 시각적인 정보를 보완하고 있다. 또한 터치스크린 방식의 스마트폰이나 테블릿 기기에 사용되면서 시각 및 청각 정보와 통합되어 다중감각 인터페이스라는 새로운 차원의 인터페이스 환경이 조성되고 있다.

5) 작업대

컴퓨터를 사용하는 사람은 개인의 나쁜 자세, 부적절한 작업대 또는 작업공간의 배치 등에 의해 불편함을 호소하거나 통증이 발생할 수 있다. 적절한 자세에 대해서는 "자세 및 착석"장에서 다루기 때문에 컴퓨터 작업이 이루어지는 작업대와 작업 공간 배치에 대하여 소개하고자 한다. 작업 공간을 구성하는 요소들을 배치할 때는 몇 가지 배치 원칙을 따른다. ① **중요도의 원칙**; 구성요소를 배치할 때 전체 목표 달성에 중요한 정도를 고려하여 편리한 곳에 배치한다. ② **사용빈도의 원칙**; 자주 사용하는 구성 요소를 편안한 곳에 배치한다. ③ **기능성의 원칙**; 기능적으로 관련 있는 요소들을 같은 공간에 모아서 배치한다. ④ **사용 순서의 원칙**; 어떤 작업을 수행할 때 사용하는 순서를 고려하여 순차적으로 배치한다. 다양한 구성요소들을 배치해야 하는 경우 위와 같은 모든 원칙이 고려되기는 어려우나 컴퓨터 작업을 하는 경우 중요도와 사용빈도 원칙을 기본으로 고려하고 기능성, 사용 순서를 후에 고려하여 배치하도록 한다.

(1) 키보드

아래팔이 수평에 가깝게, 손목이 똑바른 자세가 될 수 있도록 키보드를 위치시킨다. 즉 팔꿈치가 몸통에서 멀어진 상태인지를 확인해야 한다. 몸통에서 팔꿈치가 떨어질수록 작업대의 높이를 다시 확인해서 낮춰야 하며 키보드는 0~25°사이 각도가 적절하다.

(2) 의자

의자의 좌석 기울기는 수평이 되도록 조절한다. 일부 사용자는 약간 골반의 전방경사 자세를 선호하기도 한다. 무릎은 90도 굽힘 자세를 유지하고 발바닥이 바닥에 닿을 수 있도록 높이를 조절한다. 발이 바닥에 닿지 않는 경우 발받침을 제공하도록 한다. 또한 허리나 등을 완벽하게 지지할 수 있도록 등받이 위치를 조정해야 한다.

(3) 모니터

모니터 상단의 높이가 눈높이 보다 낮고 머리를 많이 굽히지 않고도 화면을 읽을 수 있도록 위치시킨다. 이러한 위치는 주로 화면의 중심이 사용자 어깨 높이에 일치하는 수준이다.

(4) 책상

작업대 표면의 높이와 의자 높이를 조정하여 팔꿈치가 90도 굽힘 상태를 유지하도록 한다. 모든 제어 장치들은 몸통의 불필요한 비틀림이 발생하지 않도록 책상 중앙에 배치하도록 하고 편안한 팔뻗기 범위 내에 위치해야 한다.

(5) 조명

모니터의 위치는 조명 바로 아래를 피하고 광원의 측면에 위치시킨다. 빛이 들어오는 창 근처에 모니터를 위치시키지 않도록 한다. 또한 책상 표면에서 반사로 인한 눈부심은 없는지 확인해야 한다.

(6) 마우스

손목과 아래팔에 과도한 압력이 가지 않도록 디자인 된 마우스 사용을 권장하며 크기가 큰 마우스는 손목의 폄 각도를 크게 할 수 있기 때문에 사용자의 손 크기를 고려하여 선택하도록 한다. 마우스의 위치는 최대한 키브드 가까이에 위치시켜 팔꿈치가 90도 굽힘 상태에서 몸통 가까이에 유지할 수 있도록 한다.

(7) 기타

그 외에도 컴퓨터 작업이 이루어지는 작업대와 작업 공간 배치 시 스캐너, 프린터, 스피커 등의 부속 장치들의 위치, 문서 홀더의 위치, 모니터에서 방출되는 전자기파를 차단할 수 있는 장비 등을 고려해야 한다. 또한 일반적인 표준 작업대에 대한 고려 외에도 휠체어 접근이 가능한 책상, 스크린 확대경 설치, 점자 디스플레이 등의 배치를 고려할 수도 있다.

6) 컴퓨터 적합성 평가

(1) 컴퓨터 적합성 양적 평가도구

① Mousetron

마우스와 키보드 활동을 모니터링하고 마우스 커서의 이동 정도를 계산해주는 프로그램으로 일정 기간 동안의 마우스의 움직인 거리, 좌우 클릭 및 더블클릭 횟수, 스크롤 사용 횟수, 커서의 움직임 속도, 키보드 타이핑 수, 사용한 시간 등을 기록하여 화면에 출력해준다.

② Compass

컴퓨터 사용에 필요한 다양한 기술을 측정하는 소프트웨어로 컴퓨터 접근 수행을 평가하고자 하는 보조공학 전문가를 위한 프로그램이다. 키보드와 마우스 사용, 메뉴 항목 수행, 스위치 사용 등의 기술을 평가할 수 있으며 적절한 작업환경 구성이나 학교 교실에서 컴퓨터 사용 환경을 구성할 때 유용하다. 마우스 사용에 대한 평가 항목으로는 포인터 위치 이동 후 클릭, 더블클릭, 드래그의 정확도, 메뉴항목 등의 수행시간과 반응시간이 있다. 키보드 사용에 대한 평가 항목은 철자, 문자 및 문장 입력의 전체 수행 시간, 키 입력시간, 키에서 손을 떼는데 걸리는 시간, 오타율 등을 측정할 수 있다. 스위치 사용과 관련된 항목은 단일 스위치 입력, 스캐닝 입력의 정확도, 전체 소요 시간, 스위치를 누르고 떼는데 걸리는 시간 등이 측정된다.

(2) 컴퓨터 적합성 질적 평가도구

① Evaluware

인지, 의사소통, 언어장애를 가진 아동의 컴퓨터 접근 및 보완대체 의사소통을 위한 보조공학 평가 소프트웨어이다. 움직임/접근 기술, 보기 기술, 듣기 기술 및 스크린 키보드 사용 기술, 단어 예측 소프트웨어 사용에 대한 준비 등의 평가요소로 구성되어 있다. 계속되는 평가 중에 아동의 흥미가 지속될 수 있도록 게임 형태 프로그램도 포함하고 있다.

② LAP(Lifespace Access Profile)

보조공학 프로그램 계획을 위한 클라이언트-중심, 팀-기반의 평가지로 중증 또는 복합 장애인과 그들의 보조공학 기기에 대한 수요를 맞추기 위해 1992년 개발되었다. 사용자의 신체 기능적 자원, 인지적 자원, 감성적 자원, 다양한 지원, 보조공학 기술에 대한 환경 지원 등을 평가하고 있으며, 컴퓨터 접근을 위한 신체가동범위, 스위치 접근, 워크스테이션 등의 항목을 포함하고 있다.

7) 인터넷과 웹 접근성

다양한 매체를 통해 정보를 수집하고 이용하며 의사소통을 하는 멀티미디어 환경에서 인터넷은 일상생활의 필수적인 도구가 되었다. '2017 인터넷이용실태조사'에 따르면 우리나라의 만 3세 이상 국민 중 인터넷 이용률은 90.3%로 2012년 78.4%에 비하여 급속하게 증가하고 있다. 인터넷을 기반으로 하는 정보의 유통은 빠르고 편리하게 수많은 정보에 접근할 수 있게 하지만 복잡한 그래픽과 애니메이션의 사용, 음성 소스 등의 부재로 장애인이나 고령자의 정보접근에 제한을 유발하고 이로 인한 디지털 정보격차를 더욱 크게 하고 있다. 따라서 기술과 시스템 중심적 사고에서 사용자의 이용편의성을 중심으로 서비스 되어야 한다는 인식 전환이 필요하다. 이에 국내에서는 2008년부터 시행된 「장애인차별금지 및 권리구제 등에 관한 법률」 제21조(정보통신 · 의사소통에서의 정당한 편의 제공의무) 및 동법 시행령 제14조에 의거하여 웹 접근성 준수를 단계별로 의무화하여 공공 및 민간 웹사이트는 웹 접근성을 준수하도록 하고 있다.

웹 접근성이란 어떠한 사용자(장애인, 고령자 등), 어떠한 기술환경에서도 사용자가 전문적인 능력 없이 웹 사이트에서 제공하는 모든 정보에 접근할 수 있도록 보장하는 것으로 정의되며, 이러한 웹 접근성은 다음 네 가지 기준을 만족해야 한다.

(1) 인식의 용이성

웹 사이트에서 서비스되는 모든 콘텐츠는 일반인이나 장애인이나 모두 쉽게 인식할 수 있도록 제작되어야 한다. ① 비 텍스트 콘텐츠의 인식, ② 영상매체의 인식, ③ 색상에 무관한 인식이 가능하도록 제작함으로써 콘텐츠가 제공하는 어떠한 형태의 정보라도 인식 가능해야 한다.

(2) 운용의 용이성

일반인은 물론 노년층 및 장애인들도 콘텐츠에 있는 모든 구성요소들을 사용할 수 있어야 한다. 운용의 용이성 기준의 하위 항목으로 ① 이미지 맵 기법의 사용 제한, ② 프레임의 사용 제한, ③ 깜빡거리는 객체의 사용 제한, ④ 키보드만으로 운용 가능, ⑤ 반복적인 네비게이션 연결, ⑥ 반응시간의 조절기능을 통해 콘텐츠의 구성요소 사용에 제약이 없도록 해야 한다.

(3) 이해의 용이성

일반인은 물론 노년층 및 장애인들도 가능한 한 모든 콘텐츠에 대한 내용 및 사용 방법을 쉽게 이해할 수 있도록 웹 콘텐츠 및 제어 방식을 구성하여야 한다. 이를 위해 고려해야 하는 항목은 ① 데이터 테이블 구성, ② 논리적 구성, ③ 온라인 서식 구성을 통해 콘텐츠의 배치 및 모양이 논리적으로 쉬워야 하며 서식 작성이 필요한 경우 서식의 구성요소, 필요한 기능, 작성 후 제출 과정에 대한 정보의 제공이 필요하다.

(4) 기술의 진보성

웹 콘텐츠는 웹 브라우저의 종류 및 버전 등에 관계없이 사용될 수 있어야 한다. ① 신기술의 사용, ② 별도의 웹 사이트를 제공함으로써 최신의 신기술이 사용되었어도 사용자에게 충분히 전달될 수 있어야 하며, 최대한의 노력에도 해결되지 않은 부분은 텍스트만의 콘텐츠를 제공하는 웹 페이지나 웹 사이트를 별도로 제공하도록 한다.

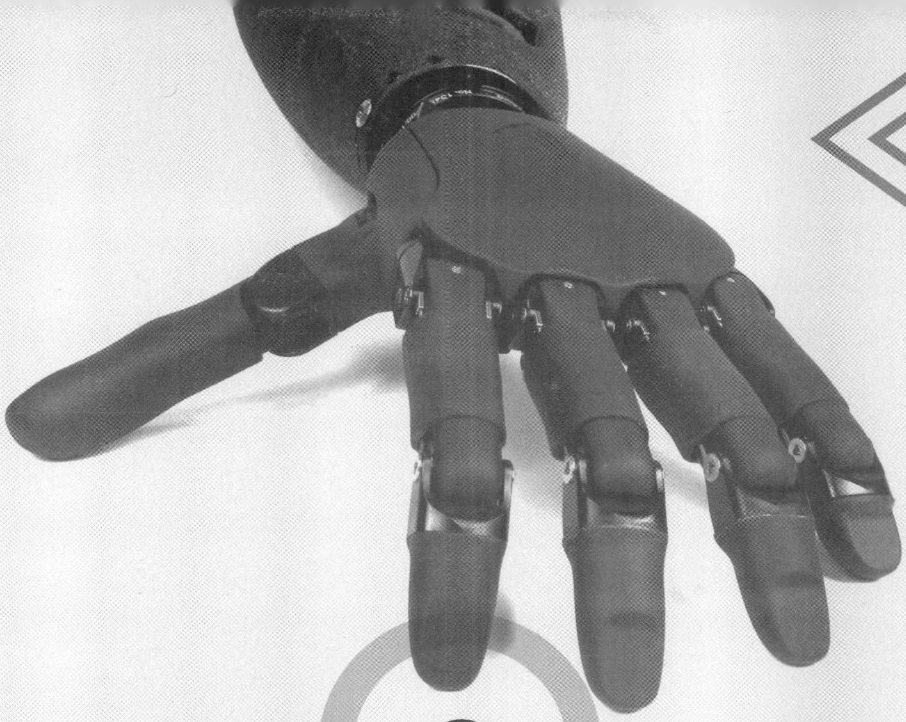

2

보완대체의사소통

1. 국내 관련 법과 지원제도 소개
2. 보완대체의사소통 개요
3. 보완대체의사소통 체계의 구성요소
4. 보완대체의사소통 보조기기의 유형
5. 보완대체의사소통의 임상 적용
6. 보완대체의사소통 적용 사례

제2장

보완대체의사소통

이 장에서는 장애인의 의사소통을 향상시키기 위해 사용하는 보완대체의사소통(Augmentative and Alternative Communication, AAC)에 대해 알아보고, 보완대체의사소통 보조기기 선택 및 적용 방법에 대해 설명한다.

보완대체의사소통 보조기기 확보에 유용한 지원제도 및 각 제도의 법적 근거에 대해 소개하고, 임상적용 사례를 통하여 보완대체의사소통 보조기기 적용 실무에 대해 학습한다.

1. 국내 관련 법과 지원제도 소개

장애인의 의사소통은 '장애인 차별 금지 및 권리 구제 등에 관한 법률(시행 2020.12. 4, 2019. 12. 3 일부개정)'에 포괄적으로 보장되어 있다. 해당 법 제21조에 규정된 정보 접근, 의사소통에서의 정당한 편의 제공 의무가 장애인의 의사소통 보장에 법적 근거로 작용한다. 구체적으로 보완대체의사소통 보조기기 지원제도로는 정보통신보조기기 보급사업과 근로장애인 보조공학기기 지원, 장애학생 보조공학기기 지원이 시행되고 있다.

[표 2-1] 보완대체의사소통 보조기기 지원제도 요약

소관 부·처	근거 법률	지원제도	대상	AAC 지원 내용	운영기관
과학기술정보통신부	국가정보화 기본법	정보통신보조기기 보급사업	등록 장애인	8개 품목 지원 (제품가격 80%)	한국지능정보사회진흥원
고용노동부	장애인고용 촉진 및 직업재활법	장애인 보조공학기기 지원 사업	등록 장애인 중 근로자	14개 품목 고용유지/무상 조건 지원	한국장애인고용공단
교육부	장애인 등에 대한 특수교육법	장애학생 보조공학기기 지원 사업	등록 장애인 중 특수교육 대상자	지원학생 선정 후 기기 선택, 대여	교육청/특수학교·학급, 특수교육지원센터

1) 정보통신보조기기 보급사업

정보통신보조기기 보급사업은 정보통신에 대한 접근과 활용이 어려운 장애인의 정보화 및 정보격차 해소를 위해 필요한 정보통신보조기기를 지원하는 제도이다. 과학기술정보통신부 산하 한국지능정보사회진흥원에서 시행하며 2003~2015년에 걸쳐 5만여 점 이상의 정보통신보조기기를 지원하고 있다.

(1) 법적 근거

국가정보화 기본법 제31, 32조는 모든 국민이 정보통신서비스에 원활하게 접근하고 정보를 유익하게 활용할 기본적 권리를 실질적으로 누릴 수 있도록 국가기관 및 지방자치단체에 정보격차 해소 시책 마련의 의무를 규정하고 있다. 특히, 제32조 및 제34조는 장애인·고령자 등의 정보 접근 및 이용 보장, 정보통신제품의 지원을 규정하여 정보통신제품을 제공하도록 하였다(2020. 6. 11. 시행, 1995. 8. 4. 정보화촉진기본법 최초제정).

동법 제3조 5항에는 '정보통신'을 정보의 수집·가공·저장·검색·송신·수신 및 그 활용, 이에 관련되는 기기(器機)·기술·서비스 및 그 밖에 정보화를 촉진하기 위한 일련의 활동과 수단으로 정의하고 있다. 이러한 정의에 따르면, 의사소통은 정보의 수집·송신·수신 및 활용과 관련된 활동 중 하나이며, 보완대체의사소통은 정보통신과 관련된 기술·서비스, 보완대체의사소통 보조기기는 정보통신과 관련된 기기로 연결지을 수 있다. 이에 따른 구체적인 정보통신서비스 및 정보통신제품 등의 종류·지침 등은 과학기술정보통신부 고시 제2019-25호에 제시되어 있다. 이 지침은 "국가정보화기본법" 제32조제5항에 따라 장애인·고령자 등에게 정보통신서비스의 제공 및 정보통신제품의 구매, 설계, 제작, 가공할 때 필요한 사항을 규정하고 있다. 이 지침의 별표1에는 정보통신서비스와 정보통신제품의 적용 범위를 규정하고 있는데, 보완대체의사소통 보조기기는 정보통신보조기기 및 소프트웨어에 포함된다.

(2) 지원 내용

① 지원(보급) 보조기기 품목

정보통신보조기기 보급품목선정위원회에서 선정된 정보통신보조기기 및 특수 소프트웨어를 지원하며, 이 중 보완대체의사소통 보조기기는 8개 품목(드림폰, 보이스탭, 보이스탭 PRO, 오케이톡톡에듀패드, 메시지스톤, 위드톡와이드, 위드톡 S-Pen, 키즈보이스 스마트, 티키타노트 라이브캡션, 마이토키스마트)이 있다(2022년 7월 기준).

② 지원 형태

지원대상자의 경제적 여건에 따라 유상 또는 무상으로 정보통신제품을 제공한다. 기본적으로 보조기기 제품 가격의 80%를 지원하나(본인부담금 20%), 기초생활수급자, 차상위계층(장애인수당 급여자) 등 경제적 여건으로 기기 구입이 어려운 저소득자의 경우 본인부담금의 50%를 추가 지원한다(지원금액 90%, 본인부담금 10% 부과).

(3) 지원 대상, 선정 기준 및 신청 절차

① 지원 대상

- 「장애인복지법」 제2조에 따른 장애인
- 「국민기초생활 보장법」 제2조제1호에 따른 수급권자
- 그 밖에 경제적, 지역적, 신체적 또는 사회적 제약으로 인하여 정보를 이용하기 어려운 사람으로서 대통령령으로 정하는 사람(「아동복지법」 제3조제4호에 따른 보호대상아동, 「국가유공자 등 예우 및 지원에 관한 법률」 제6조에 따라 등록된 국가유공자 중 1급부터 7급까지의 상이등급 판정을 받은 사람, 「다문화가족지원법」 제2조제2호에 따른 결혼이민자등, 「사회복지사업법」 제2조제3호 및 제4호에 따른 사회복지법인과 사회복지시설로부터 같은 법 제2조제6호에 따른 사회복지서비스를 제공받고 있는 사람, 그 밖에 정보 접근 및 이용환경 개선을 위하여 국가기관이나 지방자치단체가 필요하다고 인정하는 자)

② 선정 기준

다음의 사항을 종합적으로 고려하여 선발한다.

- 정보통신제품의 활용성
- 지원대상자의 정보통신제품 활용 능력
- 지원대상자의 경제적 여건(국민기초생활수급권자 우선)

③ 신청 방법 및 절차

장애인 신청자가 신청서 및 기타 구비서류를 한국지능정보사회진흥원 정보통신보조기기 홈페이지(www.at4u.or.kr)에 온라인 접수 또는 거주지(주민등록지 기준) 관할 지방자치단체(시 · 군 · 구) 접수처에 우편, 방문 접수하여 신청한다.

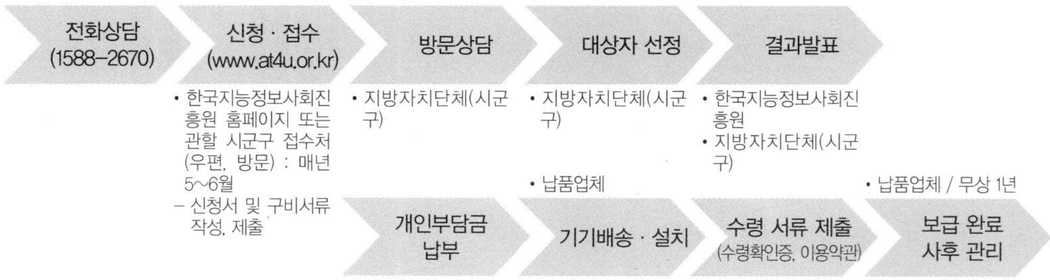

[그림 2–1] 정보통신보조기기 보급사업 신청 절차

2) 근로장애인 보조공학기기 지원

이 제도는 장애인의 고용촉진과 직업생활 안정을 도모하기 위하여 직업생활에 필요한 각종 보조공학기기를 고용유지 조건이나 무상으로 지원하는 제도이다. 고용노동부 산하 한국장애인고용공단에서 시행하며, 정보접근, 작업기구, 의사소통, 사무보조 등 각 용도별 보조기기 외 차량용 보조기기를 지원하고 있다.

(1) 법적 근거

장애인고용촉진 및 직업재활법(약칭: 장애인고용법) 제21조 1, 2항은 장애인의 고용 및 직업생활에 필요한 시설과 장비의 구입 · 설치 · 수리, 작업 보조공학기기 또는 장비 등의 지원에 드는 비용을 장애인을 고용하거나 고용하려는 사업주에게 지원하도록 규정하고 있다(시행 2020. 5. 26., 장애인고용촉진등에관한법률 최초제정 1990. 1. 13).

(2) 지원 내용(자동차 개조 및 차량용 보조공학기기 제외)

① 지원(보급) 보조기기 품목

정보접근용(21개 품목), 작업기구용(12개 품목), 의사소통용(6개 품목), 사무보조용(9개 품목), 운전보조(14개 품목), 탑재보조(2개 품목), 승하차 보조(9개 품목) 등 총 324개 제품이 지원되고 있다. 이 중 보완대체의사소통 보조기기는 중증의 의사소통 및 표현에 어려움이 있는 장애인이 그림, 기호를 통해 자신의 의사를 상대방에게 전달하는 장치로 정의되어 의사소통 제품에 포함된다. 14개 품목(마이토키스마트, 보이스탭, 보이스탭프로, 소보로탭비즈니스, 소보로탭비즈니스 AAC, 이지컴, 키즈보이스스마트, 스피치미러, 스피치미러탭, 온스톤, 메세지스톤, 위드톡, 위드톡와이드, 한뼘캠 AAC 클라이언트)이 있다(2022년 기준).

② 지원 형태

근로장애인 보조공학기기 지원은 크게 보조공학기기 지원, 자동차 개조 및 차량용 보조공학기기 지원으로 나뉘며, 보조공학기기 지원은 다시 고용유지조건 지원과 무상지원으로 구분된다. 각 지원내용 및 한도는 다음 [표 2-2]와 같다.

[표 2-2] 보조공학기기 지원 내용

보조공학기기 지원	내용	지원한도
고용유지 조건	품목별 취득가액 또는 잔존가액이 100만원 이상인 제품(1년 사용 후 사업장에 귀속)	장애인 1인당 1천만원 (중증장애인의 경우 1천5백만원)
무상지원	품목별 취득가액 또는 잔존가액이 100만원 미만인 제품, 소프트웨어, 기성품 지원이 불가하여 개조 또는 주문제작된 기기(3년 사용 후 사업장에 귀속)	장애인 1인당 3백만원 (중증장애인의 경우 5백만원)

(3) 지원 대상, 선정 기준 및 신청 절차

① 지원 대상

- 장애인을 고용하거나 고용하려는 사업주
- 장애인인 사업주
- 국가 및 지방자치단체의 장(공무원이 아닌 장애인 근로자 대상)
- 4인 이하의 근로자를 고용하고 있는 장애인 사업주(장애인을 고용하고 있거나 고

용하려는 사업주)

※ 출퇴근용 자동차 개조 및 차량용 보조공학기기는 장애인근로자에게 지원 가능

② 선정 기준

장애인을 고용하거나 고용하려는 사업주에게 지원 여부 및 금액 등을 결정하는 경우에는 장애인 고용률, 장애인고용가능 여부, 지원신청 내용의 타당성 등을 고려한다.

③ 신청 방법 및 절차

보조공학기기를 지원받으려는 지원대상자는 보조공학기기 지원신청서와 기타 서류(사업자등록증 사본, 지원기기 이용자가 장애인 및 근로자임을 증명하는 서류 각 1부)를 공단에 제출해야 한다. 이후 접수일로부터 30일 이내에 지원 대상자 선정 결과를 통지받게 되며, 결정일부터 30일 이내에 해당 보조공학기기를 지급받게 된다. 고용유지조건 지원 대상자로 결정통보를 받은 자는 보조공학기기 반납 및 지원금 반납 이행을 담보할 수 있는 이행보증보험증권을 제출해야 한다.

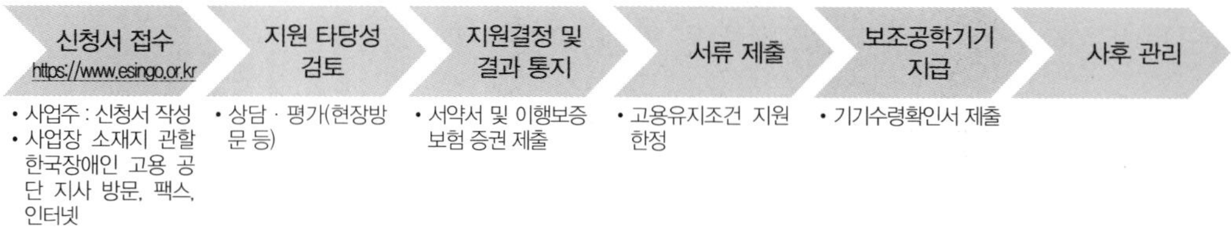

[그림 2-2] 근로장애인 보조공학기기 지원 신청 절차

3) 장애학생 보조공학기기 지원

(1) 법적 근거

장애인 등에 대한 특수교육법(약칭: 특수교육법) 제28조 4항에 특수교육 관련서비스로 특수교육대상자의 교육을 위하여 필요한 장애인용 각종 교구, 각종 학습보조기, 보조공학기기 등의 설비 제공의 의무를 규정하고 있다. 동법 시행령 제26조에는 각급학교의 장이 각종 교구 · 학습보조기 · 보조공학기기를 제공할 수 있도록 특수교육지원센터에 필요한 기구를 갖추도록 하고 있다(시행 2019. 12. 10., 최초제정 2007. 5. 25).

(2) 지원 내용

① 지원(보급) 보조기기 품목

지원품목이 구체적으로 지정되어 있지 않고 지역별 상황에 따라 필요한 제품을 구비, 제공하도록 하여 각 시 · 도 특수교육지원센터마다 보유 및 지원 품목에 차이가 있다. 지원 품목에 이동, 앉기 · 자세 보조기기, 시각 · 청각장애인용 보조기기 외 의사소통 보조기기도 포함되지만 구체적인 제품명은 지원 제도에 명시되어 있지 않다.

② 지원 형태

장애학생 및 교수의 요구에 따라 학교에서 필요한 보조기기를 해당 특수학급으로 한 학기 동안 대여하는 방식으로 지원한다.

(3) 지원 대상, 선정 기준 및 신청 절차

① **지원 대상** : 관할 지역 소재 각급 일반학교 및 특수학교 재학 중인 특수교육대상자(장애인등록이 되어 있어야 함)

② **선정 기준** : 수요조사에 따라 신청한 학교 재학생 우선 대여(수요가 많은 경우 교사 간 협의로 대여 순서 조정)

③ **신청 방법 및 절차** : 관할 소재지 특수교육지원센터에 방문 또는 우편으로 대여 신청서를 제출하여 신청(온라인 신청은 불가능)

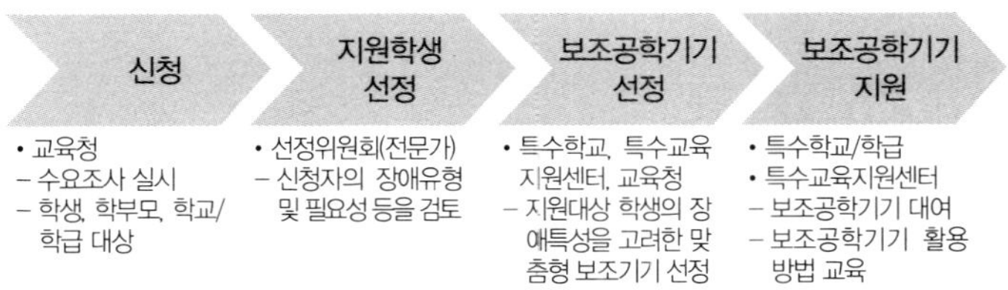

[그림 2-3] 장애학생 보조공학기기 신청 절차

2. 보완대체의사소통 개요

1) 보완대체의사소통

의사소통은 인간이 사회적 맥락 안에서 자기 의사를 표현하고 정보를 교환하여 사회적으로 상호작용하면서 동시에 자신이 속한 공동체에 참여하는데 결정적인 역할을 한다. 의사소통에 어려움이 있는 경우 교육 및 직업, 여가의 기회를 누리지 못하고 자기결정기술, 대인관계 형성에도 부정적인 영향을 미쳐 사회적 고립을 경험하게 된다. 특히 능동적인 의사표현의 수단인 구어로 충분히 의사소통을 해내지 못하는 경우 참여에 제약을 겪게 되며, 이는 삶의 질에도 부정적인 영향을 미친다고 보고되고 있다.

보완대체의사소통은 이처럼 표현 의사소통에 일시적 또는 영구적 장애를 가진 사람의 장애를 보상해주는 임상적 실행 영역으로 정의된다. 보완대체의사소통 체계는 사용자 개인이 보완대체의사소통 및 의사소통에 대한 주요 접근방식의 이용을 포함하여 의사소통을 하기 위해 이용하는 모든 수단을 말한다. 보완대체의사소통에서 '보완'은 자연적인 말이나 발성 외의 의사소통을 위해 보조적으로 사용되는 모든 방법을 통칭한다. 이는 다시 보조기기를 사용하는 의사소통 체계와 보조기기를 사용하지 않는 의사소통 체계로 구분할 수 있다. '대체'는 자발적으로 말이나 몸짓 등을 사용하지 못하여 일반적인 구어를 완전히 대신하는 의사소통 방법을 말한다.

2) 보완대체의사소통의 사용자

보완대체의사소통이 필요한 사용자는 조음장애 등 말 또는 언어 능력의 손상 때문에 매일의 일상적인 의사소통의 필요를 자연스러운 의사소통 방법(말, 몸짓, 쓰기 등)으로 충족시킬 수 없는 사람으로 볼 수 있다(언어는 일련의 규칙으로 조직화된 인위적 상징체계이며, 말은 언어의 구두 표현이다). 여기에는 지적장애, 뇌성마비, 자폐성 장애, 뇌손상, 근위축성가쪽경화증, 뇌졸중 등에 따른 장애를 가진 사람들이 포함된다. 보완대체의사소통의 도입 초기에는 주로 운동기능의 저하가 있으면서 언어 및 인지 능력에는 문제가 없는 사람에게 선별적으로 적용했으나, 점차 언어 및 인지 능력에 장애가 있는 지적장애, 자폐성 장애도 서비스 적용 대상으로 포함되었다.

보완대체의사소통의 사용자는 의사소통에 일시적 또는 영구적 제한 여부에 따라 구분할 수도 있다. 의사소통에 영구적 제한이 있는 사람들은 대체로 신체장애도 함께 가지는 경우가 많다. 예를 들면 뇌성마비, 뇌손상, 퇴행성 근골격계 질환 등이 포함된다. 선천적 장애로 발화 학습 경험이 없는 사람들도 음성을 이용한 의사표현이 가능하게 할 수 있다. 이러한 경우에는 주로 보완대체의사소통 보조기기를 사용하게 된다.

일시적으로 의사소통의 문제를 가지는 사용자에게는 보완대체의사소통 보조기기를 적용하기 보다 보완대체의사소통 방법을 교육해야 한다. 예를 들어, 기관절개술을 받았거나 수술 등으로 성대 사용이 일시적으로 금지된 경우에 눈을 깜빡이거나 표정 짓기, 눈썹 올리기 등의 방법으로 자신의 의사를 표현하게 할 수 있다.

3. 보완대체의사소통 체계의 구성요소

보완대체의사소통 체계는 구체적으로 의사소통 촉진을 위해 사용되는 구성요소인 상징, 보조기기, 전략 및 기술의 통합으로 표현되기도 한다. 보완대체의사소통 사용자의 신체적/인지적 능력, 의사소통 욕구에 따라 각 요소를 적절히 선택하여 사용자마다 개별화된 보완대체의사소통 체계를 수립해야 한다.

1) 보조기기

발화를 대신하여 내용을 전달하는데 사용되는 물리적 도구를 말한다. 보완대체의사소통 보조기기는 발화에 제한이 있는 사람들이 자신의 생각을 다른 사람에게 음성 또는 비음성으로 출력하여 전달할 수 있는 다양한 방법을 제공한다. 보조기기는 각종 테크놀로지의 발전으로 가장 빠르게 변화하는 요소이며 보조기기에 적용된 기술 수준에 따라 로우테크놀로지, 미드테크놀로지, 하이테크놀로지로 나눈다. 또한 음성 또는 비음성 등 출력 방식, 보완대체의사소통에 사용된 상징체계의 개방성 정도를 기준으로 구분할 수 있다. 구체적으로 개조된 키보드, 의사소통 판, 눈-응시 의사소통 판, 컴퓨터 등이 활용된다.

2) 상징체계

언어적 개념을 시각적, 청각적으로 표현한 결과를 가르키며, 보완대체의사소통 보조기기에서는 다양한 상징 세트 체계를 통해 언어를 표현하게 된다. 얼굴 표정, 몸짓, 수화 등 '도구를 사용하지 않는 상징체계'와 사물, 그림, 철자 등 구체적인 것부터 추상적인 것까지 다양한 '도구를 사용하는 상징체계'가 있다.

(1) 도구를 사용하지 않는 상징체계

① 얼굴 표정과 몸짓

장애와 관계없이 대화상대자에게 전달하려는 내용을 보완하거나 강조하기 위해 사용된다. 대체로 문화, 인지 능력, 언어 능력에 따라 다르게 사용될 수 있으나, 특별히 훈련되지 않아도 대개 그 의미를 이해할 수 있다.

② 수화

구어 체계를 대체하거나 병행하여 사용할 수 있는 의사소통 체계이나 사용자의 인지 및 운동 능력에 따라 사용 가능성이나 정도가 달라질 수 있다. 수화 체계에 대한 이해가 없거나 부족한 대화상대자에게 의사를 전달하는 데는 한계가 있다.

(2) 도구를 사용한 상징체계 : 유형 상징, 표상적 상징, 철자 상징 등이 쓰인다.

- 유형 상징 : 실제 사물, 축소된 모형
- 표상적 상징 : 사진, 선화, 그림, PCS, 블리스 상징
- 철자 상징 : 한글의 글자소, 점자

① 실제 사물

일상에서 사용되는 실제 사물은 가장 구체적 형태로 의사소통에 사용할 수 있는 도구이다. 보통 사용자의 물체 확인에 도움이 필요하거나, 이해 능력, 사물에 대한 선호도를 1차적으로 측정할 때 사용된다. 사진이나 그림을 상징으로 사용할 수 없는 경우에 의사소통의 초기 형태로 사용하거나, 단어에 대한 그림을 말로 설명하면서 구체적으로 실제 사물을 제시하는 것처럼 부분적으로 사용할 수 있다.

② 축소된 모형

모형은 실제 사물을 작은 크기로 복제한 것으로써, 실제 사물을 표현하는 색상과 모양을 포함한다. 따라서 사진이나 그림을 해석할 수 없거나 시각적인 제한이 있는 사용자, 촉각적인 피드백이 필요한 사람에게 사용된다.

③ 사진

선명한 흑백 또는 컬러 사진을 사용하여 사물, 동사, 사람, 장소 및 활동을 묘사할 수 있다. 사용자의 소유물이나 선호하는 활동, 음식 등을 나타내는데 유용하게 사용할 수 있으며, 인지적 제한이 있다면 흑백사진보다 컬러사진이 더 유용하다.

④ 그림(심볼/아이콘 포함)

그림은 폭넓게 사용되는 상징체계의 하나로, 사물을 스케치한 선 그림으로 사용자가 표현하고자 하는 언어적 개념을 표현한다. 그림이 담고 있는 내용의 주제별로 의사소통 판에 그림이 배열되며, 주제 등 미리 정한 기준에 따라 지정된 색깔로 구분하여 사용자가 표현하고자 하는 상징 표지를 쉽게 찾아낼 수 있게 하기도 한다(예를 들어, 음식의 종류는 노란색, 동사는 파란색).

⑤ 심볼/아이콘

크게 보면 흑백 또는 컬러 그림에 포함되는 상징체계이다. 가장 대표적인 블리스 상징은 서로 다른 언어를 사용하는 사람들 간에 기본적인 의사소통을 목적으로 1940년대에 개발되어, 1970년대에 캐나다에서 지체장애 아동의 의사소통 수단으로 사용되며 확산되었다. 100개의 기본 상징 표지를 독자적으로 사용하거나, 서로 다른 상징 표지를 결합하여 언어 항목을 만들어낼 수 있다. 이외에도 PCS, 픽심볼(Picsyms), 다이나심볼, 리버스상징 등이 있다.

⑥ 철자법

문자화라는 특징을 갖는 형태로, 개별적인 자음/모음, 단어 또는 구절의 형태로 이용된다. 인쇄된 문자 외에 6개로 구성된 점의 위치 변경으로 글자를 만드는 점자, 음의 길이(단음, 장음), 스위치를 누르는 횟수로 의미를 전달하는 모스 부호도 이 유형에 해당한다.

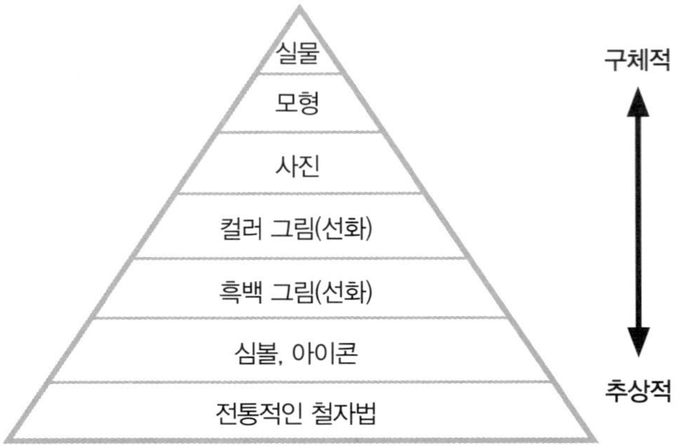
실물
모형
사진
컬러 그림(선화)
흑백 그림(선화)
심볼, 아이콘
전통적인 철자법
구체적
추상적

[그림 2-4] 언어를 대신하는 상징체계

상징체계는 사용자에게 적절하게 선택되어야 한다. 상징체계의 이해 순서는 상징체계의 개방성 정도와 밀접하게 관련되기 때문에, 상징체계의 개방성과 난이도를 함께 고려해야 한다. 개방성이란 사용자가 표현하고자 하는 내용을 충분히 표현할 수 있는 능력을 가르킨다. 개방성 정도는 보완대체의사소통에 어떠한 상징체계를 사용하는가에 따라 좌우된다. 예를 들면, 철자법이나 블리스 상징은 사진이나 실제 사물보다 개방성이 높기 때문에 사용자의 의사표현이 더욱 자유롭고 풍부해질 수 있다. 한편, 개방성이 높은 상징체계는 상징적 난이도가 높다. 철자법이나 블리스 상징은 사진이나 실제 사물을 사용하는 것보다 인지적 능력을 더 많이 요구한다. 따라서 상징체계를 선택할 때는 개방성 뿐만 아니라 사용자의 인지적 능력에 대해서도 고려해야 한다. 보통 상징 검사를 통해 상징체계의 이해 정도를 우선 결정하고, 쉽게 인식하는 상징체계 중에서 개방성이 높은 순으로 선택하게 된다.

3) 의사소통 기술

의사소통을 위해 메시지를 구성하는데 필요한 상징을 선택하고 전달하는 방법을 말한다. 부호화, 선택방법, 스캐닝 방법 등이 여기에 해당된다. 이에 대한 기본적인 개념은 1장을 참고하도록 하고, 여기에서는 보완대체의사소통의 관점에서만 간략히 살펴보도록 한다.

(1) 선택방법

사용자의 신체적, 인지적 능력과 각 선택방법의 장 · 단점을 고려하여 적절한 선택방법을 적용하도록 한다.

① 직접선택

사용자가 신체 부위를 사용하거나, 헤드스틱, 마우스스틱, 핸드헬드 장치, 빔 등의 보조기기를 사용하여 원하는 상징을 직접 선택한다. 예를 들어, 한글 철자가 포함된 의사소통 판을 침대 옆에 두고 사용자가 의사소통 판의 글자를 손으로 가리키거나 눈으로 응시함으로써 의사소통할 수 있다.

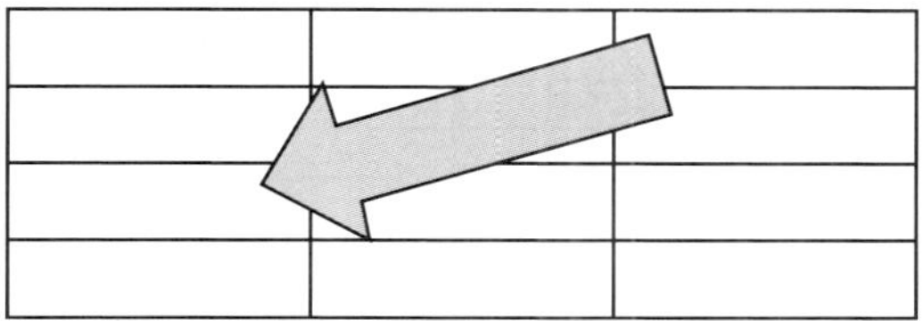

[그림 2-5] 직접선택

② 간접선택

운동 조절의 부족 등으로 상징을 직접선택하기 어려운 경우 스위치와 스캐닝을 이용한다. 머리 옆에 고정된 스위치를 볍에 눌러 작동시키거나, 눈썹을 치켜세워서 작동하는 스위치, 눈의 깜빡임으로 작동하는 적외선 스위치 등으로 스캐닝 기능을 사용하고 원하는 항목을 선택하여 자기 의사를 표현한다.

(2) 스캐닝 방법

자동 스캐닝, 역 스캐닝, 단계 스캐닝(1장 참고) 중 사용자의 특성에 맞는 스캐닝 방법으로 스위치를 조작하여 원하는 항목을 선택한다. 보완대체의사소통 보조기기에서 사용할 어휘가 많은 경우, 스캐닝 속도를 빠르게 하기 위해 스캐닝 방법과 함께 스캐닝 형태가 다양하게 활용된다. 대표적으로 이차원의 격자 배열로 구성하기도 하고, 사용 어휘의 범주에 따라 구성된 행 또는 열 단위로 항목 세트가 활성화되는 행 또는 열 스캐닝, 자주 사용되는 순서로 철자나 상징 등의 항목이 배열되는 빈도 스캐닝 등이 자주 사용된다.

다음 [그림 2-6]은 사용자가 자동 스캐닝 방법으로 표현하고 싶은 어휘를 간접선택하면서, 행 또는 열 스캐닝을 하는 예이다. 사용자가 의사표현을 위해 3번째 행, 3번째 열에 위치한 상징 표지를 선택하고 싶다면, 배열 순서대로 1, 2번째 열의 점멸 상태에서 기다리다가 3번째 행이 활성화되었을 때 스위치를 누른다. 이후 3행에 배열된 항목이 순서대로 깜빡거리면서 1, 2열을 지나 3열의 항목이 활성화되었을 때 다시 스위치를 누른다. 다수의 보완대체의사소통 보조기기들에서 디스플레이 되는 항목을 사용자의 대화 특성에 따라 선택하여 구성할 수 있는데, 행 또는 열 스캐닝과 빈도 스캐닝 방법을 함께 사용하면 의사소통의 속도를 높이는데 더욱 효과적이다(예를 들어, 자주 사용되는 항목을 디스플레이의 상단, 왼쪽 열처럼 기다리지 않고 빨리 선택할 수 있는 위치에 배치한다).

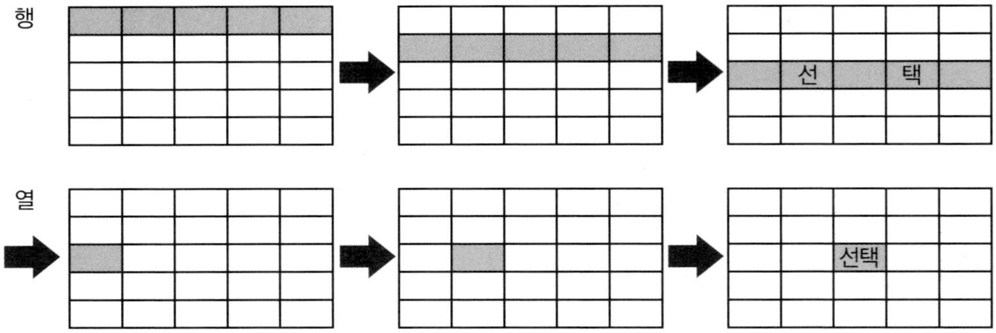

[그림 2-6] 자동 스캐닝과 함께 사용된 행-열 스캐닝

4) 전략

보조기기, 상징체계 등을 보다 효율적으로 사용하여 의사소통의 속도 등 의사소통 기술을 향상시키는 방법을 말한다. 주로 언어치료사 등에 의해 활용되는 요소이다.

① **청각적 피드백 제공** : 보완대체의사소통 사용자의 항목 선택을 충분히 기다려주고, 사용자가 선택한 항목을 크게 말하여 듣게 한다.

② **명확한 신호 확립** : 의사소통 단위의 시작과 끝을 알려주어 의사소통 중 상호작용에서 보다 적극적인 역할을 하며 의사표현의 기회를 활용하도록 하는 방법이다.

③ **대화상대자 훈련** : 의사소통 대화상대자에게 대화를 주고 받을 때 잠깐씩 멈추고 기다려주거나, 사용자가 시도한 화제를 지속하면서 즉각적으로 반응하고, 사용자의 반응을 강요하지 않도록 한다. 사용자보다 말을 적게 하고 사용자에게 대화 시작의 기회를 많이 준다.

④ **의사소통 보조기기 사용 모델링** : 보완대체의사소통의 사용을 촉진하여 상호작용에서 주도적인 역할 수행에 유용하다.

⑤ **컬러 코딩** : 의사소통 판에 포함된 항목에 항목의 특성별로 정해둔 색깔로 표시하여 의사소통 판의 구성을 쉽게 알아보게 한다.

⑥ 기타 철자법의 상징체계를 이용할 때 다음과 같은 전략을 사용하면 상징 표지의 선택(입력)에 필요한 시간과 노력을 줄일 수 있다.

㉠ 시각적 인식의 용이함, 사용빈도를 고려한 선택 항목 배치

㉡ **단어/문장 예측 프로그램** : 1-2개의 키를 누르면 이어서 입력될 것으로 예측되는 여러 개의 단어나 문장을 시각적으로 제시하여 입력에 필요한 노력을 줄인다.

㉢ **약어 확장** : 입력해야 할 철자 중 사전에 설정된 약어를 입력하면 약어로 대변되는 단어나 문장이 입력되는 방법. 예를 들면 초성 입력('ㅅㄹ'의 2개 철자만 입력하면 '사랑합니다'라고 문장이 입력됨)

㉣ **단어 완성** : 여러 글자로 구성된 단어 중 첫 1-2개의 글자를 입력했을 때 제시되는 여러 개의 완성된 단어 중 하나를 선택하여 입력 시간을 줄이는 방법

4. 보완대체의사소통 보조기기의 유형

보완대체의사소통 체계의 구성요소인 보조기기의 포함 여부에 따라 보완대체의사소통 체계는 ① 보조기기를 사용하지 않는 체계와 ② 보조기기를 사용하는 체계로 나뉘기도 한다. 보조기기를 사용하지 않는 보완대체의사소통 체계에는 몸짓, 지화법, 수화, 키워드 지화 등이 있으며, 이 책에서는 보조기기를 사용하는 체계를 중심으로 설명하도록 한다.

1) 보완대체의사소통의 분류

보완대체의사소통 및 보완대체의사소통 보조기기는 주로 적용된 기술 수준에 따라 구분하나 이외에도 출력 방식, 개방성 및 대화상대자 범위 등의 특성에 따라 아래 [표 2-3]과 같이 구분할 수 있다.

이제부터 각 분류 기준의 순서대로 임상에서 흔히 접할 수 있는 보완대체의사소통 보조기기에 대해 간략히 살펴보겠다.

[표 2-3] 보완대체의사소통 및 AAC 기기의 분류

기준		특징	예
기술 수준	노 테크놀로지	기술을 사용하지 않음	몸짓, 수화, 눈 깜빡임
	로우테크놀로지	종이 기반 비음성 출력 포인팅 장치 사용 병행	의사소통 판, 상징 카드, 의사소통 책
	미드테크놀로지	정적인 디스플레이 SGDs(음성 재생) 간단한 전원 사용	음성출력 스위치 힙톡, 슈퍼토커
	하이테크놀로지	동적인 디스플레이 SGDs(음성 합성)	비전용 AAC(의사소통 앱이 탑재된 태블릿), 전용 AAC(키즈보이스)
출력 방식	음성 출력	음성 재생, 음성 합성	7레벨 커뮤니케이션 빌더 마이토키 스마트
	비음성 출력	상징 표지 가르키기	의사소통 판, 로우테크 눈-응시 커뮤니케이터
		문자 사용	종이+연필, 컴퓨터(+프린터, 입력장치, 입력강화장치), 전용 AAC
개방성 및 대화상대자	응급 커뮤니케이터	지금, 여기 수준에서의 제한적 의사 표현	몸짓, 얼굴 표정
	맥락 의존적 커뮤니케이터	유형 상징 및 표상적 상징체계 활용 특정 활동/대화상대 한정	의사소통 판, 카드 7레벨 커뮤니케이션 빌더
	독립적 커뮤니케이터	철자 사용 사용자가 직접 메시지 작성	키보드, 철자 판 등

2) 기술 수준에 따른 보완대체의사소통 보조기기

전자적 장치 내장 여부에 따라 전자적 도구와 비전자적 도구로 분류할 수 있으며, 전자적 장치의 탑재 여부 및 성능에 따라 노테크, 로우테크, 미드테크, 하이테크와 같이 기술 수준을 구분하나 각각의 구분이 분명하지는 않다. 이러한 분류는 기기에 적용된 기술 수준에 따른 것일 뿐이며, 기술 수준이 보완대체의사소통 보조기기의 유용성이나 적용목적을 성취하는 성능을 의미하지는 않는다. 즉, 로우테크놀로지가 하이테크놀로지에 비해 상대적으로 기능이 낮다는 의미는 아니다. 또한 AAC 기기 선택 시에는 기술 수준보다는 사용자의 장애 상태나 의사소통 욕구에 적절한 기기를 선택하는 것이 더욱 중요하다.

(1) 노테크놀로지

메시지를 전달하기 위해 사용된 전자적 요소가 보완대체의사소통 보조기기에 적용되지 않았으며 의사소통 기술도 전혀 포함되지 않는다. 여기에는 몸짓, 수화, 눈 깜빡임이 해당된다.

(2) 로우테크놀로지를 적용한 보완대체의사소통 보조기기

로우테크놀로지가 적용된 AAC 기기는 제작과 사용이 간단하고 쉬우면서 저렴한 장치로써, 종이로 직접 제작하여 그림이나 글자 상징을 제시하는 형태이다. 여기에는 의사소통 판, 의사소통 책, 의사소통 카드 등이 포함된다. 의사소통 훈련을 시작하거나 제한된 어휘만을 사용하는 경우 [그림 2-7]과 같이 단면으로 제작된 의사소통 판을 추천하며, 사용 어휘 수가 많다면 다면으로 구성된 의사소통 책을 사용할 수 있다.

나는	학교	집	?	식사	옷입기
엄마	화장실	외출	!	공부	목욕
네	아니오	이다	가다	좋아요	싫어요
고마워요	미안해요	아파요	목이 말라요	기뻐요	화나요

[그림 2-7] 상징으로 만든 의사소통 시트(개별화된 시트를 의사소통 판에 적용)

신체적 장애가 있어 원하는 상징을 가리키기 어렵다면 사용자의 가리키는 능력을 향상시키기 위하여 헤드 포인터나 핸드헬드 장치를 함께 사용하기도 한다. 대표적인 핸드헬드 장치로는 타이핑 보조기, 빌트업 펜슬, 유니버셜 커프 등이 있다.

(3) 미드테크놀로지를 적용한 보완대체의사소통 보조기기

간단한 전자 장치가 탑재되어 사전에 녹음하거나 프로그래밍된 음성이 말 생성 장치(SGDs)에 의해 출력되는 방식이다. 종종 사용자의 주요 활동을 특정하여 한정적인 그림이나 사진을 담은 상징 또는 철자/단어/어구에 기초하여 구성된 정적인 디스플레이를 갖고 있다. 일부 기기에서는 의사소통에 사용할 상징 세트를 레벨 단위로 구성하여 수동으로 변경할 수 있다.

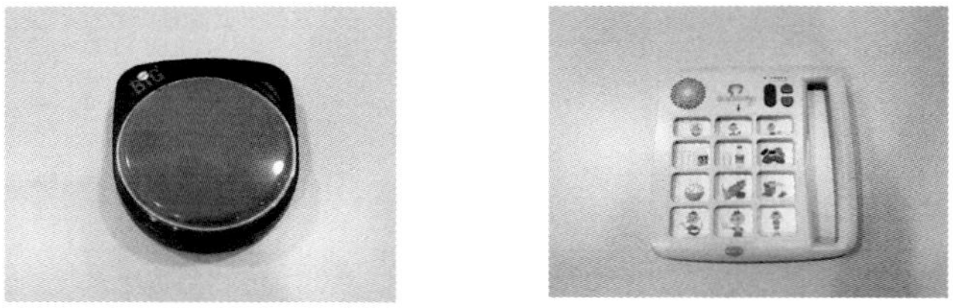

[그림 2-8] 미드테크놀로지가 적용된 보완대체의사소통 보조기기의 예
(좌) 빅스위치, (우) 퀵토커

(4) 하이테크놀로지를 적용한 보완대체의사소통 보조기기

일부 비전용 AAC는 일반 컴퓨터나 태블릿, 모바일 기기에 보완대체의사소통을 위한 소프트웨어나 앱이 탑재되어 구현된다. 첨단기술이 적용된 전용 AAC는 대체로 말 생성 장치(SGDs)에 의해 합성된 음성을 출력한다. 또한 개방성을 높여 풍부한 의사표현이 가능하도록 그림 상징 및 어휘가 제시된 동적 디스플레이를 주로 사용한다.

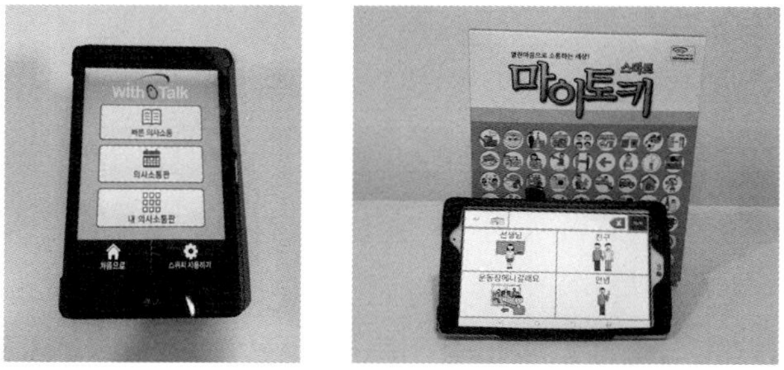

[그림 2-9] 하이테크놀로지가 적용된 보완대체의사소통 보조기기의 예
(좌) 위드톡, (우) 마이토키 스마트

동적 디스플레이는 터치스크린에 기반을 두는 체계로써, 터치스크린을 눌러 레벨을 선택하면 이에 따라 디스플레이 패널에 제시되는 상징 세트가 달라지는 결과를 얻게 한다. 즉, 사용자가 입력할 때마다 사용자에게 제시되는 선택 세트가 변화한다. 동적 디스플레이는 소프트웨어에 의해 다시 구성되어 배열될 수 있으며, 일반적인 상징 선택 세트로 집에서 음식 먹기, 옷 입기, 인사 등의 영역으로 구성될 수 있다. 예를 들어, 음식을 선택하면 해당 영역에 관련된 먹다, 마시다 등의 동사와 아이스크림, 밥, 과자와 같은 명사가 포함된 화면이 뒤따라 나타나게 된다. 동적 디스플레이가 적용된 보완대체의사소통 보조기기에서는 고정된 하나의 디스플레이에 표현할 모든 상징을 담지 않아도 되고, 각 레벨별로 포함된 상징 선택 세트가 제시되기 때문에 사용자가 상징 세트의 위치를 기억할 필요가 없다. 다음으로 보여지는 선택 세트 제시의 자동 진행 여부에 따라 동적 수동 디스플레이와 동적 능동 디스플레이로 구분된다.

① **동적 수동 디스플레이** : 사용자가 다음 페이지의 디스플레이를 선택해야 한다.

② **동적 능동 디스플레이** : 사용자가 항목을 선택하면 자동으로 이어서 나타나는 새로운 페이지에 새로운 선택 세트들이 표시된다.

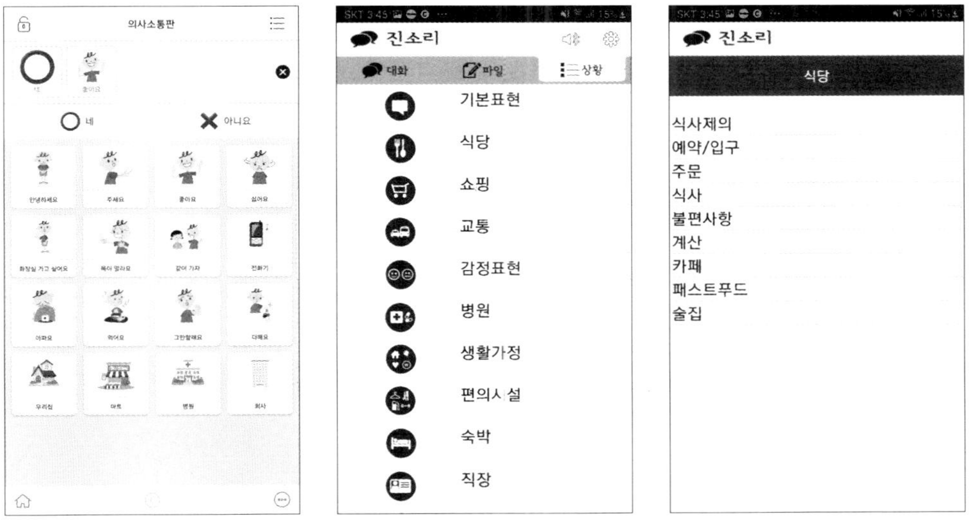

[그림 2-10] 모바일 기기에 탑재된 보완대체의사소통 앱(왼쪽부터 ① 나의 AAC, ② 진소리)**과 진소리 앱의 동적 디스플레이**(항목 선택 시 ② → ③으로 진행)

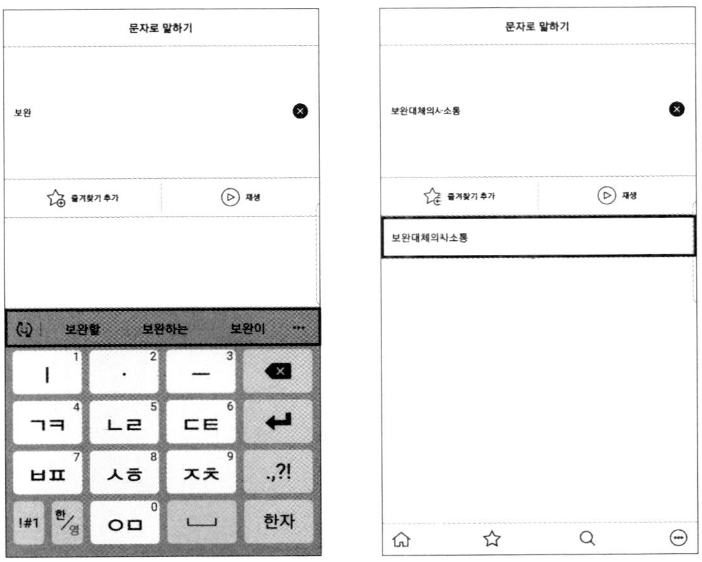

[그림 2-11] 입력 속도 증진을 위한 의사소통 전략의 예

(좌) 단어 예측, (우) 사용 어휘 저장

입력 속도를 증가시키기 위한 약어 확장, 단어 예측, 단어 완성 등 각종 의사소통 전략이 함께 사용되며, 사용된 어휘 저장이나 복구 기능을 지원하기도 한다.

3) 출력 방식에 따른 보완대체의사소통 유형

(1) 음성 출력(청각적 출력)

음성은 대부분의 보완대체의사소통 기기에서 주요한 출력이다. 대화상대에게 청각적인 형태로 정보를 전달하는데, 말 생성 장치(SGDs)에서 녹음된 디지털 음성을 재생하거나 합성하는 두 가지 형태로 출력된다.

① 음성합성 기술(TTS)

음성합성 기술은 입력된 문자를 음성으로 변환시켜주는데 이를 문자 전환 음성(Text-to-speech, 이하 TTS)이라 한다. 하이테크놀로지가 적용된 AAC 기기는 대부분 문자를 음성으로 읽어주는 음성합성엔진(TTS)이 탑재되어, 원하는 문장을 입력하고 이 내용이 음성으로 출력된다. TTS는 의사소통에 필요한 어떠한 발화도 가능하게 하는 장점을 가지고 있으며 특히 어린 아동이나 인지 손상으로 인해 글을 읽을 수 없는 사용자의 의사소통을 가능케 해준다. 한편 사람의 음성보다 덜 자연스러워서 대화상대자의 이해를 저해할 수 있다.

② 디지털 녹음

미리 녹음된 디지털 음성 체계를 사용하여 말을 전달한다. 사용자가 갖고 있는 특성에 유사하게 재생할 수 있다는 장점을 갖고 있다. 하이테크놀로지가 적용된 AAC 기기는 대부분 문자를 음성으로 읽어주는 음성합성엔진(TTS)이 탑재되어, 원하는 문장을 입력하면 입력된 내용이 음성으로 출력된다. 한편, 디지털 음성 체계를 사용하여 음성 출력하는 AAC 기기는 미리 녹음해서 수집한 음성 자료를 효과적으로 관리할 수 있는 라이브러리를 제공하거나, 녹음 체계를 반드시 갖고 있다. 일반적으로 음성합성 보다 저렴하므로 로우테크놀로지가 적용된 AAC 기기에 흔히 사용된다.

(2) 비음성 출력(시각적 출력)

보완대체의사소통에 사용되는 다양한 상징체계를 사용자의 신체부위로 직접 '가르키기'와 문자를 적는 '쓰기'로 의사를 표현할 수 있다. 문자를 사용하는 경우 종이에 연필로 글씨를 쓰는 노테크놀로지부터 컴퓨터나 모바일 기기에 필기나 타이핑하는 방식의 하이테크놀로지에 이르기까지 다양한 기술 수준을 선택할 수 있다. 이 때 AAC 기기의 디스플레이 및 터치스크린 등은 문자 정보를 시각적으로 볼 수 있도록 표시하는 역할을 한다. 문자 사용을 위해 단일 기기를 사용할 수도 있지만, 각종 제어강화장치와 프린터 등의 기타 출력장치를 복합적으로 적용할 수 있다. 시각적 출력은 음성 출력이 잘 들리지 않는 대화상대자와의 의사소통, 사적인 대화나 시끄러운 환경에서의 대화처럼 음성 출력이 사용되기 어려운 경우에 매우 유용하다. 한편, 밝은 곳에서 사용하는 경우 출력된 내용이 잘 보이지 않을 수 있다.

4) 개방성 및 대화상대자 범위에 따른 보완대체의사소통 유형

(1) 응급 커뮤니케이터

상징체계를 활용한 의사표현이 어렵거나 신뢰롭지 않을 때 적용하는 유형이다. 통증 회피, 응급 상황에서의 호출과 같이 사용자가 직면한 상황과 시점 수준에서의 의사표현만 가능하다. 이러한 유형의 보완대체의사소통에는 몸짓, 얼굴 표정이 있으며, 사용자가 전달하고자 하는 의사 내용에 대해서는 대화상대자가 신중하게 해석해야 한다.

(2) 맥락 의존적 커뮤니케이터

유형 상징 및 표상적 상징체계를 활용하여 신뢰롭게 의사를 표현할 수 있는 사용자에게 적용하는 보완대체의사소통의 유형을 말한다. 특정 상황 및 특정 대화상대자에게 한정적으로 의사를 전달할 수 있다. 사용자의 의사소통 욕구에 맞춰 수립된 특정 상황과 대화상대자와의 의사소통 시 사용할 어휘가 구성되어 보완대체의사소통 보조기기에 미리 탑재된다. 이 유형을 사용하는 사용자는 대체로 그들이 사용하는 스캐닝, 눈-응시 등의 접근방법을 포함한 의사소통 방식에 매우 익숙하고 친밀한 대화상대자에게만 자신의 의사를 전달할 수 있거나 어휘가 불충분하다.

(3) 독립적 커뮤니케이터

철자 상징을 이용하여 사용자가 AAC 기기를 사용하여 직접 전달하고 싶은 메시지를 작성하여 소통하는 보완대체의사소통 유형이다. 대화 주제에 무관하게 모든 상황에서 어떠한 사람과도 의사소통할 수 있어 보완대체의사소통의 3가지 유형 중에서 개방성이 가장 높고 대화상대자의 범위도 넓다.

5. 보완대체의사소통의 임상 적용

1) 보완대체의사소통 선택을 위한 평가

보완대체의사소통의 평가는 특히 클라이언트 중심이어야 하며, 전문 분야 간 협력이 강조되는 분야이다. 인간-활동-보조공학(HAAT) 모델 등이 보완대체의사소통 평가에서도 동일하게 적용되어 인간과 기술 사이의 상호작용에 중점을 두고 평가하게 되며 특히, 보완대체의사소통 평가에서는 사용자의 의사소통 욕구가 반드시 고려되어야 한다. 보완대체의사소통 평가의 목적은 ① 기능적 의사소통의 필요성 결정, ② 상호적 의사소통 증진 및 유지에 유용한 중재 방법 결정, ③ 중재 효과 분석이다.

보완대체의사소통을 선택하기 전에 우선 보완대체의사소통 사용을 원활하게 할 수 있는 기능적 자세를 선택한다. 다음으로 접근성을 평가하고 평가 결과에 따라 적절한 접근방법을 결정한다. 보완대체의사소통을 사용하는데 필요한 인지 및 지각 기능에 대해 평가하며 언어 및 말에 대해서도 평가한다. 이러한 평가 결과는 근거 중심 실행 원칙에 따라 보완대체의사소통 선택 과정에 반영되어야 한다.

(1) 평가 전 정보 수집 및 기능적 자세 결정

평가 시작 전, 사용자의 의사소통 욕구를 정의하는 것이 중요하다. 이어서 보완대체의사소통 보조기기에 대한 접근과 조작에 부정적인 영향을 미치는 사용자의 원시반사 출현 여부와 정도에 대한 정보를 파악해야 한다. 이러한 정보는 사용자의 주변 사람들과 면담, 원시반사 출현 여부에 대한 검사 시행, 의료기록의 검토 등으로 확인할 수 있다. 원시반사가 유발되는 자세, 가장 민감하게 반응하는 반사 유형, 반응 정도에 대한 정보를 바탕으로 보완대체의사소통 보조기기를 사용할 기능적 자세를 결정해야 한다.

(2) 접근성 평가 및 선택방법 탐색

우선 사용자가 수의적으로 조절가능한 신체 부위와 운동조절 능력을 평가한다. 이는 신체 기능 장애가 있는 사용자의 선택방법과 보완대체의사소통의 디스플레이 결정에 중요하다. 우선 현재 사용 중인 보조공학 체계의 주요 접근방법을 관찰한다. 관찰 내용과 운동조절 능력을 종합하여 사용자에게 적절한 접근방법을 결정해야 한다. 접근방법을 탐색할 때는 비장애인에게 가장 익숙하면서 선택 속도가 빠르고 사용방법을 이해하기 쉬운 '손을 사용한 직접선택'을 우선 고려하도록 한다. 직접선택을 할 수 없다고 판단되면, 스위치를 사용한 간접선택으로 접근방법을 바꾸어 평가한다.

직접선택으로 접근성을 평가할 때는 표적대상의 크기, 간격, 배치 및 위치의 요소를 전체적으로 고려하여야 한다.

① 각 항목의 크기

일정한 크기의 판에 가로 세로 1×1, 2×2 인치 크기의 사각형 격자를 만들고, 격자로 구분된 사각형에 번호를 기록한 뒤 각 사각형에 다양한 모양의 스티커를 하나씩 붙여두고 사용자에게 특정한 영역을 가리켜 선택하게 한다. 스티커는 사용자의 연령, 인지 능력 및 선호도를 반영하여 평가 과정에 참여하고자 하는 동기를 부여해야 한다. 먼저 1×1 평가판을 적용 후 선택에 어려움이 없다면 키보드 접근방법을 평가하고, 정확도 향상을 고려해야 한다면 2×2 평가판으로 검사하여 적절한 항목의 크기를 결정한다.

1	2	3	4
5	6	7	8
9	10	11	12
13	14	15	16

1	2	3	4	5	6
7	8	9	10	11	12
13	14	15	16	17	18
19	20	21	22	23	24
25	26	27	28	29	30
31	32	33	34	35	36

[그림 2-12] 항목 크기 평가를 위한 판(좌. 2×2 인치 격자, 우. 1×1 인치 격자로 구성)

② 항목 간 간격

사용자가 가리키는 항목 선택의 명확함을 보장하기 위해 선택 항목을 확실히 구별하여 가리킬 수 있을 때까지 간격을 넓혀가며 평가한다.

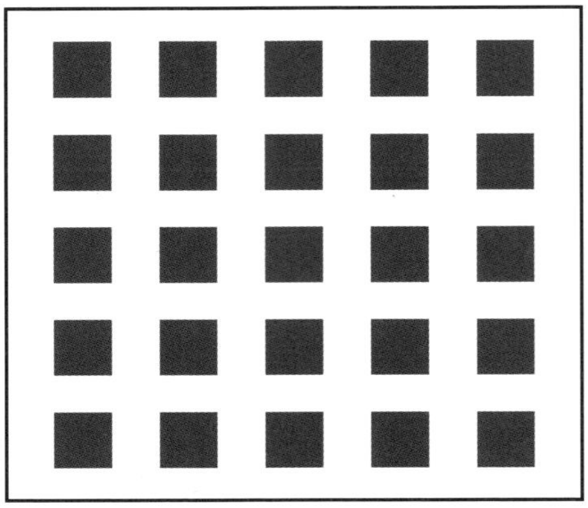

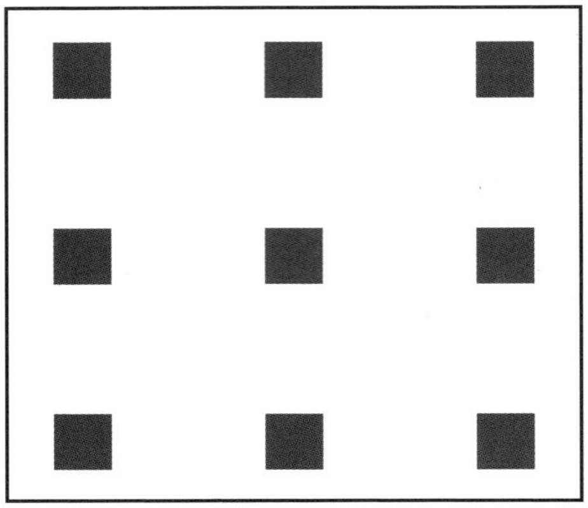

[그림 2-13] 항목 간 간격을 결정하기 위한 평가용 판

③ 의사소통 판의 배치 및 위치

사용자를 이전 평가 과정에서 결정한 기능적 자세로 만든 다음, 테이블이나 휠체어 트레이에 의사소통 판을 놓는다. 사용자의 자세에 문제가 있는지 확인한다(이상적인 자세에 대해서는 3장을 참고). 각 항목의 크기 결정 시 사용하는 의사소통 판을 사용자가 정면으로 바라보도록 정 중앙에 놓고 평가를 시작한다. 점차 의사소통 판의 위치를 사용자의 왼쪽, 오른쪽 또는 다른 각도로 적절히 바꿔가며 사용자의 운동 조절 능력으로 가장 원활하게 선택할 수 있는 위치를 확인한다. 필요하다면 링바인더 등으로 받쳐 의사소통 판을 경사지도록 기울여 직접선택을 좀더 효율적으로 할 수 있게 한다.

④ 기타 접근성을 증진하기 위한 방법

일관된 방향을 가리키지만 의사소통 판까지 손가락 등의 신체 부위를 뻗기 어렵다면, 핸드헬드 포인터, 헤드 포인터를 사용하거나 운동조절이 용이한 다른 신체부위를 효과기로 고려할 수 있다. 컴퓨터에 기반한 AAC 기기 적용을 고려한다면 마우스와 트랙볼의 사용 능력에 대해 평가해야 한다. 버튼 크기와 위치, 누르는데 필요한 압력 등 마우스의 물리적 특성과 사용자의 운동 조절 능력을 함께 살펴야 하며, 클릭, 더블 클릭 및 드래그 가능 여부를 확인한다. 원활한 선택을 위하여 마우스 설정 변경을 검토해야 할 수 있다(예를 들어, 사용자가 정교하게 마우스 포인터 위치를 조정하는데 서투르다면 마우스 포인터의 이동 속도를 낮추어 조정한다 : 윈도우의 경우, 제어판 > 접근성 > 마우스 작동방법 변경 > 마우스 설정 > 포인터 옵션 > 포인터 속도 선택).

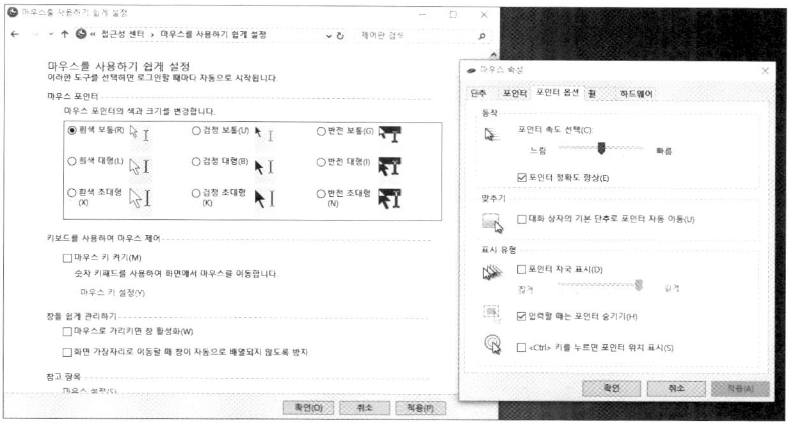

[그림 2-14] 접근성 향상을 위한 마우스 옵션 변경의 예

간접선택의 가능성을 평가하기 위해서는 우선 스위치를 조작할 신체 부위의 잠재력을 고려한다. 앞서 기술한 직접선택에서 의사소통 판의 배치와 같은 순서로 손을 사용한 스위치 작동을 제일 먼저 고려하면서 스위치의 정중앙부터 방향을 변경해가며 배치하여 탐색한다. 손으로 스위치 작동이 여의치 않다면 차선으로 팔, 머리 또는 다리, 무릎 등을 선택할 수 있다. 머리 움직임을 통한 스위치 조작을 고려할 때는 머리 움직임에 따른 원시반사 여부에 대해 사전에 확인해야 한다. 머리 측면에 스위치를 배치하면 부자연스러운 동작이 요구되기 때문에 스위치 사용이 숙달될 때까지 훈련해야 한다는 단점이 있지만, 목의 굽힘이나 회전에 따른 대칭성 긴장성 목 반사(STNR)나 비대칭성 긴장성 목 반사(ATNR)를 유발시키지 않기 때문에 대체로 머리 측면에 스위치를 위치시키는 경우가 많다.

사용자가 가장 잘 조절할 수 있는 신체 부위로 작동할 수 있도록 스위치를 배치한 뒤에 사용자에게 스위치 버튼을 누르거나 손을 떼기, 누르고 떼는 동작의 반복을 요구한다. 신체 부위, 스위치의 배치를 바꿔가며 사용자의 스위치 조작과 관련된 반응 능력을 비교, 검토하여 간접선택을 위한 신체 부위와 동작, 스위치의 위치를 결정한다.

접근성 평가와 선택방법 결정을 위한 평가에서는 사용자가 독립적으로 정확하게 가리킬 수 있는 최소 영역 범위, 키보드 사용 가능 여부, 스위치 사용 평가의 필요성, 스위치 조작의 정확성, 스위치를 조작할 신체 부위, 스위치의 위치, 간접선택의 학습 가능성, 조작하기 쉬운 스위치의 종류 및 적절한 수, 사용자가 가장 잘 볼 수 있는 색상, 시야 확보 측면에서 가장 유리한 의사소통 판/스위치의 위치, 시야 결손 여부 등과 같은 사항을 반드시 고려하도록 한다.

[표 2-4] 보완대체의사소통을 위한 접근방법 평가

선택방법	평가요소	평가 방법 및 도구
1. 직접선택	항목 크기 항목 간 간격 의사소통 판의 배치	2×2인치, 1×1인치 평가용 의사소통 판 항목 간격을 조절할 수 있는 평가용 판 작업대, 링바인더를 활용하여 위치 변경
	키보드 사용 능력	그린 닷 테스트(The Green Dot Test) • 일관된 작업자세에서 키보드 사용을 위한 운동 기술과 타이핑 가능 정도를 양적으로 측정(초시계 이용) • 6개의 키에 스티커 부착후 키보드를 누르도록 지시 • 관절운동범위, 키를 누르는 속도, 정확성(오류 발생률), 편안함, 노력 정도, 움직임의 자연스러움, 근긴장도 변화 확인
		키보드 평가 프로그램(Keyboard Assessment Program, KAP) • 단일키를 누르는 능력, 연속적으로 키를 누르는 능력, 동시에 두 개의 키를 누르는 능력(예. Ctl+C) • 정답, 오류, 입력속도를 측정하여 양적 정보 제공
2. 간접선택	스위치를 이용한 스캐닝	단일입력조절평가(Single-Input Control Assessement) : 반응단계, 자동 스캔 단계, 스위치 누르기/떼기 단계에서 각각의 반응 시간 및 소요 시간을 측정하여 스위치 선택에 필요한 정보를 제공
		스캐닝조절평가(Scanning Assessment Tool) : 3가지 스캐닝 모드, 커서 속도, 사용될 스위치 및 스위치의 위치에 대한 정보 제공

(3) 인지 및 지각 검사

보완대체의사소통만을 위해 제작된 표준화된 인지 검사는 없지만, 특히 복합적인 의사소통 욕구가 있는 사용자에게 보완대체의사소통 이용 가능성, 표현 언어, 상징 표지의 사용 수준, 단어 인식, 읽기 수준과 철자 활용 등을 결정하기 위해 인지기능 평가가 필요하다. 보완대체의사소통 적용에 중요한 인지기능으로는 각성 상태, 집중력, 범주화, 인과관계에 대한 이해, 시·청각적 정보 처리를 위한 주의력, 선호도의 표현과 선택, 상징의 이해, 대상 영속성, 순서화 등이 있다.

(4) 언어 및 말에 대한 평가

언어 장애와 말 장애를 구분하여 검토한다. 언어는 일련의 규칙을 가지고 조직화된 인위적 상징으로 정의한다. 말은 언어가 구두적으로 표현되는 것으로 규정한다. 언어발달의 지연, 구어 및 문어의 표현과 수용, 어휘 회상, 의미있는 말로 언어 구성하기, 의미있는 말을 하거나 쓰는 능력과 관련된 사용자의 의사소통 형태, 중증도 등을 살펴보게 된다. 주로 어휘력(수용언어)을 검사하고, 단어나 문장 읽기 능력, 철자법 검사를 실시한다. 평가 결과는 보완대체의사소통 보조기기에 포함될 어휘 선택에 근거가 된다.

2) 보완대체의사소통 중재

(1) AAC 보조기기의 언어 표현 방법 선택

사용자의 인지기능과 언어 특성에 따라 보완대체의사소통 보조기기에서 사용할 언어 표현 방법을 선택한다. AAC 기기에서 언어를 표현하는 방법은 3가지 방법이 있다. 이는 상징 수준의 결정과도 밀접하게 관련된다. AAC 사용자들은 아래의 언어표현 방법을 복합적으로 사용하는 경향이 있는데, 3가지 방법을 모두 사용하는 사람은 의미 압축 방법을 가장 많이 사용하고 언어표현의 5~10%에서만 문자체계에 기초한 방법을 사용한다고 보고되고 있다.

① 단일 의미의 그림

단일 의미의 단어나 메시지(숙어, 문장, 문단)를 표현하는 그림이나 선으로 그려진 상징을 사용한다. 보완대체의사소통을 처음 접하는 사람들도 쉽게 사용할 수 있어 가장 많이 사용되는 방법이다. 주로 로우테크놀로지에 해당하는 의사소통 판에 적용해서 사용하는데, 충분한 의사표현을 위해 필요한 어휘 수와 동일한 수의 그림(상징)이 있어야 한다. 미드테크놀로지에서는 이 그림들이 다수의 레벨(단계)로 나뉘어 포함된다. 어휘에 담긴 의미를 정확히 연결지어 단일 그림을 만들기 어렵기 때문에 상징이 충분히 개발되어야 한다.

② 문자 체계(철자)에 기초한 방법

글자를 쓰거나 읽기 능력이 필요한 전통적인 문자 체계를 이용한다. 글자를 쓰거나 단어를 선택하기 위해 사용자는 키보드, 또는 단어 오버레이를 선택한다. 철자를 하나씩 입력하기 때문에 직접선택을 하더라도 많은 시간과 노력이 들어가게 된다. 따라서 사용 빈도에 따른 키 배치, 약어 확장, 최근 사용 문장의 저장, 단어/문장 예측 프로그램 등의 입력 속도 촉진 전략을 함께 사용하여 입력 속도를 높이거나 입력 횟수를 줄인다.

③ 의미 압축/다중 의미의 그림

의미 압축은 상징이 표현하는 정보와의 관계를 활용하여 다중 의미를 띈 그림(상징)을 사용하는 언어표현 방법이다. 이 방법의 대표적인 예는 민스피크 이다. 개방성 수준이 같을 때, 일반적인 말에서 사용되는 어휘나 의사표현에 필요한 상징의 수가 줄어든다. 문자 체계에 기초하는 방법과 비교할 때 키를 조작하는 입력 횟수와 소요 시간 또한 크게 감소하여 언어표현 속도가 3~7배 빠르다고 한다.

(2) 어휘 선택

보완대체의사소통 보조기기를 사용하여 중재할 때 어휘 선택은 AAC 사용에 매우 중요한 문제이다. 사용자의 어휘 욕구는 상황, 언어표현 방법, 개인적인 특성에 따라 달라진다. 따라서 어휘를 선택할 때 어휘의 특성을 검토하고 필요한 어휘 종류들로 적절히 구성해야 한다. 선행 문헌에 따라 구분된 어휘 종류는 상황 어휘 대 발달 어휘, 핵심 어휘 대 부수 어휘가 있다.

① 상황 어휘 대 발달 어휘

상황 어휘는 메시지 전달에 필요한 핵심적인 어휘로, 사용자의 기본적인 의사소통 욕구를 표현하는 어휘이며 기능적 목적을 가진다. 특정 상황에서 보편적으로 쓰이는 상황중심 어휘로 구성된 의사소통 판은 식사, 학교 생활, 병원 이용 등 사용자의 활동을 기준으로 어휘를 구분한다. 따라서 활동 수행에 기능적이며, 보완대체의사소통 보조기기 초기 사용자에게 유용하다.

발달 어휘는 언어 발달 및 어휘 습득 촉진을 목적으로 하는 어휘들이다. 발달중심 어휘는 새로운 어휘 습득이나 어휘 조합으로 언어 구조 및 어휘 확장을 촉진하는데 도움이 된다.

② 핵심 어휘 대 부수 어휘

핵심 어휘는 특정 대화에서 사용되는 단어 중 가장 흔하게 나타나는 단어로, 많은 사람들이 매우 자주 쓰는 어휘를 말한다. 일반적으로 아동이 사용하는 초기 단어들이 주로 핵심 어휘에 포함되며 사람, 환경, 주제, 활동에 상관없이 동일하다. 유 · 아동 및 지적 장애를 가진 성인, 숙련된 AAC 사용자들은 유사한 핵심 어휘를 갖는다. 예를 들어, 우리나라 학령기 아동과 성인의 발화를 분석한 결과 9개 상황에서 "하다, 되다, 이거, 여기"의 핵심 어휘가 나타났다. 학령기 아동, 청소년 집단에서는 동사가 많았는데 "하다, 나, 거(것), 너, 야, 있다, 보다, 안, 애, 가다, 뭐(무엇), 되다"로 보고되었다. 핵심 어휘는 거의 모든 상황에서 부수 어휘로 융통성 있게 대체할 수 있다.

부수 어휘는 사용자 개인이 고유하게 사용하지만 언어 사용의 전체적인 측면에서는 자주 사용되지 않는 어휘들을 말한다. 여기에는 개인적으로 관심있는 주제, 특정한 사람, 환경, 활동 등이 반영되며, 따라서 개인 어휘라고 명명하기도 한다. 부수 어휘의 수는 핵심 어휘에 비해 매우 방대하다.

적절한 어휘를 선택하기 위하여 사용자의 읽기 수준에 따라 어휘 활용을 고려할 수 있다. 이미 성공적으로 AAC 기기를 사용 중인 사용자의 어휘 목록이나 정상 언어 발달표의 어휘 목록을 참조하는 것도 유용하다. 선택된 어휘는 사용자의 어휘 욕구가 변화함에 따라 지속적으로 추가하거나 수정하면서 변경할 수 있다.

(3) 사용 훈련

보완대체의사소통 사용과 관련된 역량을 증진시킬 때는 조작 영역, 언어 영역, 사회적 영역, 전략 영역에서의 접근이 필요하다.

보완대체의사소통의 조작 영역 훈련에는 신체적 기술 발달도 다루어진다. 조작 능력 외에 기기 설치 및 연결, 유지 보수(배터리 교체, 휠체어 등에 장착, 고장 수리 등) 와 관련된 기초 조작 훈련이 이뤄진다. 마지막 단계로 어휘 추가 및 확장, 입력 속도 증진과 관련된 촉진 전략 훈련이 진행된다. 언어 영역의 훈련은 주로 보완대체의사소통 보조기기가 갖는 체계적인 규칙 및 상징체계에 대한 사용자의 이해와 관련된다. 사용자에게 그림 상징 → 실제 사물 순으로 보여주고, 실제 사물과 접촉 시 그림 상징을 만지면 실제 사물이 제공된다고 설명한다. 이후 그림 상징을 만지면 실제 사물을 제공하는 과정을 반복하여 의도적 반응이 늘어나면 의사소통 판에 포함되는 그림 상징의 수를 점차 늘리면서 일반화시킨다. 기능적 읽기 과제를 중심으로 훈련할 수도 있다.

보완대체의사소통 사용자는 대부분 사회적 대화의 경험이 부족하다. 사용자가 사회적 언어, 사회적 관계성 측면에서의 지식과 기술을 갖추어 대화상대자에 대한 관심을 표현하여 대화에 끌어들이고, 편안한 대화가 이어질 수 있도록 훈련해야 한다. AAC 사용자와 상호작용하는 대화상대자의 인식이 주요한 영향을 미치므로 훈련 과정에 대화상대자가 함께 해야 훈련 효과를 볼 수 있다. 대화상대자가 사용자의 의사소통 시도를 인식하도록 훈련해야 하며, 훈련 과정에서 사용자가 조작 영역, 언어 영역, 사회적 영역, 전략 영역에서 어떠한 능력을 갖고 있는지 이해시켜야 한다.

전략 영역 훈련에서는 AAC 기기 사용자가 기기의 성능을 최고로 발휘시킬 수 있도록 하는 적응적 전략을 개발한다. 기기를 더 효과적으로 사용하는 전략에는 입력 속도 증진과 관련된 전략도 포함되며, 미드-하이테크놀로지가 적용된 AAC와 함께 의미가 담긴 몸짓을 함께 사용하는 것도 좋은 예이다. 이러한 전략은 대화 상황에 따라 다르며, AAC 사용자는 경험에 기초하여 획득한 사용 전략을 전수하는데 가장 유능한 인적 자원이다. 보조공학사는 훈련 과정에서 개발된 사용 전략을 축적하여 새로운 사용자를 훈련하는 과정에 적용할 수 있다.

각 영역에 대한 사용 평가와 추가 훈련, 재평가의 과정이 반복될 수 있다. 훈련의 양은 기기 종류, 특성의 변경 정도, 사용자의 기술 변화에 따라 달라질 수 있다. 사용 훈련 방법 중 하나로 대화상황 시뮬레이션을 들 수 있다. 대화 상황에서 일어날 가능성이 높은 상호작용의 형태를 시뮬레이션하여 제시하고, 사용자가 대화 상황에서 성공적으로 의사소통하는데 필요한 전략을 연습하게 한다. 시뮬레이션 후 지역사회에서 일어나는 사용자가 직면하게 되는 실제 상황에 보조공학사가 동행하여 적절하게 개입한다.

3) 보완대체의사소통 중재 효과 분석

근거 중심의 실행(EBP) 경향에 따라 보완대체의사소통을 제공함에 있어서도 의사소통에 도움이 필요한 사용자에게 상세하고 분명하며 사려 깊은 최신의 근거들이 사용되어야 한다. 국제건강분류체계(ICF)는 보완대체의사소통 중재의 효과측정을 구조화할 수 있는 기반으로 활용할 수 있다.

구체적으로 언어활동 모니터링, 분 당 단어수로 측정하는 의사소통 속도(CR)의 변화, 인간-기계 인터페이스에서의 초 당 비트로 계산된 선택 속도(SR), 선택속도 차이에 따른 의사소통 속도 지수 등이 중요한 수단으로 사용된다. 의사소통 속도 지수(RI)는 의사소통 속도(CR)를 선택 속도(SR)로 나눈 값을 다시 60(분당 초)으로 나눈 값이다.

4) 보완대체의사소통 중재 시 고려사항

(1) 대화상대자

의사소통은 사용자 단독으로 할 수 없고 반드시 대화상대자가 존재하기 때문에 사용자가 만나게 될 대화상대자의 범위를 정의하고 그들을 보완대체의사소통 훈련에 포함시켜야만 한다. 대화상대자 그룹은 평생 동반자(가족), 가까운 친구(사용자가 비밀을

털어놓는 가족 외의 사람), 이웃/지인, 직장동료(고용주, 활동지원가, 재활담당자 등), 간헐적으로 상호작용하는 낯선 사람(이외의 모든 사람)으로 구분된다. 사용자와의 친근함, 대화상대자의 AAC에 대한 인식과 수용 태도, 연령, 사회적 배경 등의 요인은 서로 상호작용하여 AAC 사용자의 의사소통 상 지위, 사회적 수용 또는 배제 등에 영향을 미친다. 따라서 각 그룹에 속하는 대화상대자에게 사용자의 실제적 요구와 특성에 따른 대화상대자 교육을 고려해야 한다. 성인의 경우 가정 및 고용환경, 지역사회 환경에서 만나는 대화상대자를 중심으로 하고, 아동은 부모나 교사, 또래친구에게 초점을 맞춰 가정생활과 학교 상황에 적용할 수 있는 대화상대자 교육을 실시하는 것이 좋다.

(2) 사용에 익숙해지는 기간 및 훈련 정도

지적 장애가 없는 경우에도 보완대체의사소통을 위한 선택 방법이나 언어표현 방법을 충분히 반복하여 학습하는 것이 필요하다. 특히 AAC를 처음으로 접한 사용자에게 가장 쉽게 사용할 수 있을 AAC와 장기적으로 가장 효과적인 AAC 기기는 동일하지 않을 수 있다.

(3) 다학제적 팀 접근

다른 보조기기 서비스 제공에서도 마찬가지이나, 특히 보완대체의사소통의 실행에는 다양한 영역의 전문들이 협업하는 것이 중요하다. 보조공학사는 공학적 측면 외에도 보조기기의 선택과 적용 과정에 전체적인 역할을 하게 된다. 기능적 자세 및 의사소통 보조기기의 배치와 관련해서는 물리치료사 및 작업치료사가 역할해야 하며, 어휘 선택, 의사소통 기술 및 전략 실행에는 언어치료사 및 특수교사의 개입이 필요하다. 각 분야 전문가들 특화된 지식과 경험을 바탕으로 보완대체의사소통의 특성에 따른 팀 접근이 성공적인 중재 실행에 매우 중요하다 할 수 있다.

6. 보완대체의사소통 적용 사례

강OO씨는 보완대체의사소통의 필요로 스스로 보조기기 서비스를 의뢰하였다. 36세 여자로 선천적으로 장애를 갖고 태어나 뇌성마비로 진단되었으며, 현재 활동지원 서비스를 이용하면서 혼자 살고 있다. 대학 졸업 후 석사 학위를 취득하였고 현재 사무직으로 근무하고 있다. 신체적, 언어적 장애가 함께 있는데 특히 불분명한 발음 때문에 동료들과 구두로 의사소통하여 업무 내용을 전달하는데 어려움을 겪고 있다. 강OO씨는 매일 만나는 옆 자리의 친숙한 동료가 '예/아니오'를 알아들을 수 있는 정도로만 발화할 수 있다. 대면하지 않는 소통은 메일이나 사내 메신저를 사용하고 있다. 손가락 끝으로 일반 키보드를 사용할 수 있고 스마트 폰에 탑재된 3×4 키보드를 눌러 메시지를 작성할 수 있지만 입력 속도가 다소 느리고 잦은 오류와 수정이 반복된다. 강OO 씨는 대면 대화에서 음성 출력으로 동료들과의 대화에 참여하고 싶다. 강OO씨의 의사소통 욕구를 달성하기 위해 강OO씨의 전동 휠체어에 장착된 태블릿에 무료로 제공되는 보완대체의사소통 앱 '나의 AAC'를 설치하였다. 업무 상황에서 자주 사용되는 어휘를 선택하여 기본 상징 세트를 구성하였다. 보다 많은 어휘를 사용해야 할 때는 이외 상황과 주제별로 설정된 상징 세트를 조합하여 3-4단어로 구성된 문장으로 대화할 수 있게 되었다. 표적대상의 적정 크기를 판단하기 위해 실시한 평가 결과를 반영하여 상징이 담긴 아이콘의 크기를 키워 조정하였다. 상징 세트 범위에서 표현할 수 없는 내용은 문장으로 작성하여 음성 출력하는 '대화하기' 기능을 사용한다. 입력 속도를 높이기 위해 자주 사용되는 단어 저장 및 단어 예측 기능을 사용한다. 가장 친한 옆 자리 동료는 강OO씨의 보완대체의사소통 훈련에 참석하여 대화상대자 훈련을 받았다.

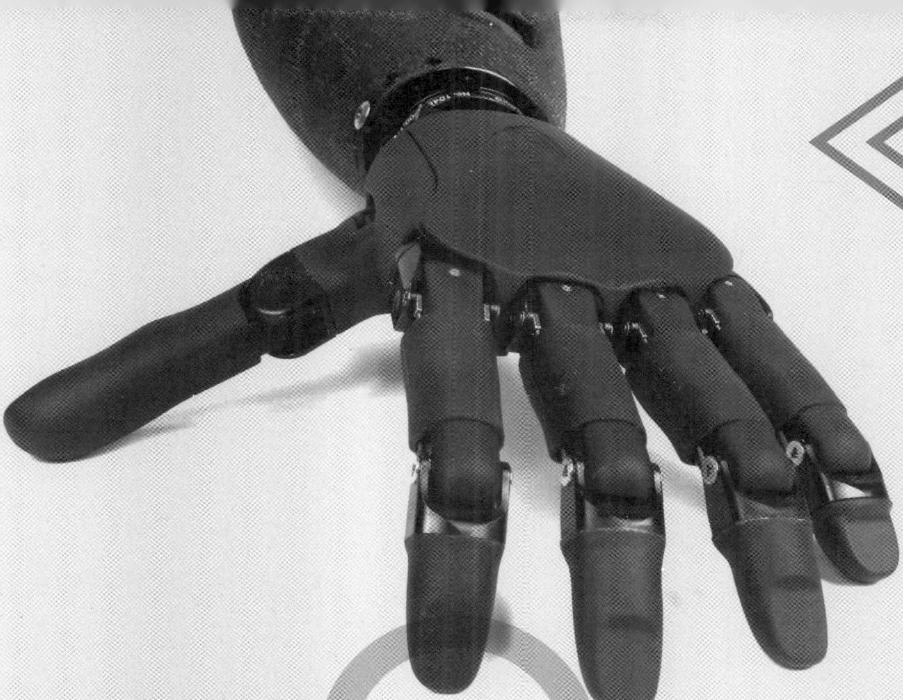

3

자세 및 착석

제3장

자세 및 착석

이 장에서는 자세 및 착석에 대해 알아보고자 자세조절의 원리와 착석의 원칙을 설명하고자 한다. 착석에 대한 생체역학을 이해하면서 자세 및 착석평가 시 고려해야 할 점을 배우고 이를 단계별로 평가할 수 있도록 한다. 나아가 자세 및 착석을 위한 여러가지 보조기기와 보조공학에 관해 설명한다. 이 장은 크게 5가지 부분으로 구분할 수 있다. 첫 번째는 자세 및 착석에 관한 지원제도이다. 두 번째는 자세 및 착석에 대한 개요이다. 세 번째는 자세 및 착석의 평가이다. 네 번째는 자세 및 착석을 위한 보조공학이다. 다섯 번째는 자세 및 착석을 위한 보조기기이다.

1. 자세 및 착석 지원제도

자세 및 착석을 위한 자세보조용구는 사용자가 올바른 자세를 유지하여, 정형외과적 기형 및 변형, 근육 단축 및 구축 등을 예방하거나 완화하기 위한 것이다. 또한 장애아동의 경우 올바른 신체성장을 유도하고 자세변화를 통해 감정, 반응, 자신감 회복 등 심리 · 사회적 측면에서도 긍정적인 변화를 가능하게 한다. 우리나라는 2013년 10월부터 국민건강보험법 시행규칙(제26조 및 별표7에 따라 장애인보장구에 대한 보험급여 기준 등 세부사항)에 따라 보험급여로 자세보조용구 보조기기를 지원하고 있다. 국민건강보험공단은 보험급여 대상자 및 인정기준, 급여품목에 대한 기준액과 내구 연한 등의 세부기준을 마련하여 고시하였다.

1) 보조기기 지원사업

「장애인복지법」에 따른 보조기기 내 자세보조용구는 국민건강보험공단이 정하는 품질 및 안전에 관한 기준을 충족한 것이어야 한다. 자세 및 착석에 관한 보조기기는 자세보조용구와 욕창예방방석, 욕창예방매트리스이며, 공단에 등록된 제품으로써 제품을 식별하기 위하여 각 제품마다 부여된 코드로서 표준화된 체계에 따라 표기된 영문자와 숫자(이하 "표준코드"라 한다)와 바코드가 표시된 것이어야 한다. 자세보조용구와 욕창예방방석, 욕창예방매트리스를 등록하려면 보험급여 대상으로서의 적정성, 적정가격 등에 대한 평가(이하 "급여평가"라 한다)를 거쳐야 하며, 품목등록의 기준 · 절차, 급여평가, 등록취소 등에 필요한 사항을 모두 명시하고 있다.

「장애인복지법」에 따라 장애인 등록을 한 가입자 및 피부양자가 그 장애인 등록 전 6개월 이내에 구입한 보조기기(해당 장애와 관련하여 해당 과목 전문의가 발행한 보조기기 처방전에 따라 구입한 것으로 한정한다)에 대해서도 보험급여를 한다. 자세보조용구에 대한 보험급여는 스스로 앉기 어렵고 독립적으로 앉은 자세를 유지하지 못하는 장애인의 앉은 자세를 고정하거나 유지하기 위해서 해당 장애인의 체형에 맞게 제작된 몸통과 골반 지지대에 대하여 실시한다. 이 경우 앉은 자세를 고정하거나 유지하기 위하여 머리, 팔 또는 다리를 고정할 필요가 있는 경우에도 머리 및 목 지지대, 팔 지지대 및 랩 트레이, 다리 및 발 지지대 등은 추가로 보험급여를 실시할 수 있다. 「장애인 보조기구 품목의 지정 등에 관한 규정」에 따른 자세보조용구를 구성하는 자세보조용구 액세서리의 구분은 표에서 자세히 설명하고 있다.

[표 3-1] 보장구 품목 등록기준

품목등록 대상 구분	장애인 보조기구 품목의 지정 등에 관한 규정상 분류	
	등록번호	명칭
몸통 및 골반 지지대	18 10 03	등 지지대(등 지지대, 측방 지지대 모두 포함)
	18 10 18	몸통 및 골반 지지대(벨트)
	18 10 06	좌석욕창방석 및 깔개(시트 지지대)
	18 10 15	다리 및 발 지지대(측방 지지대 시트, 대뇌 내 전방 지지대)
	18 10 18	몸통 및 골반 지지대(시트 벨트)
머리 및 목 지지대	18 10 12	머리 목 지지대

팔 지지대 및 랩 트레이	18 10 09	팔 지지대
	18 10 24	의자 장착형 랩 트레이 및 탁자
다리 및 발 지지대	18 10 15	다리 및 발 지지대(발판 분리된 것 포함, 하지 벨트)

2) 교부 제한

보조기기는 재료의 재질 · 형태 · 기능 및 종류와 관계없이 같은 보조기기의 유형별로 내구연한(耐久年限) 내에 1인당 한 번만 보험급여를 하는 것이 원칙이다. 그러나, 몸통 및 골반 지지대를 자세보조용구에서 머리 및 목 지지대, 팔 지지대 및 랩 트레이, 다리 및 발 지지대 중 하나 이상과 동시에 장착한 경우나 몸통 및 골반 지지대를 장착한 후 그 내구연한 내에서 하나 이상을 추가로 장착한 경우는 각각 1회로 판단하기 때문에 주의가 필요하다. 자세보조용구는 재활의학과와 정형외과 전문의의 처방 · 검수확인이 필요하다. 보장구 업소는 자세보조용구 제품의 안전한 사용을 위하여 최소 1년 이상의 무상 A/S를 제공하고, 그 후 2년 이상의 유상 A/S를 제공할 수 있도록 보장구의 내구연한인 최소 3년까지는 등록 제품의 부속품을 보존하여야 한다.

3) 보험급여 지급 대상자 기준

자세보조용구 급여대상자로는 뇌병변 장애 또는 지체장애 1,2급으로 스스로 앉기가 어렵고 독립적으로 앉은 자세를 유지하지 못하는 자이면서 세부 인정기준을 부합하는 자이다. 보험급여 지급 대상자 기준에 관한 세부사항은 표에서 설명하고 있다.

[표 3-2] 보험급여 지급 대상자 기준 등

장애 유형	세부인정기준	
	보험급여 대상자	보험급여 적합판정기준 (해당검사 및 결과기준)
뇌병변 장애	18세 미만으로 해당검사 및 결과가 1. 또는 3. 에 해당되는 자	스스로 앉기가 어렵고, 독립적으로 혼자서 앉은 자세를 유지하지 못하는 자로서, 아래 검사 소견 중 하나 해당되는 경우 1. GMFCS IV–V (18세 이하) 2. 도수근력검사 : 하지 0–2등급 3. 영상의학적 검사상 1개 이상 ① Cobb's 각 : 20° 이상 ② 척추 전후만각 : 50° 이상 ③ Hip migration index 30% 이상
	18세 이상으로 해당검사 및 결과가 2. 이면서 3. 에 해당되는 자	
지체 장애	18세 미만으로 해당검사 및 결과가 2. 또는 3. 에 해당되는 자	
	18세 이상으로 해당검사와 결과가 2. 이면서 3. 에 해당되는 자	

[표 3-3] 보험급여 대상 자세 및 착석 보조기기 유형, 기준액 및 내구연한

유형	구분	용도	기준액(원)	내구 연한(년)
자세 보조 용구 (앉기형)	몸통 및 골반 지지대	앉은 자세를 유지하기 위하여 척추, 골반 또는 엉덩관절을 고정하는 데 사용	880,000	3
	머리 및 목 지지대	앉은 자세를 유지하기 위하여 가눌 수 없거나 흔들림이 심한 머리를 고정할 필요가 있는 경우에 사용	210,000	3
	팔 지지대 및 랩 트레이	앉은 자세를 유지하기 위하여 팔을 일정한 자세로 유지하거나 일정한 위치에 고정할 필요가 있는 경우에 사용	170,000	3
	다리 및 발 지지대	앉은 자세를 유지하기 위하여 다리를 일정한 자세로 유지하거나 일정한 위치에 고정할 필요가 있는 경우에 사용	240,000	3
욕창예방방석		휠체어 사용자가 신경손상 근 약화 등의 사유로 스스로 체위변환을 할 수 없는 경우 욕창을 예방하기 위하여 사용하는 기구	250,000	3
욕창예방 매트리스		신경손상, 근 약화 등의 사유로 스스로 체위변환을 할 수 없는 경우 욕창을 예방하기 위하여 사용하는 기구	400,000	3

2. 자세 및 착석

1) 개요

의사소통, 일상생활동작, 기능적 활동, 지역사회 활동 등 인간의 대부분의 움직임 안에서 자세와 착석은 개인의 원활한 움직임을 위하여 필요한 선행조건 중 하나이다. 하지만 질병으로 인하여 일상생활을 위한 좋은 자세를 선택하고 유지하는 데 어려움이 있으며 도움 없이 앉아 있거나 편안하고 자유롭게 이동하는데 어려움을 호소하기도 한다. 또한 부적절한 자세와 착석은 인체의 관절이나 조직에 변형을 일으킬 위험이 존재한다.

인간은 앉은 자세에서 식사하기와 꾸미기 같은 기본적인 일상생활동작뿐만 아니라, 독서, 문서작업, 회의 등과 같은 기능적 활동까지 다양한 움직임을 수행한다. 이러한 다양한 움직임을 수행할 때 앉은 자세를 유지하기 위하여 골반을 지속적으로 움직이기 때문에 몸통과 팔다리를 포함한 신체의 다른 부위의 자세에도 영향을 준다. 따라서 일상생활동작에서 기능적 활동까지 다양한 움직임을 수행하는데 기본이 되는 안정적인 앉은 자세는 인간의 삶을 영위하기 위하여, 선행되어야 하는 가장 기본적인 움직임 중 하나라고 할 수 있다.

특히, 뇌성마비(cerebral palsy), 척수손상(spinal cord injury), 다발성경화증(multiple sclerosis), 근위축성가쪽경화증(amyotrophic lateral sclerosis)과 같은 심각한 신경학적 질환으로 인한 장애인은 효율적인 자세와 착석을 유지하고 움직이는데 어려움을 호소함으로 자세와 휠체어 앉기 등을 평가한다. 보조공학사는 일반적으로 사용자의 인지, 지각, 사회성 및 운동기술 영역을 발달시키고 유지하기 위하여 다양한 재활론적 접근법을 적용하며 그 중 하나가 보조공학적 접근법이다.

장애인 재활분야에서 장애인을 대상으로 가장 먼저 시행하는 검사 중 하나가 휠체어 앉기와 자세 평가이다. 장애인은 중력에 대항하여 일정한 자세를 유지하고 착석하는 것에 어려움이 있는데, 자세와 착석이 선행되지 않아 움직임에 대한 경험과 발달이 지연되기 때문이다. 특히 안정적인 자세유지 및 자세조절 능력이 부족한 장애인은 독립적으로 일상생활동작을 수행하거나 능동적인 기능훈련을 수행하는데 어려움을 호소한다. 따라서 적절하고 효율적인 일상생활동작, 기능훈련, 작업수행, 놀이 및 학습을 위하여 적절한 자세 유지가 선행되어야만 재활 분야에서 사용자에게 효율적인 치료적 접근이 가능할 것이다.

신체장애인이 취하는 자세는 그들의 작업, 놀이 및 학습하며 선행되어야 하는 자세뿐만 아니라 연령과 과제의 종류에 따라서도 그 형태가 매우 다양하다. 예를 들어, 어린 장애아동의 경우 학교생활에서 어떠한 프로그램에 참여하기 위해서는 휠체어에 의존할 수밖에 없다. 만약 단체로 원을 그려 앉게 되는 활동일 경우 비장애 아동들이 과제를 수행하기 위하여 마룻바닥에서 앉기 자세를 취한다면, 장애아동도 마룻바닥에 앉기 자세를 취해야 할 것이다. 또한, 비장애 아동들이 놀이를 위하여 바로 선 자세를 취하고 있다면, 장애아동도 역시 기립보조기기(prone stander)를 이용하여 바로 선 자세를 취해야 할 것이다.

비장애 아동들이 학교생활이나 놀이 활동 시에 그때의 상황에 맞는 자세를 선택할 수 있는 것처럼 장애아동에도 그 활동에 맞는 자세를 선택할 수 있도록 하여야 할 것이다. 일상생활에서 이동수단으로 스쿠터를 사용하는 성인 장애인도 마찬가지이다. 스쿠터를 타고 수행하기 어려운 활동이나 과도한 피로가 유발되는 활동은 앉은 자세를 유지할 수 있는 다른 보조기기를 사용한다. 따라서 장애인의 신체적 특성, 연령 및 활동 등에 적합하고 효율적인 자세와 착석은 재활분야에서 중요하고 필수적인 고려사항이며, 먼저 개선 및 유지되어야 한다.

2) 자세와 착석의 목적

인체의 해부학적 구조는 장시간 동안에 동일한 자세를 유지하는 것이 어렵기에 인간의 자세조절 원리와 착석에 대한 개념은 다양하고 복합적인 내용을 검토해야 한다. 인간은 움직임, 휴식, 수면에 상관없이 매 순간 간헐적이지만 지속적으로 자세를 변경한다. 일반적으로 자세 변경은 능동적이고 자발적으로 발생하며, 손 쉽게 변경할 수 있고 특별한 노력을 요구하지 않는다. 반면에 몸이 불편하거나 걸을 수 없어 이미 다른 보조기기에 의존하여 이동하는 신체장애인은, 가장 적절한 착석장치를 처방받고 앉은 자세를 유지하며 적절히 자세를 조절하는 것이 선행되어야 할 중요한 과제이면서 또한 어려운 일이기도 하다.

착석상태에서 기능적인 움직임을 수행하기 위하여, 신체의 몸쪽 부위(골반, 척추, 어깨 등)의 안정성이 전제되어야 신체의 먼 쪽 부위를 효율적으로 조절할 수 있다. 예를 들어, 목을 자유롭게 움직이기 위해서는 척추와 골반의 안정성이 필요하며, 손의 섬세한 운동조절을 위해서는 어깨관절의 안정성이 요구된다. 이러한 특징은 아동에서도 동일하게 적용된다. 일부 선행연구들은 아동발달에 있어서 몸쪽 조절과 손 기능 사이에 상관성이 미약하다고 제언하기도 하지만, 뇌성마비 아동에서 기능적인 앉은 자세를 유지하여 골반의 앞쪽 경사를 촉진하면 손 기능 제어를 최적화할 수 있다는 다수의 연구를 바탕으로 신경기능 장애가 있는 아동의 손상된 자세조절을 수용하기 위해서는 적합한 착석시스템을 이용한 외부 지지가 필수적이라고 할 수 있다. 자세와 착석의 일반적인 목표는 다음과 같다.:

- 근긴장을 정상화하거나 신체에 대한 비정상적인 근긴장의 영향을 감소시킨다.
- 뼈대계 정렬을 유지한다.
- 뼈대계 변형을 예방, 수용 및 수정한다.
- 기능적 활동을 향상시키기 위하여 안정적인 지지기반을 제공한다.
- 바람직한 자세를 유지하는 지구력을 증가시킨다.
- 편안함과 휴식을 증진시킨다.
- 정상적인 움직임 패턴을 촉진하거나 비정상적인 움직임 패턴을 조절한다.
- 압력을 관리하거나 욕창 발생을 예방한다.
- 피로를 감소시킨다.
- 자율신경계 기능(심장기능, 소화기능 및 호흡기능)을 향상시킨다.

• 병리는 최소화하고 기능은 최대로 촉진한다.

자세와 착석에 대한 착석시스템의 기능은 크게 (1) 자세조절과 변형관리, (2) 압력관리, (3) 편안함 및 자세조절로 구분한다.

첫째, 자세조절과 변형관리가 필요한 질환은 뇌성마비 장애인과 근이영양증과 같은 복합 경변 장애인이다. 자세보조용구의 보조로 회복 가능한 근육조절 능력을 예측하기 어렵기 때문에, 재활 초기의 장애인에게 보조기기의 처방은 매우 중요한 일이다. 둘째, 압박관리는 체중부하로 인한 혈액순환 저하로 발생할 수 있는 이차적인 문제를 예방하기 위하여 압력 분산과 자세변형을 예방하기 위한 자세 관리이다. 셋째, 편안함과 자세조절은 올바른 자세를 유지함으로써 신체를 편안하게 하고 비정상적인 긴장과 반사를 감소시켜서 정상적인 운동을 촉진하기 위함이다.

3) 자세조절과 착석의 원리

자세조절 원리와 착석의 원칙을 논의하기 전에, '정상 자세'에 대한 정의가 필요할 것이다. 문헌을 검토하면 알 수 있듯이, 정상적인 자세와 그 구성요소를 정의하는 일은 간단하지 않다. 인간의 자세는 해부학적 측면과 생리학적 측면에서 특별하고, 개인의 피로와 감정상태 등이 자세 변화에 지속적으로 관여하기 때문이다. 생체역학적 관점에서 '좋은자세'는 뼈대의 균형과 신체 분절의 대칭적 정렬에 달려 있다. 또한 인체는 계통에 대한 기계적 규칙에 따라 신체 균형을 잡은 사람이 더 직립하는 경향을 가지고 있다. 신경발달학적 관점에서 '정상 자세'는 안정성과 지남력을 획득하기 위하여 공간 안에서 신체 위치를 조절하는 정상적인 자세조절 발달에 영향을 받으며, 신경운동계통, 몸감각계통, 안뜰계통 및 근육뼈대계통의 영향을 받는다. 자세조절은 정상적인 운동발달이 이루어져야 하며, 자세 반응(바로서기반사, 보호반응, 평형반응)의 발달, 원시반사의 발달 통합(비대칭성긴장성목반사, 대칭성긴장성목반사, 긴장성미로반사), 정상 근긴장, 정상자세 긴장 그리고 수의적 움직임 등에 영향을 받는다.

선행연구들은 신체장애인에게 적절한 착석보조기기 처방은 자세정렬 개선(improved postural alignment), 운동기술 발달(development of motor skills), 고정된 변형 방지(prevention of fixed deformity) 및 팔의 기능 촉진(facilitation of upper extremity function) 등의 긍정적인 효과를 제공한다고 보고하였다. 따라서 재활분야에서 신체장애인의 착석보조기기를 처방하는 데 관여하는 보조공학사는 기본적인 자세조절 원리 및 착석의 원칙에 대하여 반드시 숙지하여야 한다.

자세와 착석에서 전형적으로 강조되는 자세(positioning)는 엉덩관절, 무릎관절 및 발목관절이 모두 90°−90°−90°구부러진 상태에서 몸통이 바로 세워지고 대칭적이다. 이러한 바로 앉은 자세는 기능적이지 못하고 시간이 지남에 따라 유지하기가 어려우며, 적절한 외적 지지가 제공되지 않으면, 장기적으로는 변형과 추가적인 악화를 초래할 수 있다. 따라서 착석은 몸통이 바로 선 해부학적으로 대칭적인 자세와 기능적인 활동을 수행하는 앉은 자세 사이의 균형이 필요할 수 있다.

(1) 중립 앉은 자세(neutral sitting posture)

자세란, 신체의 하나 이상의 분절에 대한 다른 분절과 그 분절들이 위치한 공간 안의 지남력에 관한 위치를 말한다. 이때 머리, 몸통, 골반, 다리와 발은 분절에 속하고 척추관절, 엉덩관절, 무릎관절과 어깨관절은 연결체로 분류한다. 자세는 운동과 기능을 뒷받침하는 능동적이고 역동적인 과정이기 때문에 정적인 것으로 간주해서는 안 된다. 자세는 움직임의 전제조건으로, 자세는 인체가 기능적인 움직임에 참여할 수 있도록 지속적으로 위치를 변경한다. 또한, 신경발달론적 관점(neurodevelopmental perspective)에서 자세조절과 운동발달 정도는 본질적으로 연결되어 있다. 일반적으로 자세는 생물학적 및 생리학적 영향뿐만 아니라 몸감각, 안뜰감각 및 근육뼈대계의 영향을 받는다.

정상적인 운동발달에서 영아는 7개월~9개월 사이에 앉기가 출현하는데, 이때 앉기를 위하여 영아는 중력의 견인력에 대항하면서 머리, 몸통 및 팔다리의 자세를 조절하고 유지하여야 한다. 많은 문헌에서 엉덩관절, 무릎관절 및 발목관절이 “90°−90°−90° 자세”일 때 정상적인 중립착석 자세(neutral seating positioning)라고 하며, 머리, 몸통 및 팔다리 위치를 서로 고려한다. [그림 3-1]은 고정 또는 중립위치에서 평평한 직각 의자에 앉아 있다고 가정한 상태를 설명하고 있다.

바로 앉은 대칭위치는 몸통 폄, 골반 전방경사, 넙다리 약간 벌림, 엉덩뼈능선 평행 및 수평으로 정렬된다. 골반이 중립자세를 취할 경우, 양쪽 궁둥결절에 균등한 체중부하가 이루어지며 전방에서 보았을 때 양쪽 앞위엉덩뼈가시가 뒤위엉덩뼈가시보다 약간 아래에 놓이거나 거의 수평한 위치에서 몸통은 생리적인 허리뼈 앞굽음증을 형성한 상태로 똑바른 자세가 된다. 또한 엉덩관절, 무릎관절 및 발목관절은 90°로 굽혀져 있고, 발은 중립위치에 있고, 머리는 수평면에 대하여 정중선에 위치한다.

척추에 대한 머리의 위치는 자세에 직접적인 영향을 미치기 때문에 매우 중요하다. 따라서 머리 조절능력의 상실은 착석의 신체위치에 직접적으로 영향을 미칠 수 있다.

의자 디자인에 따라서 팔의 무게는 등받이를 통하여 발로 전달되고, 발을 바닥에 고정한다. 또한, 앉은 자세는 서 있는 자세보다 더 편안하고 지지면이 더 넓어지면서 다리 근육을 이완시킬 수 있다. 반면에 엉덩관절과 골반의 해부학적 특징은 골반을 뒤쪽으로 회전하는 경향을 만들기 때문에 자세보다 골반 불안정성이 크게 나타날 수 있다.

중립자세에 대한 설명을 요약하면 다음과 같다.

- 머리, 척추 및 골반은 중립정렬에서 균형을 유지한다.
- 압력은 양쪽 궁둥뼈결절 사이에 위치한다.
- 체중은 궁둥뼈, 넙다리뼈, 돌기 및 발과 엉치뼈에 실린다.
- 의자에 앉아 있는 남녀 압력중심 위치가 다르다.

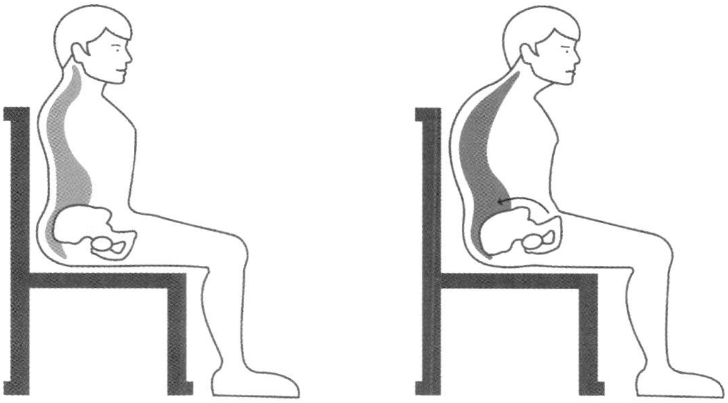

[그림 3-1]
왼쪽은 중립 앉은 자세이다. 골반이 뒤쪽 또는 앞쪽으로 기울임에 따라서 척추 곡선, 머리와 목의 위치, 엉덩관절, 무릎관절 및 발목관절의 굽힘정도가 달라진다.

착석에서 기능적 활동을 촉진하기 위해서는 최대한 안정성을 제공하기 위하여 의자의 지지면과 신체의 접촉면이 넓은 것이 바람직하다. 착석의 목표는 기능적 활동을 허용하기 위하여 안정적인 지지표면을 달성하는 것이다.

반면에 직각 좌석에서는 적절한 착석자세를 취하기가 어렵고 종종 피로와 불편함을 보상하기 위하여 '구부정한 자세'를 취하게 된다. 척추세움근의 지속적인 활성화는 엉치뼈로 앉았을 때 발생하는 과도한 근활성화를 완화시켜서 결과적으로 골반의 뒤쪽 돌림, 등척추 뒤굽음증과 목척추 앞굽음증을 증가시키고 허리척추 앞굽음증이 감소한다면 엉치뼈 부위의 조직손상 발생 위험을 높이게 된다.

등척추 뒤굽힘증이 유연할 경우에는 골반의 중립자세를 유지하면 예방이 가능할 수 있다. 골반과 어깨에 전후방향으로 작용하는 두 힘과 뒤굽힘된 척추의 첨부에서 전방으로 작용하는 힘이 뒤굽힘증 변형을 감소시키고 진행을 억제할 수 있다. 임상에서는 사용자의 신체 체형과 특성에 맞게 제작된 등받이와 가슴벨트 등을 이용하여 자세지지를 한다.

척추 옆굽음증은 비대칭성 긴장성 목반사와 갈란트 반사가 있거나 저 긴장성 또는 경직 같은 여러 가지 원인으로 발생한다. 이 옆굽음증은 추체의 회전 변형을 동반하여 심할 경우에는 신체 내부장기를 압박하여 호흡 및 소화계통에 나쁜 영향을 줄 수 있다.

체간의 앞굽힘증 방지를 위하여 전방지지가 사용될 수 있다. 좌석 등받이에 부착된 벨트를 사용하여 어깨 아래에서 어깨 위로 올려 고관절 근처에서 착석시스템을 부착하거나 나비모양이나 X자, I자 형태의 단단한 가슴받침을 사용한다. 또는 단단한 어깨 지지대를 사용하기도 한다.

착석의 또 다른 목표는 욕창발생을 예방하거나 감소시키는 것이다. 일부 연구에서는 골반이 뒤쪽으로 돌림이 되면 허리척추의 굽힘을 촉진하여 골반 뒤쪽 돌림을 유도하는 넙다리뒤근과 엉덩이근의 긴장으로 인한 것이라고 주장하고 있다. 또 다른 연구는 등척추 굽힘이 골반의 역회전에 영향을 미치는 것으로 간주하고, 착석의 목표를 척추 굽힘을 예방하기 위한 몸통 폄을 향상시키는 것으로 하여야 한다고 제안한다. 골반의 뒤쪽 기울임은 몸통을 굽히고, 골반의 앞쪽 기울임은 몸통 폄을 촉진한다는 것이다.

(2) '90°-90°-90° 자세'

인체공학적 측면에서 90°-90°-90° 자세는 가장 이상적인 착석 자세이다. 해부학적 관점에서 볼 때, 이 자세의 목표는 골반의 중립자세를 통하여 신체의 왼쪽과 오른쪽 사이에 최대한 정형외과적으로 대칭을 달성한다. 착석의 다른 목표 중 하나는 휴식과 안락함을 증진시키기 위함이다. 90°-90°-90° 자세는 휴식 자세로 간주될 때 수동적이고 일시적으로 근 긴장을 줄일 수 있다.

착석의 다른 목표 중 하나는 움직임에 바람직한 자세를 유지하는 지구력을 증가시키는 것이다. 그러나 뒤로 기울어진 자세에서 척추세움근의 근긴장을 증가하는 것으로 나타났다. 자세를 취한 후 시간이 경과하면서 90°-90°-90° 자세는 유지하기가 어려울 뿐 아니라 기능적 활동을 수행하는 데 방해가 될 수도 있다.

뇌성마비 아동을 대상으로 의자 좌석표면 경사 0°와 15°, 등받이 경사는 75°, 90°, 105°, 및 120° 조건 하에 허리척추세움근의 활성도를 측정한 결과, 좌석표면 높이는 0°이고 등받이 경사는 90°일 때 척추세움근의 근활성도가 가장 낮았다는 연구결과가 보고되었다.

뇌성마비 아동에게 흔히 나타나는 고관절 아탈구 현상은 대퇴골두가 부분적으로 이탈한 상태이다. 이러한 아탈구가 있는 아동을 벨트에 묶어 억지로 선 자세유지 보조기기에 세우는 것은 좋지 않다. 연구에 따르면 앞쪽이나 뒤쪽으로 기울어서 앉는 자세보다 바로 앉은 자세가 더 기능적이라고 한다. 또한, 몸통을 바로 세운 자세에서 비정상적인 신경근 활동의 조절력이 향상된다.

이처럼 중추신경계 손상으로 인한 고정된 기형과 비정상적인 자세 긴장을 수용하기 위한 최적의 직립 자세에 대한 연구자의 편차는 종종 있지만, 기본적인 자세에 관한 원리는 유지되어야 한다. 자세의 기본원리는 신체 지지, 안정성 유지 및 편안함 유지를 위하여 접촉면에 균일한 체중분포를 제공하여야 한다는 것이다.

90°-90°-90° 자세

- 양발은 바닥에 편안히 놓는다 : 발목관절 중립위치(90°)
- 무릎관절 90°굽힘
- 엉덩관절 90°굽힘
- 엉덩관절의 뒷면은 의자에 모두 닿아 있다.
- 양팔은 어깨를 으쓱하지 않고 편안하게 팔걸이나 책상 위에 놓는다.
- 머리는 정중선에 위치한다.

(3) 기능적 착석

착석의 주요 목적은 기능적 활동을 촉진하고 자율신경계 기능을 향상시키기 위한 안정적인 지지면을 제공하는 것이다. 또한, 신체의 몸쪽 부위 안정성은 먼 쪽 부위가 원활한 기능적 움직임을 수행하기 위해서 중요한 전제조건 중 하나이다.

골반은 자세조절의 핵심으로, 골반의 정렬과 안정화가 자세조절 시 우선적으로 다루어져야 한다. 일반적으로 바람직한 골반의 위치는 중립위치이거나 약간 앞으로 기울어지도록 한다.

골반과 고관절에서 나타날 수 있는 비대칭적 자세로는 골반 경사, 골반 회전, 골반 기울임, 바람맞이 변형 등이 있다. 골반 경사는 앞에서 보았을 때, 골반 한쪽이 다른 반대편 쪽 보다 높은데 골반 경사는 골반 회전을 동반하기도 한다.

바람맞이 변형은 한쪽 고관절이 내전되어 있고 반대쪽 고관절은 외전된 현상을 보인다. 이미 고착된 변형을 보일 경우에는 착석시스템은 변형교정을 목적으로 하기 보다는 이러한 변형을 완화하는 것을 목적으로 하여야 한다.

골반에 대한 지지는 전면부, 후면부, 측면부, 하부에서 제공되는데, 심한 신전근 긴장도가 있을 경우에는 좌석과 등받이 사이의 각도를 줄여 주는 것이 필요할 수 있다. 이는 좌석의 앞부분을 기울이거나 좌석 앞부분에 웨지형 욕창방석을 넣어 목적을 달성할 수 있다. 또한 휠체어의 등받이를 기울여서 고관절 신전의 각도를 90도 이상으로 유지할 수 있다.

예를 들어, 골반 안정성은 목의 자유로운 운동을 위하여 필수요소이며, 어깨관절 안정성은 섬세한 팔 운동이나 손안에서 조작하기 등의 움직임을 위하여 필요하다.

실제로, 전형적인 아동발달에서는 몸쪽부위 안정성과 손 기능의 상관성이 미비한 것으로 조사되어서, 신체의 몸쪽부위 안정성과 먼쪽부위 움직임의 관련성을 원인-효과의 하나처럼 절대적인 것으로 받아들이지는 않는다. 아동의 발달과정은 신체 몸쪽과 먼쪽의 운동발달이 동시에 발생한다.

반면에 많은 논문과 임상에서, 신경운동기능부전을 가진 아동의 손 기능은 그들의 어깨관절 안정성이 보장될 때 최대로 활성화된다고 보고하였다. 실제로, 뇌성마비 아동은 기능적 착석을 통하여 골반의 앞쪽 기울임 자세에서 안정성이 보장되면, 병적 반사 최소화, 강직 감소, 자세조절 개선, 팔 기능 개선 등을 보이는 것으로 나타났다. 뇌성마비 아동의 기능적 착석은 골반을 앞쪽으로 기울인 상태에서 양쪽 궁둥뼈결절에 받침점을 두고 위쪽 몸통을 앞으로 기울인 자세(평균 8°, 0°-15°)를 말한다. 이때 양쪽 궁둥뼈결절 위에 체중은 균등하게 분배시키고, 골반은 단단한 등받이로 고정하며 몸통은 일직선 위에 놓는다.

뇌성마비 아동이 다리를 뻗치는 동작으로 휠체어에서 앞으로 미끄러지는 현상이 있다면, 골반, 체간, 다리를 더 많이 지지해주고 안정감을 제공한다면 다리를 뻗치는 동작이 줄어들 수 있다.

뇌성마비 아동의 기능적 착석

- 골반 앞쪽 기울임
- 궁둥뼈결절에 받침점을 두고 몸통의 윗부분을 앞으로 기울임(평균 8°, 0°-15°)
- 양쪽 궁둥뼈결절 위에 체중 균등 분배
- 몸통은 일직선 위에 놓음
- 단단한 등받이로 골반 고정
- 책상 높이로 가쪽 기울임과 불균형 배제

3. 자세 및 착석평가

착석의 목적에 따라 사용자를 평가하는 절차는 여러 요소를 고려하는 체계적인 방법이 요구된다. 착석장치를 처방하기 위해서는 사용자의 능력과 요구에 대한 기본적인 이해를 돕기 위하여 근력, 근지구력, 관절가동범위, 협응력, 균형능력, 자세, 근긴장, 착석, 인지 및 시지각능력 등과 같은 신체 운동 및 인지기능에 대한 평가가 선행되어야 한다. 운동 및 인지기능의 평가는 사용자의 기능장애가 그들이 업무를 수행하거나 작업을 할 때 어떻게 영향을 미치는지 이해할 수 있는 근거를 제공하고 착석시스템을 통하여 보상 및 보완할 것을 결정하고 최종목표를 설정하기 위해서 매우 중요한 과정이다.

본 단원에서는 자세와 착석평가를 할 때 고려하여야 할 사항 중 자세 및 착석평가의 개요, 평가, 평가 시 고려사항, 자세와 착석 평가도구 등을 설명하고자 한다.

1) 자세 및 착석평가의 개요

사용자가 취하는 착석의 기본 정보를 수집하기 위하여, 운동 및 인지기능 평가는 먼저 착석시스템이나 착석 자세에서 사용자를 관찰하는 것으로부터 시작한다. 착석시스템 처방은 사용자 개개인별로 설계하고 제작하여야 하므로, 사용자가 선호하는 자세와 앉은 자세에 관한 제한점 등이 반영되는 특정한 자세를 관찰하는 과정이 필요하다. 자세와 착석의 평가는 크게 앉은 자세와 바로 누운 자세에서 실시한다.

먼저 앉은 자세는 의자에 앉은 자세와 단단한 바닥에 앉은 자세를 관찰한다. 이때 검사자는 사용자의 골반과 척추정렬 상태를 잘 관찰하고 촉진하여 착석에 대한 그들의 요구사항을 확인한다. 또한 사용자의 능동적인 자세 조절능력을 평가하고 골반과 척추의 유연성과 구축을 파악함으로써 고정된 변형의 정도와 유연한 변형의 정도를 확인한다.

변형의 종류에 따라 착석시스템을 처방할 때 고려해야 할 사항이 다른데, 유연한 변형은 착석시스템을 이용하여 다양한 각도에서 교정이 가능하지만, 고정된 변형은 교정할 수 없어 착석시스템을 처방하고 제작할 때 수용해야 할 부분이다.

바로 누운 자세에서 실시되는 자세와 착석평가는 중력의 작용을 배제하고 사용자의 변형을 관찰하기 위해서 실시한다. 바로 누운 자세에서 보조공학사는 사용자의 골반과 척추를 다시 관찰 및 촉진한다. 또한, 이 자세에서 보조공학사는 사용자의 엉덩관절과 무릎관절의 운동 범위를 평가한다. 엉덩관절의 굽힘 각도 제한은 착석시스템의 좌석과 등받이 사이의 각도에 영향을 미치며, 더불어 다관절 근육인 넙다리뒤근을 통하여 무릎관절 운동범위에 영향을 미치기 때문이다.

엉덩관절과 무릎관절의 운동범위 평가를 통하여 보조공학사는 착석시스템을 처방할 때 사용자의 최적의 발의 위치와 다리 각도를 결정할 수 있다. 마지막으로 자세와 착석의 교정 과정에서는 사용자의 신경운동조절적 문제로 인한 강직, 경련, 떨림, 반사 등의 근육협응과 관련된 운동의 질적 특성을 관찰하는 것이 필요하다.

2) 평가

착석에 대한 평가는 다음과 같이 7단계로 진행된다.

- 1단계 : 정보수집 및 욕구파악
- 2단계 : 이학적 검사(운동, 감각, 지각 및 인지, 심리기능 등)
- 3단계 : 환경적 고려사항(물리적, 사회적, 제도적 환경)
- 4단계 : 다른 보조공학기기와 호환성
- 5단계 : 초기목표설정과 보조기기 적용
- 6단계 : 시뮬레이션 또는 훈련에 사용되는 보조기기
- 7단계 : 최종목표와 보조기기 매칭

(1) 정보수집 및 욕구파악

자세와 착석평가의 첫 번째 단계는 정보수집 및 욕구파악이다. 평가에서 보조공학사는 가장 먼저 사용자와 보호자에게 "착석시스템을 통하여 얻고자 하는 목표와 기대하는 바가 무엇인가?"를 질문한다. 이것은 사용자와 보호자는 일상생활의 대부분을 착석시스템에 의존하여 생활하여야 하기 때문이다. 또한, 보조공학사는 이 질문을 통하여 착석시스템을 통하여 그들이 얻고자 하는 목표와 기대에 따라 초기목표를 설정하며, 그 목표의 중요성을 인지하고 확인하는 것이 의무사항 중 하나이다.

착석시스템을 처방하기 전에 보조공학사는 사용자에게 가장 중요한 사항이 무엇인지를 결정하여야 한다. 예를 들어, 바람직한 생체역학적 정렬이 사용자에게는 불편하거나 불가능할지도 모른다. 따라서 자세와 착석평가는 사용자가 원하는 과제 수행과 착석시스템을 사용하면서 해결해야 할 요구를 논의하는 것이 필요하다. 또한, 보조공학사는 일상생활동작과 기능적 활동을 계획하고 수행하는 데 있어서 사용자의 목표를 염두에 두어야 한다.

일반적으로 중증장애인을 대상으로 일상생활동작 및 기능적 활동을 평가하는데 신뢰도와 타당도가 입증된 임상평가도구를 사용한다. '캐나다작업수행평가(Canadian occupational performance measure)'는 피검자의 자기관리, 일과 여가활동을 체계적으로 평가하는 도구이다. 보조공학사는 현재 사용자가 사용하고 있는 착석시스템과 효율성을 평가하여야 한다.

현재 착석시스템의 관찰을 통하여 보조공학사는 사용자의 독립수준 및 기능적 활동의 손상정도를 알 수 있고, 사용자가 기능적 활동을 위하여 어떠한 방법을 사용하는지 알 수 있다. '휠체어 기능측정(Functioning everyday in a wheelchair measure)'은 착석과 휠체어 이동을 구체적으로 평가하는 도구이다. 마지막으로 '휠체어 성과측정(The wheelchair outcome measure)'은 휠체어 사용자의 관점에서 자기관리, 생산성 및 여가활동을 평가하는 도구이다. 이러한 임상 평가도구를 이용하여 보조공학사는 현재 사용자의 착석시스템 내에서 신체적 · 기능적 능력과 일상생활동작 등을 수행하는 방법과 기술에 대하여 평가함으로써, 사용자의 현재 상태를 보다 정확하게 이해하고 욕구파악이 가능하다.

사용자의 편리한 착석시스템 사용을 위하여 착석시스템의 기술적 복잡성과 접근 용이성 등을 평가하여 그들의 요구사항과 부합하는지 판단하여야 한다. 침대에서 휠체어로 이동하기 혹은 차에서 휠체어로 이동하기, 먹기와 옷 입기 같은 자기관리 능력, 휠체어 작동, 의사소통기술, 배변 능력 등은 착석시스템에서 수행될 수 있는 활동이므로, 착석시스템 설계에서 고려되어야 할 사항이다.

예를 들면, 신경근 조절 이상이 진행성으로 출현하는 듀시엔형 근이영양증(Duchenne muscular dystrophy), 다발성경화증(Multiple sclerosis), 근위축성가쪽경화증(Amyotrophic lateral sclerosis) 등은 연령 증가에 따라 병의 진행 상태가 점점 더 악화된다. 이들은 신체적 · 기능적 요구와 운동 및 인지능력이 지속적으로 변화하고 악화된다는 것을 의미한다.

호흡기 장비와 의사소통 보완장치를 휠체어에 장착해야 할 경우에는 사용자가 쉽게 작동시킬 수 있도록 조절하기 쉽고 편안한 위치에 배치하도록 하여야 한다.

보조공학사는 사용자에게 유익하다고 증명된 전략들을 사용하는데 도움이 될 수 있는 착석시스템을 선택하여 사용자의 기능을 극대화하는 것이 중요하다. 의학적 병력과 외과적 수술 여부도 착석시스템의 형태에 영향을 미친다. 또한 사용자가 폼이나 비닐과 같은 특정 물질에 알레르기 반응을 보이는 경우도 있을 수 있다.

보조공학사는 사용자가 과거 수술이력이나 향후 진행될 수술이 자세와 착석에 어떠한 영향을 미칠지도 알고 있어야 한다. 일반적으로 정형외과적 처치는 관절, 골반과 척추자세 및 관절가동범위에 영향을 미친다. 척추교정수술을 받은 척추옆굽이증 사용자는 수술 후에 척추 곡선에 변화가 발생하기 때문에 이점을 고려하여 적절한 착석시스템을 제공해 주어야 한다.

(2) 이학적 검사

보조공학사는 착석시스템을 적용할 예정인 사용자를 대상으로 정보수집 및 욕구파악을 실시한 이후에 평가를 실시하여야 한다. 이학적 검사는 자세와 착석평가의 2단계이다. 보조공학사는 이학적 검사를 통하여 그들의 신체평가, 운동기능, 감각기능, 지각 및 인지기능, 심리적 상태 등의 다양한 분야를 평가하여야 한다.

① 자세 및 착석을 위한 신체평가는 앉은 자세에서 이루어진다.

착석한 좌석의(seat) 깊이는 앉은 자세에서 좌석에 닿는 엉덩이의 가장 뒷부분에서 무릎 뒤의 오금까지의 거리를 측정한 후에 약 5cm 정도를 빼준다(j).

지지하고 있는 바닥에서 좌석 면까지의 높이를 측정하기 위하여 좌석 면에서 발바닥이 닿는 지면까지의 거리를 측정하며(f) 발판의 위치는 약 5cm 이상 지면에서 떨어져야 한다. 이는 문 턱, 경사로, 고르지 못한 지면을 통과하기 위해서는 발판과 바닥 사이에 공간이 필요하기 때문이다.

앉은 자세를 평가하기 위하여 무릎 각도를 측정한다(i). 팔걸이의 높이를 측정하기 위하여 어깨관절 중립자세에서 팔굽관절을 직각으로 구부려서 팔굽관절 아래부터 좌석 면까지의 거리를 측정한 후에 약 2~3cm를 추가해주며 휠체어 방석의 높이를 고려해야 한다(h).

등받이의 높이를 결정하기 위하여 좌석 면에서 엉덩뼈 능선까지 거리(e), 좌석 면에서 견갑골의 아래 각까지 거리(d), 좌석 면에서 어깨복합체의 어깨봉우리까지 거리(c)를 측정한다. 목 지지대의 높이와 크기를 결정하기 위하여 좌석 면에서 뒤통수까지 거리(b), 좌석 면에서 정수리까지 거리(a)를 측정한다.

좌석의 너비를 결정하기 위하여 어깨너비를 양쪽 어깨 가쪽에서 측정하고(m), 몸통너비를 흉추 4번(T4) 수준에서 양쪽 몸통 가쪽을 측정하며(k), 양쪽 엉덩관절 너비는 엉덩관절 가쪽에서 측정한다(n). 몸통의 두께를 측정하기 위하여 뒤통수에서 몸통의 앞면까지의 거리를 측정한다(g). 마지막으로 발 받침의 크기를 결정하기 위하여 발 크기를 발뒤꿈치에서 발가락까지의 거리를 측정한다(l).

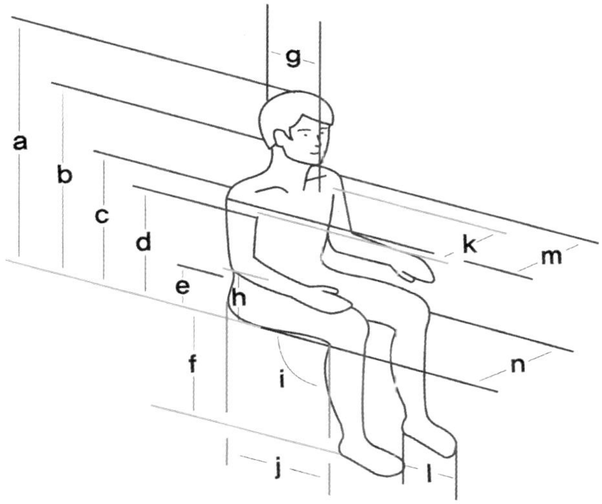

[그림 3-2] 착석시스템 처방을 위한 측정

② 운동기능은 일차적으로 신경근 상태, 정형외과적 요소, 자세조절, 호흡기계 및 순환기계 요소로 평가한다. 신경근 상태는 비정상적인 근긴장 정도, 병적반사 유무, 손 기능 및 자세조절 등 기능적 관찰을 실시한다. 보조공학사는 사용자가 바람직한 착석에 방해가 되는 요소가 무엇인지 확인하고, 일상생활동작이나 기능적 활동을 수행할 때 나타날 수 있는 강직과 병적반사의 영향을 관찰해야 한다. 사용자가 아동일 경우에 보조공학사는 아동을 보조공학사의 무릎 위에 앉히고 어떤 자세에서 근긴장이 증가하고 병적 반사가 출현하는지 확인하고, 비정상적인 근긴장이 이완되고 병적반사가 출현하지 않는 자세는 무엇인지 판단해야 한다.

정형외과적 요소는 관절가동범위, 골반과 척추의 구축과 주변 근육 단축으로 발생한 뼈대계 변형, 착석 자세 각도를 평가한다. 먼저 의자에 앉은 자세에서 머리, 어깨, 몸통, 골반의 정렬을 검사하고, 골반과 척추에 유연한 변형과 고정된 변형이 있는지 살펴본다. 관절가동범위는 관절 제한과 변형에 대한 정보를 얻고 변형을 예방하거나 교정할 것인지 혹은 교정과 현재의 변형된 상태에 적응할 것인지를 결정하는 근거로 사용한다. 관절가동범위는 바로 누운 자세와 앉은 자세에서 측정한다. 바로 누운 자세에서 엉덩관절, 무릎관절, 발목관절, 어깨관절, 팔꿉관절, 손목관절, 목관절의 관절가동범위를 측정하여 허리척추와 골반의 운동을 평가한다. 신체가 중력에 어떻게 영향을 받는지를 판단하기 위해 관절가동범위와 골격 정렬은 착석 자세에서 평가한다. 다시 사용자를 바로 누운 자세를 취하게 한 후에 엉덩관절, 무릎관절, 발목관절, 어깨관절, 팔꿉관절, 손목관절, 목관절의 관절가동범위를 측정하고, 허리척추와 골반 가동성을 평가한다. 뼈대계의 고정성 변형의 유무와 정도는 관절가동범위 평가를 통하여 확인할 수 있다. 골격 변형 및 정렬을 평가하기 위하여 바로 누운 자세에서 머리, 어깨복합체, 몸통, 골반의 정렬을 검사한다. 또한, 중력이 인체에 미치는 영향을 알아보기 위하여 착석자세에서 자세정렬을 평가한다. 이미 고정된 변형(fixed deformities)은 특정 관절의 관절가동범위를 제한하는 뼈, 주변근육, 관절주머니, 인대 혹은 힘줄에 영구적인 변화를 야기하고 관절의 뼈대정렬에도 영향을 미치기 때문에 교정할 수 없다. 유연한 변형(flexible deformities)은 때때로 주변 근긴장이 증가되거나 주변 근육이 긴장할 때 비정상적인 자세를 취하게 되어 변형이 있는 것처럼 보이는 경우를 말한다. 이러한 유연성 변형은 근긴장의 반대방향으로 신장시키면 변형이 감소하고 관절움직임이 증가하기 때문에 착석시스템으로 교정할 수 있다. 외과적 수술을 통하여 교정을 해야 하는 다발성 변형을 가지고 있는 사용자도 있다.

성장기 아동, 뇌졸중, 척수손상, 외상성 뇌손상과 같은 중추신경계 손상 이후 운동조절을 회복하는 자, 근이영양증, 다발성경화증이나 근위축성가쪽경화증과 같은 진행성 질환을 앓고 있는 자는 착석시스템을 처방하기 전에 자세조절을 평가하는 것이 중요하다. 자세조절은 앉은 자세에서 자세조절을 하는 능력과 매트 위에서 다양한 자세 변화에 대한 반응을 고려하여야 한다. 이때 보조공학사는 골반과 척추의 변화를 관찰한다. 골반 자세의 변화는 골반의 중립위치, 앞쪽 기울임, 뒤쪽 기울임을 유도하여 발생하는 골반 자세의 변화를 평가하고, 이때 척추정렬의 변화와 엉덩관절, 무릎관절, 발목관절에 변화가 유발되는지 살펴본다. 비장애인들은 앉은 자세에서 자세조절을 위하여 발을 이용하여 지탱하지만, 발로 지탱이 어려운 중증장애인은 손이나 팔을 사용하여 자세를 유지한다. 손을 사용하여 자세조절을 하는 사람은 외부의 지지 없이 앉기가 불가능하며, 자신을 지탱하기 위한 충분한 운동조절 능력이 부족할 수도 있다는 것을 고려해야 한다. 착석 자세를 유지하기 위하여 외부 지지가 필요한 사람에게 보조의 양은 매우 중요한 결정요인이다. 사용자가 텔레비전 시청이나 독서와 같이 운동량이 극히 적은 신체적 활동을 수행할 때는 외적 지지가 적을 수 있지만, 손을 지속적으로 사용해야 하는 타이핑, 요리와 같은 활동을 실시하여야 하는 경우에는 지속적이고 다양한 외적 지지가 요구될 것이다.

③ 보조공학사는 사용자의 감각손상 유무와 손상영역을 정확히 알아야 한다. 특히 척수손상이나 척추이분증, 척수구멍증 등으로 휠체어를 사용하는 사용자는 신체 부위와 접촉하게 될 좌석 표면 재질에 특별히 주의를 기울여야만 한다. 진행성근위축증, 다발성경화증, 근위축성가쪽경화증 사용자는 근위축으로 뼈가 돌출된 부위가 많으며, 독립적으로 체위 변경이나 착석 시 접촉 부위의 압력 경감을 수행하기 어렵기 때문에 좌석표면 재질을 선택할 때 이점을 고려하여야 한다. 따라서 보조공학사는 착석시스템을 처방할 때 표면의 재질은 욕창을 예방할 수 있는 것으로 선택하여야 할 것이다.

④ 사용자의 시각적 결함을 평가할 때, 시각 및 시지각 능력이 착석 자세에 영향을 미칠 수 있다는 점을 고려하여야 한다. 시각정보가 중추신경계로 들어가서 어떻게 인식되고, 그 이후에 운동명령에 어떤 영향을 미치는지 아는 것은 매우 중요하다. 이것은 시각정보처리와 시각을 지각하고 그것을 바탕으로 문제해결을 실시하는 중추신경계의 전체 운동조절 과정을 이해할 수 있을 뿐만 아니라, 그에 적절한 대안을 고려하는데 중요한 근거를 제시할 수 있다. 또한, 촉각이 떨어지거나 과민해져서 물체와 접촉에 민감한 사용자도 있을 수 있다. 따라서 보조공학사는 감각저하 유무와 욕창에 대한 과거력이 있는지 파악하고 사용자의 체중이 어느 특정한 부위에 집중되어 피부가 손상되거나 혈액순환 이상, 피부색 변화 등을 반드시 확인하여야 한다.

⑤ 외부 및 신체내부로부터 중추신경계로 들어오는 정보를 해석하고 적절한 답안을 찾고 그 답안을 바탕으로 운동 프로그래밍을 실시하여 운동실행 명령을 말초로 전달하는 모든 과정에 인지기능은 중추적인 역할을 한다. 자세와 착석평가에서도 이러한 인지기능은 매우 중요한 요소 중 하나이다. 인지기능 손상은 의사소통 능력 상실을 유발하기 때문에, 사용자의 인지능력이 손상되었다면 의사소통능력도 함께 평가하여야 한다.

⑥ 사용자의 동기부여는 그들이 착석시스템을 받아들이고 원활한 일상생활동작 및 기능적 활동을 수행하는데 중요한 역할을 한다. 어떤 사용자는 착석시스템에 부정적인 경험을 가지고 있을 수 있고, 어떤 사용자는 적용방식에 대한 인내력이 부족하거나 자신의 장애를 완전히 수용하지 못할 수 있다. 이러한 경우 그들의 동기부여 결여는 착석시스템에 대한 거부로 나타날 수 있다. 착석시스템은 보조기기의 특성상 자신의 신체 일부로 인식하고 사용해야 하기 때문에 시스템의 심미적인 부분도 착석시스템을 수용하는데 중요한 결정요인이 된다. 마지막으로

과잉행동장애가 있는 사용자는 행동장애로 인해 발생할 수 있는 안전성 문제를 고려하여야 한다. 이와 같은 문제를 해결하기 위해서는 사용자와 보호자가 함께 협력하는 것이 필요하다.

(3) 환경적 고려사항

우리는 거실, 주방, 침실, 욕실, 정원, 마트, 은행, 학교, 복지관, 병원 등의 다양하고 복잡한 환경에서 일상생활동작과 기능적 활동을 수행하기 때문에, 착석시스템을 처방하기 위해서 기본적으로 다양한 환경에서 요구되는 여러 가지 기능을 고려하여야 한다. 사용자가 공간이나 자세에 영향을 받지 않고, 자유롭게 생활하기 위해서는 물리적 환경, 사회적 환경 및 제도적 환경을 구분하여 고려하여야 한다.

자세와 착석평가에 관한 환경적 고려사항 중 물리적 환경은 착석시스템에서 제거되고 재설치하여야 하는 요소들을 결정하는 데 중요하다. 예를 들어, 문의 너비, 거실의 너비, 테이블의 높이, 싱크대의 높이, 카운터의 높이, 그리고 접근하기 쉬운 이동수단의 효율성 등을 감안하여야 한다. 보조공학사는 사용자가 가정 내에서 쉽게 접근할 수 있는지를 알기 위하여 가족에게 문의 너비, 가구의 배치, 동선에 관하여 문의하여야 한다. 가족이 소유하고 있는 이동수단의 유형도 확인하여야 한다. 이동수단을 통하여 휠체어를 운반 시에는 휠체어 고정장치(wheelchair-tie-down) 때문에 버스나 밴의 바닥에 휠체어가 고정되도록 해야 한다. 휠체어 고정장치의 유형과 위치를 기록하여 새로운 휠체어의 구입 시에 고려할 수 있도록 한다. 가족 또는 특수교사를 통하여 학교 운송수단이나 학교 환경에 대하여도 알아보아야 한다.

보조공학사는 휠체어 사용자가 학교나 직장의 어느 환경에서 어떠한 작업을 수행하는지, 그리고 자신이 필요로 하는 모든 장소에 쉽게 접근할 수 있는지에 대한 정보도 수집하여야 한다. 사용자의 환경과 이동시스템의 세부적인 항목에 관하여 관심을 기울임으로써 접근 가능한 환경에서 가능한 독립적이고 자율적인 생활이 가능하도록 해야 한다. 착석시스템을 야외에서 얼마나 사용될지 알아보고, 착석시스템을 설계할 때 온도가 영향을 미칠 수 있는 재질을 고려하여야 한다. 특히 베터리를 사용하는 착석시스템은 극심한 열이나 추위 상황에서 적절히 작동되지 않을 수 있다.

보조공학사는 다양한 환경에서 착석시스템이 사용될 때, 사용자를 보조하는 사람이 누구인지 알아야 한다. 이것을 착석시스템을 처방할 때 고려하여야 하는 사회적 환경이라고 한다. 의뢰인 즉 사용자의 보조자는 착석시스템의 작동방법, 시스템의 무게, 유지관리 등에 관한 고려사항에 영향을 미칠 수 있기 때문이다.

사용자의 보호자와 보조자는 착석시스템의 올바른 사용방법을 숙지하고, 친숙하게 작동할 수 있어야 하며, 보조공학사는 이에 필요한 적절한 설명을 제공하여 오용이나 고장이 발생하지 않도록 하여야 한다. 또한, 보호자는 부상의 위험 없이 착석시스템을 들고 나르는 일을 수행하여야 하므로, 보조공학사는 제작에 사용되는 재질의 무게를 줄일 수 있도록 노력하여야 한다. 보호자의 착석시스템 작동 용이와 사용자의 최적의 기능 회복은 부합하여야 하는 조건이다. 따라서 보조공학사는 사용자에게 최상의 기능적 활동을 제공하기 위하여 착석시스템의 이동 및 작동에 용이성을 간과해서는 아니된다.

착석시스템을 처방할 때, 재정적 지원과 사용자의 법률적 제한에 관한 제도적 환경은 중요한 고려사항이다. 자세 유지와 안전상의 이유로 착석시스템은 골반 벨트, 앞위엉덩가시 가로대 등을 포함하는데, 보조공학사는 이런 종류의 신체적 제약을 유발하는 부품의 법률적 사용제한 여부를 반드시 확인하여야 한다.

(4) 다른 보조기기와 호환성

신경근조절장애를 가진 중증장애인은 일상생활동작 및 기능적 활동을 수행하기 위하여 착석시스템 이외에도 여러 가지 형태의 다양한 재활보조기기가 필요할 수 있다. 예를 들어, 언어장애가 있는 휠체어 사용자는 원활한 의사소통을 위하여 대체장비를 필요로 하고, 이 장비는 가능한 안전하게 설치되어야 한다. 또한, 기존 착석시스템에 장착하여 사용하던 보조기기는 새로운 착석시스템에 재설치하여 사용하는 것을 비용절감 측면에서 고려되어야 할 사항이다.

(5) 초기목표 설정(initial goals setting)

사용자에 관한 정보수집 및 욕구 파악, 이학적 검사, 환경적 고려사항, 다른 보조기기와 호환성 등을 평가한 후에 보조공학사는 수집된 자료를 바탕으로 구체적으로 자세와 착석에 관한 목표를 설정한다. 초기목표는 머리, 팔, 몸통, 골반, 다리로 신체의 각 분절을 나누어 설정한다.

착석시스템을 설계할 때, 머리는 받침대를 이용하여 지지하도록 하여야 한다. 사용자가 착석시스템에 앉은 채로 밴이나 버스를 타고 이동하거나 치료를 받을 때 안정성을 제공하기 위함이다. 머리 받침대는 착석시스템에 앉은 상태로 이동할 때는 머리를 보호하는 데 필요하지만, 일상생활을 수행하는데 반드시 필요한 요소는 아니므로 쉽게 제거되도록 설계되어야 한다.

머리의 지지는 머리의 충분한 조절이나 균형을 유지하지 못하면서 기능적 활동을 수행해야 하는 사용자에게 필요하다. 어떤 활동을 수행할 때 머리의 안정성이 요구되는 사용자(무정위형 뇌성마비) 또는 머리의 움직임에 의해 ATNR 같은 원시반사 활동이 나타나는 사람에게 사용된다.

머리의 움직임으로 심한 폄근 긴장이나 원시반사가 출현할 경우에는 단단한 금속으로 머리 받침대를 제작하여야 한다. 이런 사용자는 극심한 원시반사로 인하여 중립자세를 유지하기가 어려워서 어느 정도의 부적절한 자세를 허용할 수밖에 없다.

머리의 자세에 따라 선택적으로 근 긴장이 달라지는 경우도 있다. 전체적으로 굽힘자세를 취하면 근 긴장이 저하되어 중력에 대항하지 못하고 턱이 가슴에 닿도록 머리가 굽혀지기도 한다. 반면에 목 폄근이 과도하게 긴장되면 '거위목(gooseneck)' 자세를 취하게 된다. 거위목 자세를 가진 사용자는 바른 자세를 취하기 위하여 앞머리 밴드(forehead band)나 목척추 지지대(circumferential neck)를 이용하여 머리를 지지해 주어야 한다. 또한, 머리 받침대를 사용하는 모든 사용자는 구강 운동기능 특히, 삼킴기능을 신중하게 평가하여야 한다.

착석시스템에서 팔의 자세를 지지하는 것은 치료적 목적과 기능적 활동 목적으로 사용된다. 사용자의 팔 기능이 한쪽만 남아 있다면, 기능적으로 사용할 수 있도록 팔을 바른 위치에 두어야 한다. 반면에 사용자의 양팔이 모두 기능적이지 못하다면, 사용자에게 편안한 자세를 제공하거나 과도한 근 긴장이나 정형외과적인 문제를 조정할 수 있는 자세가 필요하다. 사용자의 필요에 따라 팔 자세를 지지하는 요소들은 다양하다.

뇌성마비나 외상성뇌손상 환자는 팔의 벌림과 가쪽 돌림, 어깨뼈 들림 등을 억제하기 위하여 블록(block)을 팔꿉관절 뒷부분에 많이 장착하게 된다. 어떤 경우에는 팔의 안정성을 보조하기 위하여 휠체어 작업대 위에 막대(dowel)나 손잡이(grip)를 부착하여, 다른 한쪽 팔을 기능적으로 사용할 수 있게 한다.

착석시스템에서 작업대(tray)를 사용하는 일차적 목적은 몸통 조절이나 자세 지지를 위하는 것 보다는 한 손 또는 두 손을 기능적으로 사용하려는 방편으로 사용하는 것이다.

착석시스템을 제작하기 위해서 먼저 사용자의 기저면이 안정된 후에 몸통 자세를 지지할 수 있다. 아동에서는 허리척추를 지지하기 위하여 정상적인 허리척추 곡선과 골반을 약간 앞쪽으로 기울인다. 이런 허리척추의 지지는 허리척추 패드를 사용하여 유지할 수 있는데, 척추곡선이 완성된 청소년이나 성인에서는 적합하지만, 인체 생리학적으로 허리척추의 앞굽이가 성숙되지 않은 8세~12세 아동에게는 적합하지 않다.

8세 이상의 아동은 골반을 앞쪽으로 기울일 때 항상 무릎관절 가동범위를 확인하여야 한다. 이는 넙다리뒤근이 다관절 근육이기 때문이다. 사용자의 몸통조절 능력에 따라 등받이의 높이가 달라질 수 있는데, 몸통조절 능력이 양호하면, 몸통지지면의 높이를 어깨뼈 아래각 이하로 하고, 몸통조절능력이 부족하면 몸통지지면의 높이를 어깨높이로 한다.

진행성 척추앞굽음증이나 뒤굽음증이 있는 사용자의 경우에는 착석시스템의 어느 한 부분이 사용자의 몸통 뒤쪽을 압박하는 것을 예방하기 위하여 등척추의 곡선 모양과 반대로 등받침을 개조하여야 한다.

몸통의 가쪽 지지는 척추 옆굽음증 사용자에게 약간의 교정력으로 작용하여 자세 안정성을 제공하기 때문에 팔의 먼 쪽 부위 기능을 촉진시킨다.

몸통 변형이 정상적으로 교정되지 않으면 자세변형은 지속적으로 진행될 것이다. 착석시스템만으로는 이미 발생하여 고정된 척추변형을 교정하지는 못한다. 고정된 척추변형을 교정하는 유일한 방법은 외과적 수술 적용이며, 변형된 척추 지지는 몸통 쟈켓보조기를 사용하는 것이 가장 바람직하다. 착석시스템은 주로 몸통 뒤쪽만을 지지하지만, 일반적으로 등허리엉치 보조기와 같은 몸통 자켓으로 몸통 전체를 감싸서 지지한다.

몸통의 앞쪽 지지는 몸통과 어깨 앞쪽을 충분히 지지하여 위쪽 몸통, 머리와 어깨관절을 바르게 균형 잡힌 자세로 유지시켜 줌으로써 팔의 기능적인 일상생활동작을 가능하게 해준다. 때때로 몸통을 바른 자세로 유지하기 위하여 가슴 스트랩을 사용하기도 한다.

어깨관절과 윗 가슴이 앞쪽으로 기울어져 척추 뒤굽음증이 지속적으로 증가하는 것을 예방하기 위하여, 앞쪽에 가슴 스트랩을 적용하여 어깨관절을 지지하는 더 적극적인 방법을 사용하기도 한다. 이러한 몸통 지지물들은 쉽게 제거할 수 있으므로, 보조공학사는 사용자가 착석시스템에 앉아 있는 자세에서 몸통조절 능력 향상을 위한 재활훈련을 시킬 수도 있다. 또한, 보호자는 사용자를 휠체어로 이동시키거나 휠체어에서 다른 곳으로 이동시킬 때 쉽게 보조할 수 있다.

올바른 착석은 다리와 골반에서부터 시작된다. 착석시스템의 좌석표면이 너무 푹신하거나 유연하면 양쪽 궁둥뼈결절이 수평을 유지할 수 없어서 자세 비대칭을 초래한다.

올바른 착석을 위하여 앞위엉덩가시는 앞쪽을 향하고, 골반은 좌석의 중심부에 위치하도록 가쪽을 지지하며, 골반이 뒤쪽으로 기울어지지 않고 중립자세를 유지하도록 엉치뼈부위로 지지한다. 만약 골반이 뒤쪽 기울임이나 가쪽 기울임으로 변형되었다면, 착석의 목적을 머리가 균형 잡힌 상태로 몸통과 머리가 앞쪽을 향하도록 한다.

엉덩관절과 무릎관절을 90° 이상 굽히면 폄근 긴장을 감소시킬 수 있다. 또한, 엉덩관절을 과도하게 벌리면 폄근 긴장을 줄이는데, 엉덩관절은 약간 벌림 상태로 중립위치에 놓는 것이 좋다.

뇌성마비나 척추이분증은 엉덩관절 모음 상태에서 쉽게 탈구되기 때문에, 엉덩관절 기형이나 변형을 세심하게 평가해야 한다. 엉덩관절 가동범위가 제한되거나 근육과 관절에 구축이 있는 경우, 다리를 움직일 때 실제로 엉덩관절이 아닌 골반이 돌림 된다. 이런 경우, 엉덩관절의 변형을 최소화하기 위하여 골반과 몸통이 앞쪽을 향하도록 조절해 주어야 한다.

무릎관절의 가동범위는 엉덩관절을 펴고 무릎관절을 굽히는데 작용하는 넙다리뒤근의 유연성에 따라 달라진다. 넙다리뒤근이 단축된 상태에서 무릎관절을 펴면, 골반이 뒤쪽으로 기울어진다. 넙다리 뒤근의 단축이 심하면 골반의 뒤쪽 기울임을 감소시키기 위하여 무릎관절의 굽힘 각도를 90° 이상으로 해주고 골반은 중립자세를 유지해야 한다. 넙다리뒤근의 단축이 있을 때 착석을 유지하기 위하여 골반의 앞쪽 기울임과 척추 뒤굽음증을 초래하게 되며, 착석시스템 앞쪽으로 사용자가 미끄러지는 현상도 발생한다.

발목관절은 90°굽힘(중립위치)을 유지하여 발바닥 전체에 체중이 골고루 분포되도록 하여야 하며, 양성지지 반응이 유발되는 것을 예방할 수 있다. 발목관절을 45°발등굽힘 상태로 고정하면 발볼로 체중이 집중되는 것을 감소시킬 수 있다.

뇌성마비의 경우에는 발목관절과 발에 발바닥굽힘 구축과 안쪽말발 구축과 같은 변형이 발생하는 경우가 많기 때문에, 필수적으로 발 받침대가 설치되어야 한다.

(6) 시뮬레이션/시제품 사용

착석시스템의 처방을 위한 자료수집, 욕구파악 및 이학적 검사를 마치면 수집된 정보를 바탕으로 초기목표를 설정하고, 사용자에게 적합한 착석지지 부품들을 부착하여 착석시스템 기반 검사를 하게 된다. 이것은 사용자의 정보에 부합하고 효율적인 제품을 처방하기 위한 중요한 과정 중 하나로 '시뮬레이션'이라고 한다. 보조공학사는 사용자에게 하나 이상의 대체품을 실제로 시험 적용해 봄으로 인하여 사용자의 자세 변화와 재질의 특성을 관찰할 수 있다. 또한 일상생활동작에 적합한 자세를 취함으로써 사용자의 자세유지 보조기기 사용능력을 평가하고, 자세변화로 장치를 제어하거나 다른 기능을 수행할 수 있는 능력과 효율성을 파악할 수 있다.

시뮬레이션을 통하여 보조공학사가 다음을 수행할 수 있다.

- 자세지지의 목표를 설정할 수 있다.
- 기능 수준을 증가시키거나 유지할 수 있는 자세를 알 수 있다.
- 착석시스템을 통해 개선 가능한 기능 수준을 파악할 수 있다.

- 적합한 착석시스템 부품 종류와 재질을 파악할 수 있다.
- 착석시스템의 최종목표를 설정하는데 근거를 제시할 수 있다.

보조공학사는 시험 적용된 착석시스템의 효율성을 평가함으로써, 사용자에게 적합한 착석시스템을 선택하는 데 도움을 줄 수 있어야 한다. 시뮬레이션을 통하여 착석시스템의 실제 사용 상황을 평가하고 초기 목표를 충족하는지 판단하여야 한다.

착석시스템은 착석 위치, 지원 기능, 사용자의 안락함을 고려하는 동시에 착석시스템을 운반해야 하는 보호자나 교사의 안전도 고려하여야 한다. 보조공학사는 시뮬레이션을 통하여 초기목표에 부합하는 착석시스템이 사용자의 일상생활동작 및 기능적 활동 수행에 최적의 보조 및 지지를 제공하는지 판단하고, 사용자, 보호자 그리고 교사가 모두 만족하는 착석시스템으로 초기목표는 수정되어야 한다.

시뮬레이션을 통하여 수집된 자료와 함께 다음 6가지 질문을 고려하여야 한다.

- 시스템이 사용자의 목표에 충족합니까?
- 시스템은 안정성을 제공합니까?
- 기능적 움직임 시 시스템이 최대 성능을 발휘할 수 있습니까?
- 시스템이 편안합니까?
- 사용자 욕구를 충족시킬 정도로 내구성이 뛰어납니까?
- 시스템 사용을 위해 자금 조달이 가능합니까?

(7) 착석시스템 최종목표 설정

착석시스템 시험 및 시뮬레이션 결과를 바탕으로 보조공학사는 초기목표를 재검토하여 최종목표를 설정한다. 초기목표와 최종목표가 동일할 수도 있지만, 시뮬레이션을 통하여 보조공학사가 예상하지 못한 문제들이 발생할 수 있다. 사용자가 기능적인 착석을 유지하거나 바람직한 착석을 지지하는 착석시스템 요소에 대해 불편함을 호소할 수도 있다.

시뮬레이션에서 발견된 문제점을 초기목표에 대입하여 최종목표를 설정한다. 최종목표는 초기목표를 토대로 시뮬레이션에서 수집된 정보, 사용자의 요구사항, 착석시스템의 재질과 적절한 조화, 적절한 지지와 자세 등을 고려하여 설정하여야 한다. 이러한 복잡한 문제해결 과정을 통하여 사용자, 보호자, 보조공학사 그리고 전문팀은 최종목표를 달성하기 위한 기기를 선택한다.

착석시스템은 그 형태와 종류가 다양할 뿐만 아니라, 여러 제조업체에서 다양한 부품을 생산한다. 사용자에게 가장 적합한 부품을 선택하고 착석시스템을 보조공학사는 완성하여여 한다.

보조공학사는 가능하면 적절하고 정교한 착석시스템이 제작될 수 있도록 관련 전문가에게 착석의 최종목표를 정확히 전달하여야 한다. 또한, 사용자의 성장 가능성, 유연성 및 재질의 유형(예, 단단한 형태, 부드러운 형태, 방수성 또는 통풍성) 등의 특성을 고려하여 착석시스템을 제작하여야 한다. 이 모든 과정을 통해서 보조공학사는 사용자에게 최상의 착석시스템을 제공할 수 있는 것이다.

3) 평가 시 고려사항(Evaluation considerations)

(1) 자세와 착석에 영향 요인(factors affecting positioning)

신경근 손상환자는 자세조절에 영향을 미치는 다양한 문제점이 있다. 이러한 문제점은 그들의 효율적인 착석과 기능적 활동을 위하여 고려되어야 할 사항이다. 특히, 자세와 착석에 영향을 미치는 요인은 사라지지 않고 남아 있는 '원시반사,' '구조적 비대칭' 및 '비정상적인 근긴장'을 들 수 있다. 신경근 손상 환자의 평가 시 보조공학사는 가장 먼저 병적 반사, 근긴장의 정도 및 근긴장 유형을 정확히 파악해야 한다. 비정상적인 자세가 지속되면, 관절 또는 척추의 구축과 심각한 기능 손상이 발생할 수 있다.

신경근 손상환자에서 나타날 수 있는 원시반사

- 비대칭성긴장성목반사(Asymmetric tonic neck reflex, ATNR)
- 대칭성긴장성목반사(Symmetric tonic neck reflex, STNR)
- 긴장성미로반사(Tonic labyrinthine reflex, TLR)
- 양성지지반응(Positive support reaction)
- 모로반사(Moro reflex)

원시반사는 반사를 유발하는 특별한 자세를 취하거나 자극을 주었을 때 신체 전반에 나타나는 운동패턴 및 자세의 변화를 통해서 알아볼 수 있다.

ATNR은 머리를 어느 방향으로 돌릴 때, 돌리는 반대쪽 팔다리는 굽힘근 긴장이 일어나고 돌리는 얼굴쪽 팔다리는 폄근 긴장이 증가하는 것이다. 이 반사의 영향은 휠체어 머리 받침대의 정중선에 머리를 유지하면 최소화된다.

STNR은 머리의 위치에 따라서 팔다리 근육의 긴장이 달라지는 것을 말한다. 먼저,

고개를 숙이면 척추 뒤굽이가 나타나면서 팔은 굽힘근 긴장이 증가하고, 다리는 폄근 긴장이 증가한다. 반면에 머리를 뒤로 젖히면 척추는 과도한 앞굽이가 되면서 팔은 폄근 긴장이 증가하고, 다리는 굽힘근 긴장이 증가한다. 이러한 STNR의 영향을 최소화하기 위해서는 머리의 안정성을 유지하면서 시야의 상하 범위를 일정하게 유지하고 사물을 보아야 한다.

TLR은 공간에 대한 자세변화가 근 긴장에 영향을 미치는 것을 말한다. 바로 누운 자세에서는 몸 전체가 폄근 긴장이 증가하고, 엎드린 자세에서는 굽힘근 긴장이 증가한다. 휠체어 사용자의 착석 균형이 불량하거나 기능을 극대화하기 위하여 종종 뒤로 기울어지는 착석시스템을 사용하는데, 보조공학사는 이 반사의 영향을 최소화하기 위하여 신중하게 평가하여야 한다.

양성지지반응은 발바닥에 자극이 주어지면 다리의 폄근 긴장(폄, 안쪽돌림, 모음)이 증가하는 것을 말한다. 이 반응은 휠체어 발받침대의 자극으로 유발될 수 있으므로, 휠체어 이동 시 주의를 기울여야 한다. 일반적으로 양성지지반응은 발목 스트랩을 이용하여 발바닥 전체에 가해지는 자극을 발뒤꿈치로 이동시키면 나타나지 않는다.

신경근 손상환자에서 출현하는 구조적 비대칭은 다음과 같다.

- 척추 기능부전(앞굽음증, 옆굽음증, 뒤굽음증)
- 골반경사
- 바람받이 변형/엉덩관절탈구
- 척추변형
- 앞굽음증

척추 앞굽음증은 허리척추의 전후곡선이 뒤쪽으로 과도하게 오목한 것을 말한다. 앞굽음증은 근육의 불균형으로 배 부위와 엉덩근육의 과도한 연장과 약화로 발생하며, 골반의 앞쪽 기울임을 유발한다.

앞굽음증은 척추기형, 골반 앞쪽 기울임, 엉덩관절 굽힘구축 등으로 유발되며, 근이영양증과도 연관이 있다. 척추 옆굽음증은 수직축 회전을 동반하는 허리척추와 등척추의 가쪽굽이를 말한다. Cobb법으로 측정한 가쪽굽이 각도가 10° 이상일 경우 엽굽음증으로 정의하고 10° 이상 ~20° 미만은 경증, 40° 이상은 영구변형, 65° 이상은 심폐기능을 손상시킬 수 있다.

척추 뒤굽음증은 등척추의 뒤쪽 굽이가 증가하는 것을 말하며, 골반이 뒤쪽으로 기울어지고 등척추가 구부러져 엉치뼈 위에 앉아 있는 구조를 말한다.

골반 뒤쪽 기울임은 허리척추가 평편해지고 등척추의 뒤굽음증이 증가하고 엉치뼈 부위에 욕창 발생 위험을 증가시킨다. 바람받이변형은 한쪽 엉덩관절의 벌림 구축으로 반대쪽 엉덩관절이 모음 구축된 것을 말하며 골반 경사와 이차성 옆굽음증과 관련이 있다.

신경근손상 환자에서 자세조절 결함을 유발하는 비정상 근긴장은 다음과 같다.

- 저긴장증
- 고긴장증
- 긴장이상증

저긴장증은 근긴장이 감소하여 근육이 늘어진 것으로 기능적 움직임과 근지구력이 손상된다. 근긴장 감소는 엉덩관절 굽힘 증가상태에서 옆굽음증이나 뒤굽음증을 유발하고, 다리 구축, 관절 부동, 불안정 및 아탈구, 근약화, 무릎관절 젖힘, 평발 등을 야기한다. 과긴장증은 근긴장이나 근수축이 증가한 상태를 말하며, 근긴장 증가는 옆굽음증, 근육구축, 폄/굽힘연합반응, 과반사증, 영구적인 원시반사 등을 야기한다.

(2) 평가과정과 팀 구성원

착석(seating)은 반드시 평가과정을 거쳐야 한다. 사용자는 성장하고 빠르게 변화하기 때문에 착석시스템도 그들의 상태에 맞게 변화되어야 한다. 따라서 앉기는 평가와 적절한 장비의 제공, 그리고 정기적인 재평가 과정을 거치게 된다. 기능적인 앉기 자세를 위하여 모든 요소들을 주의 깊게 평가하여야 하며, 다음과 같은 몇 가지 요인을 특별히 고려하여야 한다.

첫째로 자세지지 장치를 부적절하게 적용하였을 경우에는 관절기형과 같은 비정상적 자세를 촉진시킬 수 있다는 점을 염두에 두어야 하고, 두 번째는 이러한 자세지지 장치의 사용을 통해 집과 학교, 그리고 놀이를 포함하는 다양한 환경과 상황에서 작업 수행이 원활하게 이루어져야 한다는 것이다. 마지막으로 이러한 착석시스템은 매우 고가이며, 서비스 수혜를 받기 위한 재원 확보도 그리 쉽지 않다는 점이다.

팀 구성원들은 서비스 적용으로 기능적인 결과를 얻기 위하여 서비스 대상자 및 그의 가족들과 친밀한 관계를 유지하여야 한다. 전통적인 의학적 모델에서 앉기 및 자세 평가팀의 구성은 재활보조공학사, 휠체어치료사, 작업치료사, 물리치료사, 언어치료사, 특수교사, 의지 · 보조기기사, 재활간호사, 의사 그리고 재활공학기기 판매업자로 되어 있다. 그러나 최근에는 재정상의 문제로 인하여 대개 한 명의 보조공학사가 모든 것을 담당하고 있다. 재활치료사는 다른 전문가들과 함께 공유할 정보를 수집하는 역할을 한다. 그리고 무엇보다도 가장 중요한 사항은 사용자와 보호자가 팀의 중심적 역할을 하게 되는 것이다.

(3) 착석평가와 관련 규정에 적용하는 임상체계

착석평가에 관한 임상체계는 일련의 평가와 서비스 치료과정을 원활하게 진행하는데 도움이 되며, 착석평가 과정에서 사용자와 관련된 모든 측면을 고려할 수 있도록 해준다. 자세 및 착석에 관한 의사결정 지침은 사용자, 환경, 과제 및 도구(Participant, environment, task and tool format, PETT 형식)를 고려하여 결정한다.

사용자는 착석과 관련된 문제를 해결하고 필요한 기술과 역량을 결정하는 데 도움을 줄 것이며, 환경은 자세 및 착석 의사결정에 반드시 고려해야 한다. 사용자의 환경적 영향뿐만 아니라 사용자와 관련된 제3자의 기대 및 환경이 보조공학 기술의 선택에 어떻게 영향을 미치는지에 대한 정보를 제공한다.

착석과 관련된 중재는 사용자 욕구에 기반하여 ① 자세조절과 변형관리, ② 압력관리, ③ 편안함과 자세 조정을 착석 중재의 3가지 영역으로 구분한다.

착석 보조기구의 주된 목적은 자기관리, 작업, 학습, 여가, 놀이 등과 관련된 모든 활동에서 개인의 능력을 최대한 발휘하도록 하는 것이다. 이러한 이유로 보조기구는 '외부 가능인자(extrinsic enablers)'로 이해될 수 있다.

아동과 성인 뇌성마비 장애인의 욕구에 있어 자세 교정과 변형처리에 대한 중재는 가장 먼저 고려되어야 한다. 일반적으로 그들은 휠체어 상에서 곧은 자세를 유지하기 힘들게 만드는 비정상적인 근긴장도, 근 약화, 원시반사 또는 불수의적인 행동 같은 특징을 보인다. 일상생활에서 이들 능력에 대한 특징은 건강상태에 따라서 다소 다를 수 있으나, 대부분 골격 변형을 갖고 있다.

압력관리를 위한 중재의 주요 대상은 척수장애인이다. 척수장애는 대부분 하반신의 감각이 떨어지거나 없는 경우 또는 전신마비 등의 특징을 갖는다. 따라서 그들은 신체무게에 의해 근조직이 약해질 수 있다. 척수장애 이외에도 압력관리 중재의 대상은 복합경변과 근이영양증과 같이 제한된 동작 능력을 갖추고 있는 사람들과 신체 무게를 견디기에는 신체능력에 한계가 있는 노인 등이 포함된다. 이러한 중재에 대해 추가적인 욕구는 압력 분산과 변형을 예방하기 위한 자세관리이다.

마지막으로, 신체를 편안하게 할 수 있도록 하는 자세조절 중재이다. 사람들은 휠체어를 사용하는 경우도 있으며 그렇지 않은 경우도 있다. 또는 감각기능이 정상이거나 정상에 가까운 경우도 있다. 물론 지속적으로 앉아 있는 상태는 누구에게나 불편함을 주게 된다. 모든 착석 중재의 목표는 개인의 기능을 최대화하는 것이다.

올바른 착석과 자세 유지의 결과

- 앉은 자세의 안정성과 이동성 사이에서 최적의 균형을 제공
- 중립 골격의 정렬 유지
- 골격 변형의 예방
- 조직의 약화 방지
- 자세의 편안함 증가
- 피로감 감소
- 호흡, 순환계 기능 강화
- 기능 활동에 참여를 가능케 하는 최적의 자세조절을 촉진

착석기술 평가를 위한 중요한 질문

- 착석시스템이 시험 적용할 때와 마찬가지로 사용자의 목표와 욕구를 충족시키는가? (예 : 자세조절, 변형관리, 감압)
- 착석시스템은 안정성을 제공하며 최대한의 기능적 동작을 수행할 수 있도록 하는가? (예 : 이동, 무게이동, 일상생활동작)
- 착석시스템이 사용자에게 편안함을 제공하는가? 적절한 기간동안 사용자의 욕구를 충족시키기에 충분한 내구성이 있는가?
- 착석시스템은 사용자의 변화하는 필요에 맞추어 충분히 유연성이 있는가? (예 : 기능적인 변화, 성장)
- 착석시스템은 적절한 유지를 보장하기 위한 자원이 있는가?
- 사용자 또는 그의 보호자가 착석시스템의 비용을 지불할 수 있는가?

4) 자세와 착석 평가도구

자세와 착석의 평가도구는 크게 (1) 착석 중재의 결과를 평가하기 위한 착석시스템 내의 자세 평가하는 '착석도구 평가도구,' (2) 더 폭넓은 치료적 적용을 위한 착석 자세 혹은 균형 평가를 하는 '착석 균형 및 자세 평가도구', 그리고 (3) 착석 조절에 따라 영향

을 받는 기능적 능력을 평가하는 '기능능력 평가도구'의 3가지로 구분할 수 있다. 현재 연구 및 임상에서 사용되는 대표적인 평가도구는 다음과 같다.

- 착석수준척도(Level of sitting scale)
- 착석자세조절 측정(Seated postural control measure)
- 몸통조절 분절평가(Segmental assessment of trunk control)
- 신경기능부전 아동 착석평가(Sitting assessment for children with neurological dysfunction)
- 착석평가척도(Sitting assessment scale)
- 척추정렬과 관절가동범위 측정(Spinal alignment and range of motion measure)
- 몸통조절측정척도(Trunk control measurement scale)

'착석수준척도'는 아동의 착석능력을 평가하는 포괄적인 지표 중 하나로, 1점(착석 불가능)에서 8점(뒤쪽으로 몸통 기울였다가 다시 세울 수 있음)까지 8점 서열척도이며, 착석자세 유지, 지지 없이 독립착석 가능 여부, 착석 안정성 등을 평가한다.

'착석자세조절 측정'은 뇌성마비아동을 대상으로 제공한 착석 중재의 효과를 평가하는 도구로 정적 자세정렬을 평가하는 22개 항목과 기능적 움직임을 평가하는 12개 항목으로 구성되어 총 34개 항목이며, 4점 서열척도로 구성되어 있고 평가에는 30분이 소요된다. '몸통조절 분절평가'는 착석상태에서 정적, 능동(혹은 예측), 반응(동요되었을 때 몸통조절을 유지하거나 회복하는 능력)조절을 포함하는 몸통조절능력을 평가하는 도구로, 단일 단위로 몸통조절을 평가한다.

'신경기능부전 아동 착석평가'는 몸통 안정성, 자세 근긴장, 자세정렬 및 균형의 4가지 영역을 통하여 독립 착석의 질을 측정하는 것이다.

'착석평가척도'는 뇌성마비 아동을 대상으로 머리, 몸통 및 발 조절능력과 팔과 손 기능을 분석하여 착석능력을 판단하는 도구로, 뇌성마비아동의 착석능력을 평가하는 가장 적합한 평가도구 중 하나이다.

'척추정렬과 관절가동범위 측정'은 뇌성마비 아동을 대상으로 척추정렬과 관절가동범위-근육 신장성을 평가하는 도구로 0점(제한 없이 능동적임)에서 4점(구조적, 정적, 개선 없이 심각한 제한 있음)으로 5점 서열척도로 되어 있다.

'몸통조절측정척도'는 뇌성마비 아동을 대상으로 착석에서 정적 및 동적 몸통조절능력을 평가하는 도구로, 정적 착석균형, 동적 착석균형 및 동적 팔뻗기 또는 평형반응의 3개 하위항목으로 구성되어 있으며, 총 15개 문항으로 구성되어 있다.

4. 자세 및 착석을 위한 보조공학

사용자의 일상생활동작 및 기능적 활동을 가장 효율적으로 개선하기 위한 효과적인 착석시스템을 처방 및 제작하는데 보조공학사의 생체역학적 이해가 바탕이 되어야 한다. 본 단원에서는 착석과 압력중심, 착석시스템의 유형, 착석시스템의 구성에 대하여 설명하고자 한다.

1) 착석과 압력중심

착석은 전신에 안정감을 주기 위하여 수행하지만, 동시에 팔다리에 운동성을 증가시키기 위해서도 수행한다. 즉, 착석의 목적은 안정된 지지면 제공과 움직임 향상이다. 따라서 착석을 할 때는 반드시 안정감과 움직임 사이에 적절한 균형을 이루어야 한다.

착석에 관한 생체역학은 중력중심(center of gravity, COG)과 압력중심(center of pressure, COP)을 고려하여야 한다. 해부학적 자세를 살펴보면, 바로 선 자세에서 중력중심선이 지나는 인체 지점은 턱의 꼭지돌기, 어깨관절 바로 앞, 엉덩관절 중심 바로 뒤, 무릎관절 중심 바로 앞 그리고 발목관절로부터 약 5~6 cm 앞의 지점이다. 이때 골반은 중립위치에 있어서 자연스럽게 허리척추가 앞굽이를 형성하게 된다. 보통 앉은 자세는 엉덩관절과 넙다리를 함께 낮추어야 한다.

인체는 앉아 있거나 서 있을 때 곧은 자세를 유지하기 위해서는 반드시 기본 지지점 이상의 중력중심을 유지하여야 한다. 임상에서는 중력중심을 측정하는 것보다 더 실용적인 압력중심을 활용한다. 압력중심의 위치는 압력분포측정시스템을 사용하여 임상에서도 쉽게 관찰할 수 있다.

2) 착석시스템의 유형

착석시스템은 사전제조형, 모듈형(또는 조작형), 그리고 맞춤형 시스템의 3가지로 구분한다. 모든 착석시스템 사용자의 의학적(연부조직관리, 안락감, 정형외과적 변형), 기능적(일상생활동작, 지역사회 이동 등), 개인적 선호에 의한 요구조건을 부합하는 착석시스템을 처방 및 제작해 주어야 한다. 사용자의 목적이나 우선권은 주요 고려사항이다. 예를 들면 사용자는 압력감소나 안락함을 포기하고, 높은 안정성을 제공하고 이동을 위해 딱딱한 시스템을 선택할 수 있다.

사전제조형 착석시스템의 가장 간단한 형태는 선형 착석시스템으로, 각도가 고정된 평면좌석과 등받이로 구성되어 있다. 이 착석시스템은 효율적인 지지를 제공하지는 못하지만, 더 활동적인 움직임을 허용하기 때문에, 자유롭게 움직이기를 원하는 성장기 청소년에게 적합하다.

모듈형 시스템은 사용자의 요구에 따라 조절하거나 부품 착탈이 가능한 형태의 착석시스템을 말하는 것으로, 척추가쪽 지지나 넙다리 가이드와 같은 자세지지와 관련된 특별한 요구사항이 있을 때 처방한다. 주로 다발성경화증, 근위축성가쪽경화증, 근이영양증과 같은 진행성 퇴행성질환으로 장기간 자세지지에 관한 도움을 필요로 하는 사용자에게 바람직한 착석시스템 유형이다. 또한, 뇌졸중, 뇌종양, 외상성뇌손상과 같은 증상이 호전될 수 있는 사용자에게도 증상의 호전 유무에 따라 부품을 탈부착할 수 있는 제품이 적절하다.

또한, 사용자가 직업적 역할을 수행하다 보면 오전에 비하여 오후에 피로가 더 증가하고 척추측면 지지가 등받이에 추가할 필요가 발생할 수 있다. 휠체어에서 몸을 이동시키거나 손을 뻗는 동작 등을 수행할 때 움직임에 영향을 줄 수 있는 부품을 탈부착할 수 있다는 장점이 있다.

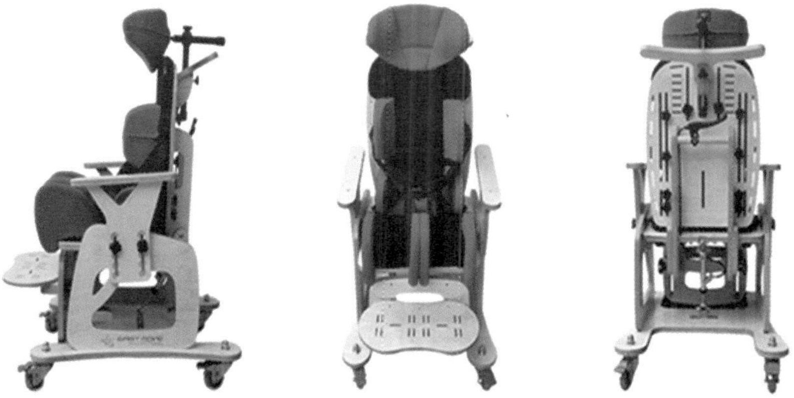

[그림 3-3] 모듈형 착석시스템

맞춤형 착석시스템은 척추변형이나 골반 뒤틀림, 다리의 바람맞이 기형 등으로 심한 고정형 자세변형이 있는 사용자를 위한 것으로, 실제 설계하거나 임상적으로 적용하기가 난해할 수 있다. 맞춤형 착석시스템은 설계할 때 과도한 자세변형 교정을 시도해서는 안 되고, 편안하고 안락한 자세변형이나 관절경직 감소 등을 유도하는 것이다.

이 시스템은 과학기술의 발달로 컴퓨터나 3D 프린터를 이용한 기술로 설계하여 이전보다 설계 및 제작이 용이해졌다. 반면에 맞춤형 착석시스템의 가장 큰 단점은, 착석이 고정형 자세변형에 맞추어지기 때문에 인체의 기능적 활동에 제한을 줄 수 있다는 것이다. 또한 성장기 사용자, 체중의 증감에 따른 영향, 계절에 따른 의복 두께 등을 고려하여 제작할 수 없다는 것이다.

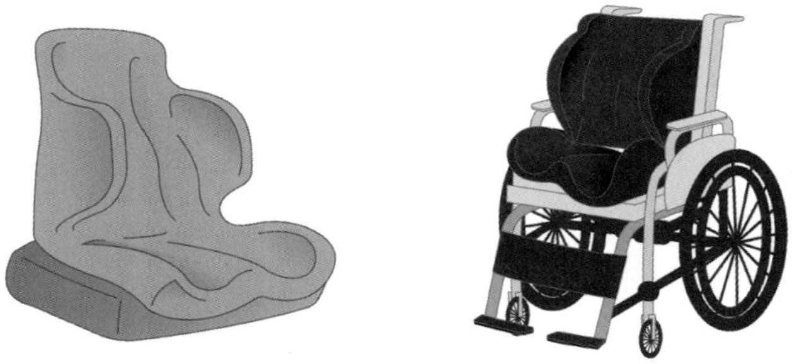

[그림 3-4] 맞춤형 착석시스템

3) 착석시스템의 구성

착석시스템은 좌석받침, 등받이, 팔걸이, 발과 다리받침, 머리받침 등의 여러 부품으로 구성되어 있다. 기울기조절 등받이나 경사장치, 좌석 승강장치, 기립 시스템과 같은 조절기능 장치들도 있다. 본 단원에서는 착석시스템의 구성요소인 좌석받침, 등받이, 팔걸이, 발과 다리받침, 머리받침, 경사프레임을 설명하고자 한다.

(1) 좌석받침

좌석은 몸통을 지지하는 골반을 받쳐주는 지지기반으로 골반의 안정성과 정상적인 압력분포에 관여하며 적절한 운동성과 기능적 활동을 허용하여야 한다. 일반적으로 기본형 수동휠체어에서 볼 수 있는 슬링좌석(sling seat)은 휠체어를 쉽게 접고 펼 수 있도록 제작되었기 때문에 자세를 지지하는데 그 기능이 제한적이다.

좌석의 각도나 형상은 골반의 안정성에 직접적인 영향을 미침에도 불구하고, 슬링좌석의 재질도 장기간 사용으로 늘어나거나 구겨져서, 엉덩관절의 안쪽돌림이나 모음 골반 뒤쪽경사, 척추 뒤굽음증 등을 유발한다.

좌석의 안정성이 떨어지면 이를 골반이 뒤쪽으로 기울어져서 사용자는 앞쪽으로 미끄러지는 경향이 있다. 이런 점을 예방하기 위하여 좌석을 뒤쪽으로 기울이거나 쐐기모양으로 제작한다거나 궁둥뼈 모양의 내밀림 방지 방석(cushion)을 제작하여 사용하는 방법 등으로 골반의 안정성을 높이고 자세 균형을 유지한다. 즉 방석을 이용하여 골반을 순응시키고 전방부로의 움직임을 방지할 수 있다.

방석은 뇌성마비 사용자의 골반 측면 또는 가운데에 지지물이 있어야 하나 측방움직임을 완전히 제한하지 않아야 하며, 측면은 고관절부분에서 손가락 3개 높이만큼 사용자의 신체에 접촉되어야 한다.

착석시스템에 사용되는 욕창방석의 재료는 다음과 같은 특성이 있다.

- **밀도** : 재료의 양에 대한 무게의 비율이다.
- **뻣뻣함** : 사용자에게 주어지는 제한의 양을 설명한다.
- **회복력** : 사용하지 않을 때 원래의 모양으로 회복되고, 사용할 때 조정하는 능력이다.
- **완충성** : 충격을 흡수하는 성질이다.
- **좌석에 감싸인 정도** : 사용자가 욕창방석에 가라앉는 정도와 욕창방석이 엉덩이를 둘러싸는 정도이다.

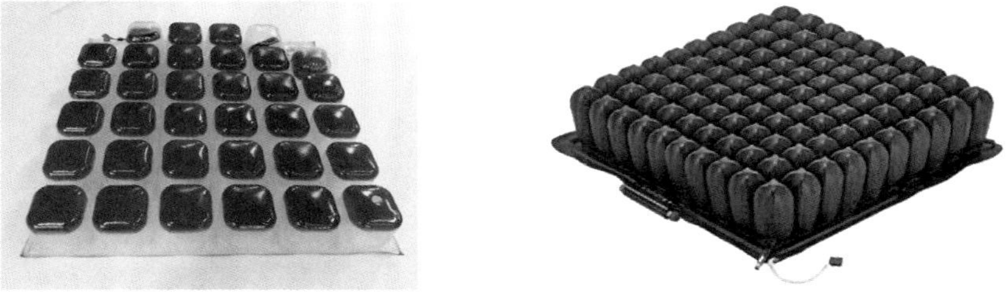

[그림 3-5] 휠체어 방석(cushion)

(2) 등받이

이상적인 등받침은 사용자의 뒤쪽이나 가쪽을 지지하지만, 수동휠체어를 구동하거나 팔 뻗기와 같은 행위에 필요한 몸통과 팔의 원활한 움직임을 제한하지 않는 등받침을 원한다.

등받이의 형태는 평면형과 곡선형이 있다. 평면형은 자연스러운 움직임을 허용하지만, 몸통 가쪽의 안정성과 척추곡선을 지지하지 못한다. 곡선형은 사용자의 넓이에 맞추고 척추의 곡선을 자연스럽게 유지시켜 주기 때문에 몸통과 팔의 기능적 움직임을 제한하지 않고 충분한 자세 지지를 제공할 수 있다.

등받이 높이는 높은 등받이(어깨높이)와 낮은 등받이(어깨관절 아래각 높이)로 구분된다. 등받이가 높으면 척추를 지지하는 힘이 더 안정적이지만 몸통과 팔의 기능적 움직임은 제한된다. 등받이가 낮으면 척추 변형을 교정하기는 어렵지만, 자연스럽게 몸통 돌림이나 팔의 기능적 움직임을 허용해 준다.

등받이의 재질이 천이면 쉽게 늘어나고 충분한 자세지지를 제공하지 못한다. 등받이를 설계할 때는 등척추와 허리척추 부위에 높고 가쪽으로 곡선이 있어 어깨뼈 운동을 허용하도록 하고 있다. 또한 등받이 재질도 유연성 있고 내구성이 뛰어난 탄소복합제를 사용한다. 일반적으로 경추 1~3번(C1~C3) 척수손상환자는 머리받침이 필요하고, 그 이하 수준의 척수손상환자는 등받이로 착석자세 조절이 가능하다.

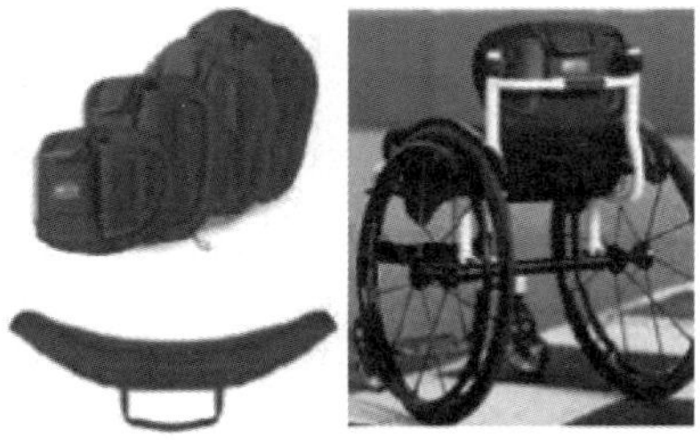

〈장착예〉

[그림 3-6] 휠체어 등받이

(3) 팔걸이

팔걸이는 휠체어 구동을 방해하기 때문에 많은 착석시스템 사용자가 회피하는 구성요소 중 하나이다. 팔걸이의 이런 제한점을 개선하기 위하여 최근에는 착석시스템을 독립적으로 구동하는 사용자를 위하여 바퀴를 밀거나 테이블에 앉을 때 분리할 수 있는 팔걸이를 처방하고 있다.

팔걸이의 기능은 팔을 편안하게 지지해주고 척추의 가쪽 안정성을 제공하며, 착석시스템에서 앉았다 일어설 때 체중이동을 용이하게 하는 것이다. 반면에 수동휠체어의 중량이 증가하고 휠체어의 추진력을 얻기 위해 바퀴를 미는 곳에 팔걸이가 위치하는 문제점 때문에 사용자들이 거부하는 경향이 있다.

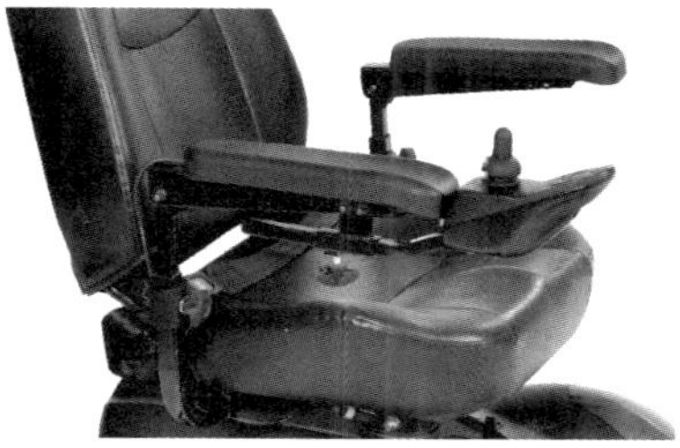

[그림 3-7] 휠체어 팔걸이

(4) 발과 다리받침

발과 다리받침은 무릎과 발 사이의 각도에 따라 구분된다. 일반적인 스윙 어웨이(swing-away) 발걸이는 회전하는 바퀴와 충돌하지 않도록 사용자의 무릎관절 굽힘각도를 60°~70°로 유지한다. 반면에 이 자세는 골반의 뒤쪽 기울임을 유발하고 넙다리뒤근을 잡아당겨서 구부정한 자세를 유발하기 때문에 적절한 자세지지를 제공하는 착석을 허용하지 못한다. 장시간 착석으로 인하여 발생할 수 있는 부종을 예방하기 위하여 발걸이를 높이기도 하지만, 다리가 심장보다 높게 위치하지 않으면 부종에 큰 도움이 되지 않는다. 발과 다리의 높이를 심장보다 높이게 되면, 등받이가 뒤로 기울어져 좌석이 기울어지게 된다.

수동휠체어로 활발하게 움직이는 사용자는 무릎관절이 90°로 굽혀진 상태로 착석하기를 선호하며, 휠체어 구동을 원활하게 조작하기 위하여 발받침 길이를 단축시키거나 향상된 자세 안정성을 얻기 위하여 좌석 아래로 발을 굽혀 무릎관절을 더욱 굽히기도 한다.

이 자세는 발이 앞바퀴와 충돌할 수 있기 때문에 발받침의 앞쪽을 뒤쪽보다 좁게 만들기도 한다. 활동적인 휠체어 사용자는 발받침을 단품 구조로 고정하여 단단하고 내구성을 증가시킨다. 반면에 분리 가능하고 회전되는 발받침은 수동휠체어의 추진력을 위하여 발을 사용하거나 휠체어에서 일어나기를 수행하는 사용자에게는 반드시 필요하다.

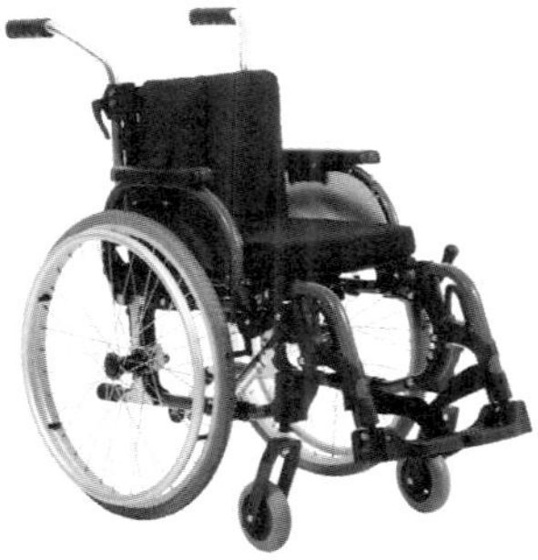

[그림 3-8] 일반형 수동휠체어

(5) 머리받침

머리받침은 머리 움직임을 자발적으로 조절하기 힘든 사용자나 휠체어에서 휴식을 취하는 사용자에게 처방한다. 또한 이동수단으로 사용하는 자동차에 전동휠체어에 앉은 채로 탑승하는 척수손상 환자에게도 충돌 시 머리를 잘 받쳐주기 위하여 머리받침이 필요하다.

머리받침은 사용자의 다양한 요구와 선호에 따라 그 형태와 크기가 달라진다. 또한, 머리받침은 머리 크기와 목척추 가동성에 따라 위치가 달라지기 때문에, 사용자에 따라서 매우 다양하다. 머리의 위치는 골반과 척추의 자세지지 및 균형에 따라 영향을 받기 때문에, 머리 위치를 결정하기 전에 몸통과 골반의 위치를 먼저 결정하여야 한다. 일부 사용자는 머리 움직임을 방해하고 시야를 가린다는 이유로 머리받침을 회피하는 경향도 있는데, 특히 넓은 머리받침이 시야를 많이 가리는데, 머리받침의 형태는 평면형과 곡선형이 있다. 평면형은 단지 머리를 기댈 수 있는 면을 제공하는 것을 말한다. 곡선형은 가쪽 지지를 제공해주기 때문에 머리를 더 안정적으로 지지할 수 있다. 머리의 가쪽 면과 뒤통수밑(suboccipital) 받침을 추가하면 근위축성가쪽경화증, 다발성경화증, 근이영양증과 같이 머리 움직임을 능동적으로 조절하기 어려운 사용자에게 도움이 된다.

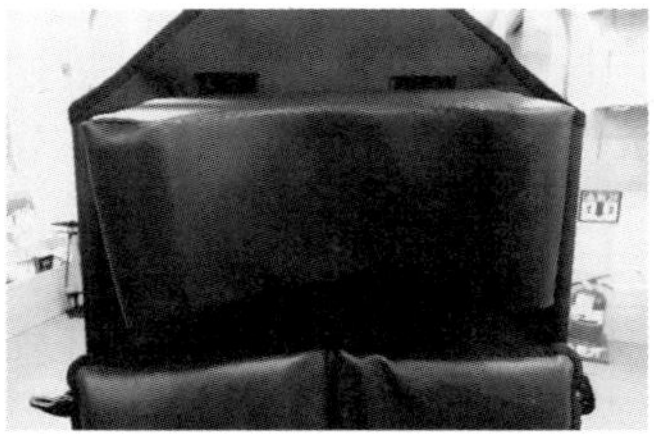

[그림 3-9] 휠체어 머리받침

(6) 기타

① 휠체어 벨트

자세조절을 목적으로 가슴 받침대가 있는 휠체어 안전벨트를 사용하여 등받이에 고정하면 좋은 자세를 유지할 수 있다. 좌석 등받이에 부착된 벨트를 사용하여 전방지지를 제공함으로써 체간의 전방굴곡을 방지할 수 있다. T자형 벨트는 T자 모양으로 생긴 벨트로 뒤에서 고정을 하여 자세를 유지하고 낙상을 방지한다. X자나 나비모양 벨트는 단단한 가슴 받침으로 사용하며 Y형 골반벨트를 사용하면 골반이 회전되는 것을 억제할 수 있다. 골반의 위치를 효과적으로 유지하기 위해 벨트의 위치는 중요하다. 골반고정 벨트를 좌석 면과 45°~90° 범위에서 조정하며 벨트가 골반의 위치를 잡아주기 위해서는 벨트를 대부분 45° 벨트를 당김으로 한다. 또한 뇌성마비 사용자의 휠체어 골반벨트는 적절한 힘을 제공하기 위해 좌석면에서 60°각도로 고정하여 적용되기도 한다. 4점 자세유지 벨트는 휠체어 중 4군데에 부착되며 골반을 보호하기 위하여 아래쪽과 뒤쪽 양 방향 모두 당겨준다.

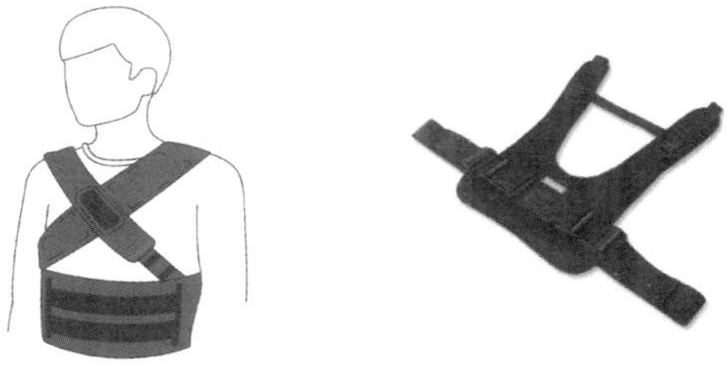

[그림 3-10] 휠체어 사용자 벨트

② 웨지(wedge)

웨지를 사용함으로써 뇌병변 또는 지체장애인의 자세교정 및 변형을 최대한 예방할 수 있다. 균형 유지하기, 몸통조절이 어려운 아동의 대안적 앉기를 위한 보조기기로 사용할 수 있다. 웨지는 뇌성마비와 같이 몸을 가누기가 어려운 아동과 청소년의 자세유지를 도와주는 보조기기이다.

뇌성마비 아동에게 나타날 수 있는 변형 중 하나로 고관절 아탈구 현상이 있는데 이때 사용하는 휠체어는 고관절 아탈구와 바람맞이 변형(windswept deformity)을 일으킬 수 있으므로, 휠체어는 좌석이 단단한 휠체어를 사용하는 것이 좋고 경직이나 근육 단축으로 이런 자세를 취할 경우에는 무릎블록이나 수건 등을 말아서 무릎 사이에 끼어주면 좋다. 바람맞이 기형의 교정을 목적으로 사용하는 무릎블록은 고정된 것 보다는 조절 가능한 것이 좋다.

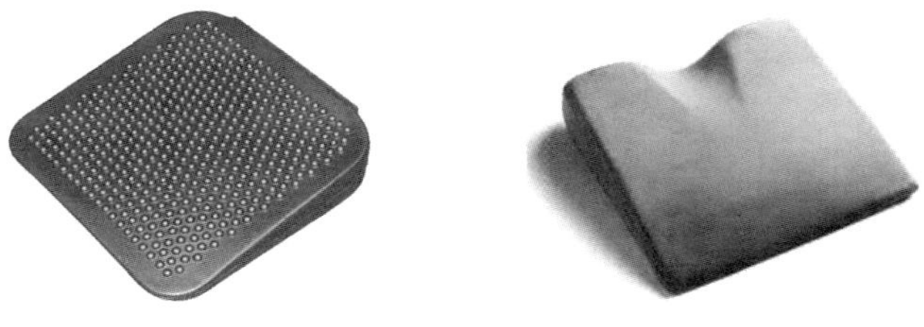

[그림 3-11] 휠체어 웨지쿠션

(7) 경사프레임(tilt frame) 및 기울기조절 등받이(reclining back rest)

장시간 동안 같은 자세로 앉아 있는 것은 자세조절 근육에 피로를 유발하는 매우 부자연스러운 일이다. 이때 자세조절에 참여하는 근육에 피로를 경감시키기 위하여 경사프레임이나 기울기조절 등받이 시스템을 사용한다. 이 장치들은 압력을 재분배시키고, 자세조절과 편안함과 기능적 움직임을 동시에 보조한다. 이 장치들은 수동휠체어와 전동휠체어에 모두 적용할 수 있으며, 휠체어 사용자에 의하여 손쉽게 조절된다. 경사는 엉덩관절과 무릎관절의 자세에 영향을 미치지 않고 착석시스템은 뒤쪽으로 돌리도록 한다. 또한 엉덩이에 집중되는 압력을 등과 엉덩이에 재분배한다. 장시간 착석시스템에 앉아 있는 사용자가 앞으로 미끄러지는 현상을 예방하는데 유용하다. 경사면 위에 몸통이 펴지고, 척추 뒤굽음증이 감소하여 잠재적으로 몸통과 척추 변형의 진행을 감소시키거나 완화시킬 수 있다.

기울기조절 등받이는 엉덩관절 폄을 허용하기 때문에 대소변처리, 착탈의, 이동 등의 자조활동을 수행하는데 도움이 된다. 반면에 좌석에 전단하중을 유발하여 사용자가 종종 착석시스템 아래로 미끄러지게 된다. 이런 현상을 예방하기 위하여 경사조절 장치를 추가하기도 하는데, 그보다도 기울기 조절장치를 사용할 때에는 공간 안에서 기울기(tilt-in-space) 장치의 추가를 잘 고려하여야 한다.

5. 자세 및 착석을 위한 보조기기

1) 자세조절

자세 및 착석을 위한 보조기기 중에서 자세조절 보조용구로는 등지지대, 좌석욕창방석 및 깔개, 팔지지대, 머리 및 목지지대, 다리 및 발지지대, 몸통 및 골반지지대, 서기, 앉기 보조용 욕창방석 또는 장치가 부착된 좌석, 의자 장착형 랩트레이 및 탁자가 있다. 또한 욕창예방용보조기기는 욕창방지방석 및 커버, 욕창예방용 등받이 및 패드, 외상용 욕창예방 보조기구, 욕창예방용 특수기기 등이 있다.

[표 3-4] 자세보조용구

	등록번호	명칭	내용
자세 보조 용구	18 10 03	등 지지대(Back supports)	• 의자 또는 좌석, 허리 지지대 등 욕창방석과 패드가 고정되어 있거나 부착 가능한 등받이 등이 포함
	18 10 06	좌석욕창방석 및 깔개 (Seat cushions and underlays)	• 안정적인 착석자세 유지 및 자세를 교정할 수 있도록 좌석 위에 삽입하는 욕창방석이나 다른 장치
	18 10 09	팔 지지대(Arm supports)	• 팔 전체나 한 쪽 팔을 지지하는 장치
	18 10 12	머리 및 목 지지대	• 의자 또는 좌석에 탈부착하거나 고정되어 있는 머리 지지대, 목 지지대 및 욕창방석 등이 포함
	18 10 15	다리 및 발 지지대	• 의자 또는 좌석에 부착 또는 고정되어 있는 다리 지지대, 발 지지대, 발판과 내전 방지 봉, 외전방지 패드, 무릎 분리대 등이 포함
	18 10 18	몸통 및 골반 지지대	• 착석 시 어깨, 몸통, 엉덩이와 골반을 안정적으로 고정시켜주거나 지지할 수 있도록 의자나 좌석에 부착 또는 고정되어 있는 장치
	18 10 21	서기, 앉기 보조용 욕창방석 또는 장치가 부착된 좌석	
	18 10 24	의자 장착형 랩트레이 및 탁자	• 물건을 올려두거나 다양한 활동을 할 수 있도록 평평한 표면으로 되어 있으며, 앉은 사람의 무릎 위에 두거나 의자 및 휠체어 팔 받침대에 부착하여 사용할 수 있는 보조기구
욕창 예방용 보조 기구	04 33 03	욕창방지 방석 및 커버	• 엉덩이 부위에 과도하게 가해지는 압력을 고르게 분산시켜 피부 보호 및 욕창을 예방해주는 제품
	04 33 04	욕창 예방용 등받이 및 패드	• 등 부위에 과도하게 가해지는 압력을 재분배하는 장치
	04 33 06	와상용 욕창 예방 보조기구	• 장시간 누워있는 상태에서 발생할 수 있는 욕창을 예방하기 위해 압력을 고르게 분산시켜 피부 보호 및 욕창을 예방해주는 제품, 욕창 예방 매트리스와 욕창 예방 침대 등을 포함
	04 33 09	욕창 예방용 특수장비	• 특정한 신체 부위에 가해지는 과도한 압력을 평가하고 감지하는 장치로 피부 보호용 경보장치 등이 포함

(1) 기립자세유지 보조기기

① 기립자세유지 보조기기는 다리와 몸통 기능장애로 인해 선 자세의 유지가 어려운 경우에 선 자세를 지지하고 유지해주는 보조기기이다. 선 자세는 보다 먼 거리까지 시야를 확보해주고, 허리를 곧게 펼 기회를 제공하여 원활한 호흡을 가능하게 하며 양팔의 원활한 기능을 가능하게 한다. 기립자세유지 보조기기는 장애

로 인하여 다리 운동을 필요로 하는 장애인에게 적용되며 단순한 기립 이외에도 기립이 불가능한 사용자의 조기 훈련용으로 활용되어 운동감각의 증가 및 기립의 어려움으로 발생할 수 있는 이차적인 합병증을 예방할 수 있다. 기립자세유지 보조기기는 뼈엉성증 예방, 방광염 감소, 하지경련 감소 등의 긍정적인 영향이 있다. 또한, 기립자세유지 보조기기는 사용자가 기립자세를 취함으로써 주변사람들과 눈높이를 맞출 수 있고, 높은 위치에 있는 물체에 접근할 수 있다는 기능적인 장점들이 사용자에게 심리적인 안정을 준다.

② 기립자세유지 보조기기 사용 시 주의사항은 관절이 굽힘 구축되어 있는 상태에서 사용을 금지하고 심장 및 호흡, 순환계통의 문제가 있는 장애인의 경우에는 혈압, 심박수, 기립성 저혈압의 징후를 보일 수 있으니 기립상태일 때 항상 확인을 해주어야 한다. 보조기기 사용 전에 사용방법 및 주의사항을 충분히 숙지하고 제품의 브레이크, 바퀴, 좌석 면 및 기타부분의 이상 여부를 필히 확인하여야 한다. 바닥 표면이 고르지 않거나 경사진 공간에서는 사용을 최대한 금지하고 기립자세에서 기기를 이동하여서는 안 된다. 또한, 임의로 제품의 분해 또는 개조는 금지하고 있으며 주기적으로 점검하여 파손, 분실 및 마모 등의 상태를 확인하며 만약 이상이 있을 경우에는 구매처를 통한 유지보수를 실시하고 정기적으로 관리해야 한다. 기립자세유지 보조기기의 사용은 기립성 저혈압, 자세조절, 기립자세 가능 운동범위 등을 고려하여서 기타 임상전문가의 세심한 도움을 받아야 한다.

③ 기립자세유지 보조기기는 전방기립훈련기와 후방기립훈련기로 구분한다. 전방기립훈련기는 몸을 앞으로 기대어 사용하는 목재형 기립훈련기로서, 지체장애, 뇌병변 장애 및 하지 기능의 제한으로 기립훈련이 필요하며, 머리 조절 및 약간의 상체 조절이 가능한 자에게 처방한다. 후방기립훈련기는 지체장애, 뇌병변장애 및 하지 기능의 제한으로 기립훈련이 필요하며 머리와 상체를 스스로 조절하기 어려운 자에게 처방한다.

[표 3-5] 기립자세유지 보조기기

유형	구분	내용
전방기립 훈련기	대상	• 머리 조절 및 약간의 상체 조절이 가능하나, 다리 근력이 약한 자 • 독립적인 기립을 할 수 없고 무릎관절, 엉덩관절, 몸통 등의 지지가 필요한 자
	기기 제원	• 맞춤형 주문 제작

	기기 특징	• 스탠더를 눕힌 후, 사용자를 엎드리게 한 상태에서 각도 조절이 가능 • 가슴 높이와 발판의 높이를 신체에 맞게 조절 가능 • 각도 조절이 가능한 랩보드를 가슴판에 장착 가능
	사용방법	• 풋 브레이크로 스탠더를 고정한 후 → 사용 대상자에 맞게 높이를 조절 후 → 스탠더를 각도 조절함 → 고정을 위해 사용자에 맞게 패드, 벨트, 너비 조절함
후방기립 자세 유지 보조기기	대상	• 머리와 몸통을 스스로 조절하기 어려워 머리와 등을 지지해 주어야 안정적인 기립이 가능한 자
	기기 제원	• 맞춤형 주문 제작
	기기 특징	• 스탠더를 수평 쪽으로 조절하여 사용자가 누운 상태에서 각도 조절이 가능 • 가슴 높이와 발판의 높이를 신체에 맞게 조절 가능 • 각도 조절이 가능한 랩보드를 가슴판에 장착 가능
	사용방법	• 스탠더를 수평 상태로 조절한 후 → 편하게 엎드린 상태에서 벨트를 채운 후 각도를 조절 후 → 가슴판과 발판으로 대상자의 신체에 맞게 조절함

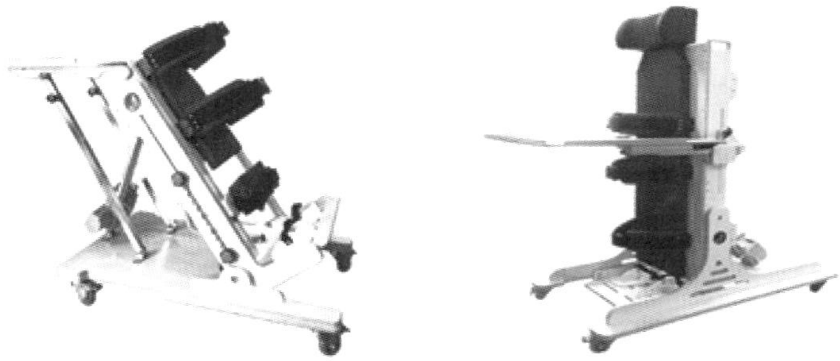

a. 전방지지형　　　b. 후방지지형

[그림 3-12] 기립자세유지 보조기기

(2) 앉은자세유지 보조기기

① 앉은자세유지 보조기기는 특별한 지지 없이는 휠체어를 포함하여 바닥, 의자, 카시트 등에서 안정적인 자세를 취할 수 없는 장애인에게 올바른 자세를 유지시켜 주기 위해 제공되는 보조기기이다. 개인의 특성을 고려하여 제작하는 경우가 대부분이다. 앉은자세유지 보조기기는 안정적인 자세를 제공하여 다양한 환경에

서 자기보호, 일 터 혹은 학교, 놀이 또는 여가 등의 활동에 필요한 개인의 능력을 높여줌으로써 기능적인 향상을 유도할 수 있다.

② 올바른 앉기자세를 유지하려면 머리와 몸통 굽힘근과 폄근의 근력, 자세 이상을 일으키는 이상반사 패턴, 척추 옆굽음증, 척추 앞굽음증, 척추 뒤굽음증, 엉덩관절 탈구, 엉덩관절 모음변형, 엉덩관절 벌림변형, 머리와 팔다리의 불수의 운동 등을 평가하여 앉기 균형에 영향을 미칠 수 있는 원인과 요인을 파악해야 한다.
앉은자세 유지에서 가장 기본이 되는 신체부위는 골반으로, 골반의 중립을 유지하는 것이 좋은 앉기자세를 유지하는데 중요하다. 즉, 착석시스템을 이용하여 자세 안정성을 확보하기 위해서는 먼저 안정적인 좌석면(stable sitting base)이 마련되어야 하는데, 맞춤좌석, 패드, 스트랩, 벨트, 바를 이용하여 상황에 따라 골반과 다리의 안정성을 제공할 수 있어야 한다. 자세유지 기구를 이용하는 사람이 마른 체형일 경우에는 뼈가 돌출된 경우가 많아서 피부에 자극을 감소할 수 있는 커버를 사용하여야 한다. 또한, 독립적인 신변 처리가 어려운 사용자는 소변이 좌석에 흘러도 흡수가 되지 않도록 플라스틱 재질, 방수커버가 필요하다.

③ 적절한 머리조절을 위해서 골반, 몸통과 어깨부위가 적절하게 조절된 안정적인 자세유지가 선행되어야 한다. 목의 젖힘은 측면패드, 가슴벨트를 이용하여 안정적인 척추배열을 만들어 어깨가 뒤쪽으로 위치하지 않도록 잡아주고 머리받침대를 배치하여 조절한다. 머리의 움직임 조절 및 정렬을 유지할 수 없으면 등받이에 높은 지지대를 부착하여 머리를 지지해 줄 수 있다. 심한 머리굽힘이나 폄은 머리지지대와 함께 머리를 고정할 수 있는 스트랩이나 벨트를 적용한다. 머리받침대는 사용자의 상황에 따라 머리정렬 위치에 적절히 탈착될 수 있는 것이 좋으며, 신체활동이 가변적 환경에 적용할 수 있도록 높이와 각도 조절이 되는 것이 바람직하다.

④ 앉은 자세에서 팔의 기능적인 활동을 유도하고 원활한 호흡과 소화를 위하여, 좌우 대칭으로 몸통의 중심을 유지하는 것이 중요하다. 사용자가 척추 옆굽음증이 있는 경우 측면 지지대를 사용한다. 측면 지지대는 '삼점압 원리'를 이용하여 몸통을 정렬하는데, 옆굽음증으로 볼록한 면의 가장 꼭대기 굽어진 부위에 1개의 측면 지지대를 부착하고, 오목한 부위의 위와 아래에 2개의 측면 지지대를 부착한다. 측면지지대를 적용할 때 주의사항은 겨드랑이를 압박하지 않고 팔 운동을 방해하지 않는 부위에 위치시켜야 한다.
척추 옆굽음증과 더불어 척추 앞굽음증이 흔히 나타나는데, 이것은 가슴벨트를

사용하여 조절한다. 척추 앞굽음증에 적용하는 가슴벨트는 모양에 따라 'H자형,' 'X자형,' '조끼형,' '일자형' 등 다양한 종류가 있으며 사용자의 신체조건에 맞게 적절한 유형을 선택하여 적용한다. 또한 휠체어에 랩보드를 장착하여 팔의 활동성과 몸통의 안정성을 지지할 수 있다. 등받이는 너무 낮게 적용하면 몸통의 지지면이 낮아져 안정성이 떨어지고, 너무 높은 경우에는 팔 운동을 제한할 수 있어서 사용자의 몸통중립 유지상태와 팔 조절능력을 파악하여 적절한 높이를 선택하는 것이 중요하다.

⑤ 골반은 앞기울임(anterior tilt)과 뒤기울임(posterior tilt)이 쉽게 발생하는데, 앞기울임은 좌석벨트를 골반의 윗부분에 위치시켜서 골반의 윗부분을 좌석의 뒷방향으로 당겨서 골반을 중립위치로 만들어 주거나, 벨트를 앞위엉덩가시(anterior superior iliac spine) 부분에 매어 앞으로 경사진 골반을 중립위치로 당겨준다. 골반을 수동적으로 움직일 수 있는 상태에서 뒤기울임이 있으면 허리척추 지지대, 골반 벨트, 무릎블록(kneeblock) 등을 사용하여 골반을 앞으로 당겨서 골반 중립위를 만들어준다.

⑥ 자세 및 착석에 영향을 미치는 엉덩관절 문제는 주로 폄근 과긴장, 관절가동범위 제한, 불수의적 움직임, 볼기근 비대칭, 엉덩관절 탈구와 같은 변형이다. 엉덩관절에서 폄근 과긴장을 조절하기 위해서는 앉은 자세에서 골반의 위치를 중립위로 만들어주고, 전방웨지를 사용하여 엉덩관절 굽힘 90° 이상 되도록 한다.

엉덩관절의 비대칭 모음이 있는 경우, 모음방지 패드를 허벅지 안쪽 길이를 중심으로 1/3 정도 길이로 제작하여 두릎 사이에 넣어주어 대칭적 중립자세를 유지하도록 도와준다. 모음방지 패드는 엉덩관절 자세정렬을 유지해주는 역할을 하기 위해 제공하는 것으로, 골반을 안정시키기 위해서는 스트랩이나 벨트를 함께 사용하여야 한다. 엉덩관절이 벌림된 경우 외전방지 패드를 사용한다.

⑦ 무릎관절 굽힘구축이 90° 이상이면, 휠체어 앞바퀴인 캐스터 또는 프레임의 접촉으로 인해 좌석 밑에 걸려 손상될 수 있다. 이러한 문제를 해결하기 위해 발받침대와 종아리받침대를 사용하여 다리에 안정성을 제공한다. 무릎관절 폄근 구축이 있는 경우에는 높이 조절이 되는 발받침대를 사용한다.

⑧ 발목관절 폄근 과긴장, 발과 발목관절의 불수의 운동 발의 변형 등이 있으면 발받침대를 사용한다. 발꿈치 고리, 발가락 스트랩, 45°각도의 발목 스트랩, 8자 스트랩 등을 적용하여 발을 안정시킨다. 다리의 폄근 긴장도가 두드러지게 나타날 때, 발목 스트랩과 발을 약간 발등 굽힘한 채로 체중을 발뒤꿈치 쪽으로 이동

하여서 폄근의 긴장도를 감소시킬 수 있다.

⑨ 책상, 앉기자세 지지의자, 이너, 자세유지용 기기

책상은 신체적 특성에 맞게 경사를 조절하여 편안하고 올바른 자세로 독서 및 학습이 가능하다. 팔 기능이 부족하거나 휠체어를 사용하여 기존의 테이블을 사용하기 어려운 경우나 몸통의 기능제한이 있거나 다리기능에 장애가 있어 작업 시 기존 책상을 사용하기 어려워 특수 제작된 책상이 필요할 때 사용한다.

몰딩형 자세유지 장치는 연령 및 신체 사이즈를 고려하여 미리 제작되어 착용하는 보조기로 신체구축과 변형으로 올바른 자세가 어려울 때 사용한다. 특수자세 유지용 기기는 자세를 올바르게 지지하기 위해 등받이가 코너 형태로 되어 있고, 몸통과 골반을 지지할 수 있는 벨트가 있어 안정적인 앉기 자세 유지가 가능하여 자세를 유지하기 어려워 신체변형이 예상되거나 변형이 된 경우 사용한다.

조립식 자세유지장치는 모듈형 자세유지기구로 장애특성 및 신체 사이즈에 맞게 조절이 가능하며, 바른 자세를 유지할 수 있도록 도와주는 맞춤 시스템으로 신체구축 및 변형으로 올바른 자세를 유지하기 어려운 경우 사용한다.

[표 3-6] 앉기자세 유지 보조기기, 책상

유형	내용
높낮이 조절 책상	• 높낮이 및 상판의 기울기를 조정하여 사용자의 체형에 맞게 이용 가능한 책상 • 기기 제원 : 주문제작 가능 • 기기 특징 : 35°까지 상판조절 가능 • 사용방법 : 상판각도조절, 높이조절
좌식 높낮이 조절 책상	• 대상 : 다리 근육강직과 경직이 높아 불수의 운동이 빈번하게 나타나는 자 • 기기 제원 : 상판 60×50cm/높이 25~36cm, 바퀴장착가능 • 상판의 각도를 위로 조절하여 책 읽기 등의 활동을 지원하며, 책 등이 미끄러지지 않도록 고정 막대를 옮겨서 조정 가능 • 20°까지 각도 조절 가능 • 사용방법 : 고정막대 이동, 상판각도 조절, 높이 조절
높낮이 조절 전동책상	• 앉은 자세와 선 자세로 사용 가능 • 원터치로 조작이 쉬움 • 본체작동버튼, 유선리모컨, 무선리모컨 3가지 타입의 작동방식

[표 3-7] 앉기자세 유지 보조기기, 의자

유형	내용
신체지지 의자	• 몸을 가누기 불편한 자 • 의자와 등받이 각도는 90°이고 엉덩이 고정 벨트는 45°로 H형 벨트로 고정 가능 • 세척과 오물제거가 쉬움 • 인체 곡선을 따라 만들어진 안쪽면은 허리척추와 엉덩관절의 바른 자세 가능하게 하여 골반 안정성을 증가시키기 위한 밀림방지 시트로 되어 있음 • 받침대를 사용하면 30°에서 90°사이의 어느 각도나 자유롭게 유지시킬 수 있음 • 사용방법은 받침대에 자세지지용 의자를 부착시키고, 착석 시킨 후 자세를 정렬하고, 벨트로 고정함
코너 의자	• 대상은 스스로 올바른 자세를 앉기 힘든 아동 및 청소년 • 소근육 운동 발달을 위해 머리와 상체의 조절을 촉진할 수 있는 디자인 • 어깨, 골반, 가슴을 고정시켜 팔의 움직임을 도움 • 다리가 펴진 상태를 유지시키고 폄근이 이완시킴 • 바닥이 넓게 제작되어 사용 도중 의자가 움직이는 것을 예방 • 다리 사이의 블록이 트레이를 지지해 주며, 트레이는 착탈형식으로 상판을 30°까지 각도 조절 가능
다기능조절 의자	• 대상은 장애로 인한 이차적인 변형의 위험이 적은 경증 지체장애, 뇌병변장애 • 학교 책상 등 사용 환경에 맞게 맞춤형으로 제작 가능 • 다양한 옵션(팔받침, 발받침, 머리받침, 랩보드, 손잡이, 벨트) 장착 가능 • 앉은 키에 따라 사이즈 선택 가능 • 등받이 리클라이닝 기능을 통해 사용자에게 편안함 제공 • 학교 책상 등 사용 환경에 맞게 맞춤형으로 제작 가능 • 바퀴가 부착되어 있어 이동 시 편리하며 탈부착 가능 • 사용방법은 등판의 높낮이, 발판의 높낮이, 발받침과 팔받침의 높이, 좌판 앞뒤 조작을 조절
모듈형 앉기자세 유지 장치	• 대상은 휠체어, 의자 등을 장시간 사용하고 2차적 변형의 가능성이 있는 자 • 몸통은 등받이, 좌석, 램핑욕창방석, 가슴지지대, 가슴벨트, 허리받침대, 골반지지대, 골반벨트, 폼멜, 욕창방석, 매쉬시트로 구성 • 머리는 머리받침대, 팔은 팔지지대와 랩트레이, 무릎벨트, 발지지대, 샌달로 구성 • 휠체어에 장착하여 사용 • 몸통 및 골반 지지대, 머리 및 목 지지대, 팔 지지대 및 랩 트레이, 다리 및 발 지지대로 구성되어 있으며, 몸의 일부를 스스로 지지할 수 있다면 그 부분을 제외하고 지지대의 일부만 선택하여 사용 가능
틸팅형 의자	• 대상은 휠체어, 의자 등을 장시간 사용하고 이차적 변형의 가능성이 있는 자 • 핀방식 사용으로 간편하게 틸팅 조작 • 머리받침대 높이, 깊이 조절, 시트 깊이, 시트폭 조절 • 팔받이 높이 조절, 발판 높이, 각도 조절, 등판 각도 조절 • 랩보드 착탈에 핀 방식 적용

모듈형 맞춤 의자	• 대상은 신체가 성장 중이거나 이차적 변형의 가능성이 있는 자 • 사용 신장 약 85~130cm, 제품무게 20kg, 최대하중 50kg • 신체발달과 제약을 고려하여 조절이 가능 • 틸팅 및 리클라이닝 기능으로 뻗침과 구축 현상에 즉각적으로 대응 가능 • 랩보드를 이용하여 자세 유지와 동시에 놀이 및 학습이 가능 • 하단부 바퀴로 이동이 용이 • 사용방법은 몸통과 골반 벨트의 길이를 조정하여 몸을 고정하고, 팔과 발, 다리 받침대 높이와 각도를 조절하고, 머리 받침을 전후, 위아래로 조절하고, 등받이 각도를 조절

[표 3-8] 앉기자세 유지 보조기기, 이너

유형	내용
수작업 이너	• 대상은 휠체어, 의자 등을 장시간 사용하고 2차적 변형의 가능성이 있는 자 • 몸통 및 골반 지지대, 머리 및 목 지지대, 팔 지지대 및 랩 트레이, 다리 및 발 지지대 • 이너 제작자의 감각으로 등 · 좌석판을 깎아내어 만드는 방식으로 제작 • 제작기간이 짧으며 맞춤에 비해 저렴하며 부품호환으로 A/S 용이 • 보정 후의 자세안정을 위해 신체 부분별로 일정한 지지력을 구비하기 어려움 • 사용방법은 사용자의 성장 및 자세변형으로 인해 적절한 좌석 지지를 하지 못하는 상황인 경우 적절한 크기의 부품으로 교체가 필요
체형복제 이너	• 대상은 휠체어, 의자 등 장시간 사용하고 2차적 변형의 가능성이 있는 자 • 맞춤형 제작 • 사용자의 장애유형과 신체조건, 기능에 맞게 성형 • 욕창방석의 강도 조절 가능 • 폴리우레탄 시스템을 활용하여 완벽한 체형 복제 가능 • 제작 기간이 길고 사용과정에서 신체에 변화가 생길 경우 즉각적인 보정이 어려움

2) 압력조절

자세조절 및 착석과 관련하여 중요하게 고려해야 할 사항 중 하나가 압력관리를 통한 욕창예방이다. 욕창은 신체의 특정부위에 압력이 분산되지 않은 채 지속적으로 발생하여 연부조직의 손상을 야기하는 것이다. 일반적으로 욕창은 엉치뼈, 꼬리뼈, 복사뼈, 뒤꿈치와 같은 뼈 돌출부에 발생한다. 비대칭적 자세와 자세변형은 착석면과 볼기근 사이의 압력분산에 영향을 미치며 잠재적으로 피부손상을 야기할 수 있다. 욕창 발생 위험이 높은 두가지 앉은 자세는 골반기울임과 엉치뼈 착석자세이다. 골반기울임은 궁둥뼈결절 아래와 넙다리큰돌기 아래 뒤쪽에 압력 및 전단력을 증가시킨다. 착석 시 엉덩관절 굽힘근이나 폄근 단축으로 발생하는 허리척추 앞굽이 감소현상도 위험요인으로 작용한다. 엉치뼈 착석자세는 엉치뼈와 꼬리뼈 부위에 강한 압력으로 작용하여 욕창의 위험요인이 된다.

(1) 욕창방석 재료의 특성

압력조절의 재료 특성은 밀도, 경도, 탄성, 완충성, 포괄성 등이다. 밀도는 무게와 부피의 비율이다. 일반적으로 밀도가 클수록 내구성이 좋은 것을 말한다. 경도는 부하를 견디는 정도를 말하며, 경도가 높을수록 착석 시 바닥에 닿아 좌석압력을 증가시키고 조직손상을 일으킨다. 탄성은 부하가 제거되고 난 후 원래 형태로 복귀하려는 재료의 기본성질로 적용된 부하에 맞게 형태를 조절하려는 능력을 말한다. 단기탄성은 부하가 제거되면 즉시 회복되지만, 장기탄성은 부하가 제거되어도 형태 복구에 하루 이상의 시간이 소요된다. 완충성은 충격을 부드럽게 흡수하는 능력을 말하며, 떨어진 물체가 다시 튕겨 나가지 않고 그대로 재료 안으로 가라앉는 성질을 말한다. 완충성은 욕창방석의 충격흡수와 관련이 있다. 포괄성은 사람이 욕창방석에 앉았을 때 엉덩이를 둘러싸는 정도를 말하며 적절한 포괄성이 안정성을 증가시키고 압력을 완화시킨다.

(2) 욕창방석의 구분

착석 시 압력을 완전히 제거하는 것은 불가능하기 때문에 욕창 발생을 최소화하기 위하여 관리하는 것이 최선이다. 압력관리를 위한 착석기술은 욕창방석의 재질과 디자인에 따른 관리로 구분할 수 있다. 욕창방석의 재질은 액체부양, 폼, 대체 압력장치로 분류하며, 욕창방석의 디자인은 평면형 시스템과 윤곽형 시스템으로 구분한다.

[표 3-9] 욕창방석의 구분

구분		내용
부양성 욕창방석	공기 충전식	• 공기를 유지하기 위한 봉합된 저장소로 구성됨 • 공기저장소는 전체 순환형과 개별 구획 안에 공기 흐름을 제한하는 윤곽형이 있음 • 단기탄력성과 장기탄력성이 좋음 • 과도한 팽창은 엉덩이를 감싸지 않아서 뼈돌기에 압력을 증가시키고 착석 시 안정성을 떨어뜨림 • 재질이 가볍고 내구성이 좋음
	엘라스토머 겔	• 막을 포함한 엘라스토머 겔이 공기처럼 압력을 착석면에 균등하게 해주는 역할을 함 • 공기 충전식보다 안정적인 기본체를 제공 • 포괄성이 떨어지고 탄성이 낮음
	물 충전식	• 물을 채운 방식 • 물의 낮은 점성 때문에 높은 포괄성과 단기 탄력성을 가짐 • 일반적으로 방석이 무거우며 구멍이 생길 경우 사용하지 못함

	점성액체 충전식	• 물과 엘라스토머 겔 중간 정도의 점성 액체로 충전된 욕창 방석 • 엘마스토머 겔보다 흡수성이 높고, 훌륭한 완충성을 제공하지만, 탄력성이 떨어짐 • 포괄성이 탁월함
폼 욕창방석	평면형	• 평평한 블록 형태의 욕창방석 • 압력분산과 자세관리를 위해 필요부분을 잘라내거나 쌓아 올리는 방식으로 적용
	표준 윤곽형	• 착석면을 교차하는 압력을 분산시키는 폴리우레탄 폼을 주입한 기본 주형을 사용하는 욕창방석 • 욕창 발생 위험도가 적은 사람에게 적합하며 맞춤 윤곽형보다 저렴
	맞춤 윤곽형	• 신체형태에 맞게 맞춤 제작하는 욕창방석 • 진공형성법이나 좌석 윤곽측정시스템을 이용하고, 폼인플레이스 방식으로 단단한 삼면과 사면에 고무막 용기를 사용함 • 폼의 밀도가 균일하여 평면유형의 재질보다 전단력에 의한 스트레스를 덜 받음
대체압력 욕창방석		• 간헐적 압력 경감 원리를 이용하여 개별 엘라스토머 주머니를 개별적 또는 집단으로 팽창시키는 욕창방석 • 압력펌프를 이용하여 1/3씩 팽창시키고 수축시키는 방법으로 압력을 경감시키며, 압력 펌프를 멈추면 일반 공기 충전식 욕창방석으로 사용 가능
혼합형 욕창방석		• 겔, 점성액, 공기 등을 삽입하는 폐쇄형 셀 폼형식의 욕창방석 • 표준 윤곽형 고밀도 폼 기본체와 겔 충전식 패드로 구성하는 것이 일반적

3) 편안한 착석

편안한 착석이 필요한 대상으로는 (1) 착석이 불편하고 통증이 있는 휠체어 사용자, 근위축성가쪽경화증 환자, 다발성경화증 환자, (2) 노인, (3) 허리통증으로 인해 일상생활이 불편한 자로 구분할 수 있다. 착석이 불편하면 독립적인 일상생활동작 수행능력이 감소한다.

(1) 착석이 불편하고 통증이 있는 휠체어 사용자를 위한 편안한 착석

휠체어 사용자가 불편한 착석으로 드는 이유는, 통증과 불편을 일으키는 좌석 쿠션, 피로, 불편한 머리받침과 가슴 지지대, 휠체어 좌석에서 미끄러짐, 부적합한 보조기기로 인한 잘못된 자세 등을 들 수 있다. 이런 경우에 그들의 욕구를 잘 충족시킬 수 있는 동적 착석기기를 적용하는 것이 바람직하다. 궁극적으로 동적 착석기기에 대한 개발이 지속되고, 불편함을 경감시키고, 더 오랜 시간 일상생활에 참여할 수 있도록 하여야 한다.

(2) 노인을 위한 편안한 착석

노인은 뇌졸중, 치매, 파킨슨병과 같은 중추신경계질환과 엉덩관절 골절, 구축 및 관절염과 같은 근육뼈대계질환으로 가동성이 감소하고 앉아서 지내는 시간이 증가한다. 노인을 위한 편안한 착석관리는 보행가능, 이동가능 & 보행불가, 의존적 이동 등의 이동성 수준으로 구분하여야 한다.

① 전형적으로 독립보행이 가능하거나 지팡이 및 목발 보행이 가능한 노인에게 고정형 라운지 의자를 적용한다. 즉 독립적인 이동성이 보장되어 형태에 상관없이 의자를 사용할 수 있는 노인에게 적합한 것이다. 고정형 라운지 의자는 좌석의 높이, 깊이, 각도와 팔걸이의 종류, 의자 등받이에 따라 큰 차이가 있을 수 있다. 너무 낮은 의자나 좌석의 깊이가 깊은 의자는 일어나기가 어렵다. 일반적으로 등받이는 어깨높이까지 오는 것을 선호하며 측면지지와 함께 윤곽형 등받이를 선호한다. 팔걸이는 사람이 좌석 앞으로 쏠리는 것을 방지하기 때문에 적당한 높이에서 제공하는 것이 바람직하다.

② 일반적으로 보행이 불가능하나 독립적으로 휠체어를 추진할 수 있는 노인에게 자가 추진용휠체어를 처방한다. 이 기기는 추진과 접이 용이성, 편안함, 좌석면에서 안전하게 이동할 수 있다. 견고하고 평평하게 패딩된 욕창방석을 제공하거나 윤곽형 욕창방석을 제공하는 것은 착석자세, 압력분산 및 더욱 편안한 자세를 유지하는데 기여한다.

③ 독립적으로 추진할 수 있는 휠체어가 필요 없거나 사용이 불가능한 경우에 적용한다. 일반적으로 이런 의자를 제리(Geri) 혹은 뇌졸중의자라고 하는데, 간단한 의자처럼 보이지만 작은바퀴가 달려있어서 보조자가 움직일 수 있다.

[표 3-10] 노인의 편안한 착석을 위한 의자와 사용자 유형

사용자 유형	의자 유형	성취되어야 할 요소
보행가능	고정라운지 의자	앉기, 서기의 용이성, 편안함, 건강한 자세
이동가능, 보행 불가능	자가추진식 의자	추진의 용이성, 편안함, 안정한 이동
의존 이동	움직임, 눕힘 가능한 라운지 의자	편안함과 지지, 쉬운 이동

(3) 허리통증으로 인해 일상생활이 불편한 자를 위한 편안한 착석

일반적으로 사무실에 근무하는 노동자들은 장시간 앉은 자세로 인하여 불편함과 허

리통증을 경험한다. 사무실 사용자를 위한 편안한 착석은 팔걸이, 등받이, 의자높이, 좌석 등으로 구분하여 고려해볼 필요가 있다.

[표 3-11] 허리통증으로 불편한 근로자를 위한 편안한 착석 ABCs

구분	내용
팔걸이(arm rest)	• 의자는 조정 가능한 팔걸이가 있어야 함 • 팔걸이는 사용자가 일하는 동안 양쪽 아래팔을 지지해 주어야 하며 움직임을 방해해서는 안됨 • 팔걸이는 팔걸이에 팔을 놓았을 때 어깨가 굽거나 올라가지 않고, 자연스럽게 힘을 빼고 있을 수 있도록 올바르게 그 높이가 조정되어야 함
등받이(back rest)	• 등받이의 높이는 사용자의 체간에 충분한 지지를 제공해야 함 • 의자 등받이의 각도는 100°~110° 사이로 사용자의 체간을 지지할 수 있도록 해야 함 • 의자의 등받이는 사용자의 체형과 사이즈에 따라 적절한 부분에 적절한 허리 척추 지지가 되어야 하며 조정가능한 제품이 있다면 최상의 위치를 찾을 수 있도록 그 제품을 사용하고 사용이 어려운 경우에는 수건이나 쿠션을 말아서 허리하부를 지지하도록 함
의자높이 (chair height)	• 의자의 높이는 의자 좌석보다 사람의 무릎을 약간 높은 곳에 위치시키고 발이 땅에 평평하게 높여있거나 발판과 같은 단단한 곳에 놓일 수 있도록 올바르게 조절하여야 함 • 양 다리와 발이 책상 아래에 편안하게 있을 수 있도록 의자와 책상 사이에 충분한 공간을 두어 의자 높이를 조정해야 함
좌석(seat)	• 좌석판은 개인에게 맞는 것을 사용하며 너무 작거나 커서는 안됨 • 좌석판의 앞부분은 둥근 폭포 모양의 모서리로 사용자의 무릎을 찌르는 형태가 되어서는 안됨 • 각도조절이 가능한 좌석판은 다양한 자세에서 적절한 지지를 위해 사용자가 좌석의 기울기를 조정하는 것을 가능하게 하여 바람직함

4) 기타 : 좌석승강시스템

좌석승강시스템은 전동휠체어에서 사용하는 것으로, 높은 위치의 물체에 다다르거나 타인과 눈높이를 맞출 때 유용하다. 또한 낮은 좌석에서 사용자를 세우거나 이동시키기 어려운 경우에도 도움을 줄 수 있는 방법이다. 사용자의 안전을 최우선으로 하여야 하고 효과적으로 구동할 수 있는 사용자에게 처방한다. 이동을 위하여 미끄럼판 등을 사용할 때는 좌석을 아래로 내리는 것이 가능하다.

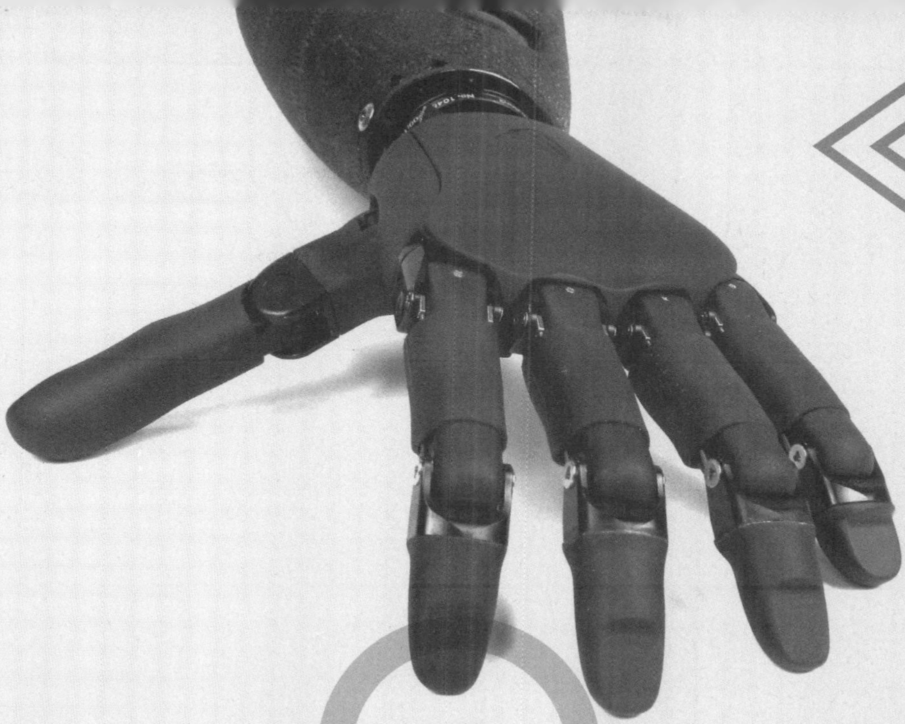

4

이동 및 운전

1. 이동 및 운전 보조기기 관련 국내 지원제도
2. 이동
3. 휠체어
4. 운전

제4장

이동 및 운전

이동은 개인이 일상생활, 직업과 여가 활동 등을 수행하는 데 반드시 필요한 요소이다. 세계보건기구의 국제 기능 · 장애 · 건강 분류(이하, ICF)에서 이동은 활동과 참여의 구성요소 영역에 포함된다(세계보건기구, 2016). 작업치료실행체계(OTPF)는 이동을 두 가지로 구분한다. 일상생활과 관련된 기능적 이동(functional mobility)과 수단적 일상생활과 관련된 지역사회 이동(community mobility)이다. 지역사회 이동은 걷거나 휠체어를 타거나 운전, 자전거, 버스 등의 교통수단을 타고 지역사회에서 움직이는 것을 말한다(Pierce, 2014). 장애나 노화 등으로 인해 스스로 이동하기가 어려워질 수 있고 이동이 필요한 활동과 참여에 제한이 발생된다. 이동의 어려움은 독립적인 일상생활과 부모, 배우자, 친구나 직장인 등의 역할 수행과 사회참여를 제한하고 궁극적으로 삶의 질을 저하시키는 요인이 된다. 다양한 휠체어를 이용하여 학업, 여가 등의 활동이 가능하고 이는 장애인의 사회참여를 높이게 된다.

이동을 위한 보조기기를 사용하는 사람들은 지속적으로 증가하고 있다. 이는 고령화와 비만 인구 및 보행 어려움이 있는 장애인의 증가와 관련 있다(오길승 등, 2014). 이동 보조기기 사용자의 이동 기능적 한계는 다양하게 나타난다. 이동 기능적 한계와 개인의 생애 주기와 프로필, 질환 특성, 배경 요소 등의 여러 요인을 포괄적으로 평가하여 이동 보조기기를 선택하여야 한다. 오늘날 독립적이고 생산적인 삶은 자신에게 필요한 이동을 실현하는 능력에 달려 있다. 세계 보건기구는 ICF에서 '손상으로 인한 장애는 사회적 제한으로 연결되므로 의학적으로 손상을 회복시키는 것이 중요하다.'는 기존의 개념을 수정하였다(세계보건기구, 2016). 따라서, 이동 및 운전에 대한 보조공학 평가와 중재는 사용자와 활동, 환경을 포괄하는 접근이 이루어져야 한다.

이동의 개념과 방법이 광범위하지만 이 장에서는 휠체어를 포함한 바퀴 달린 이동 시스템(wheeled mobility)을 이용한 일상 및 지역사회 이동과 운전 재활을 중심으로 기술하겠다.

1. 이동 및 운전 보조기기 관련 국내 지원제도

이동 및 운전과 관련된 보조기기는 5가지 제도를 통해 지원된다. 장애인 보장구 급여비 지원사업(국민건강보험법)은 건강보험대상자 및 의료급여수급권자 중 등록 장애인에게 보장구의 구입 비용을 지원한다. 장애인 보조기기 교부사업(장애인복지법)은 국민기초생활보장법상 기초생활수급자 및 차상위 계층의 등록 장애인에게 보조기기를 교부한다. 복지용구 지원사업(국민건강보험법 노인장기요양보험)에서 65세 이상 노인 또는 65세 미만의 노인성 질병 환자로서 장기요양 등급을 판정받은 사람은 복지용구의 구입 및 대여 비용을 지원받을 수 있다. 재활보조기기 지원사업(고용노동부 산재보험)은 산재보험 가입자, 산업재해 장애인에게 일반 재활보조기기 및 직무지원형 재활보조기기를 지원한다. 보조공학기기 지원사업(고용노동부 장애인고용)에서 장애인 근로자, 장애인을 고용하는 사업주는 차량용 보조공학기기를 지원받을 수 있다.

1) 장애인 보장구 급여비 지원(국민건강보험법)

(1) 지원 대상

건강보험대상자 및 의료급여수급권자 중 등록 장애인

(2) 지원 내용

① **지원형태** : 현금

② **건강보험대상자 등록 장애인** : 보험급여대상 품목의 기준액 및 실구입금액 중 최저금액의 90%, 기준액 초과시 기준액의 90%에 해당하는 금액을 지원한다. 단, 차상위 1, 2종(희귀난치성질환자, 만성질환자 및 18세미만 아동) 대상자는 100%(전액)

지원받을 수 있다.

③ **의료급여대상 등록 장애인** : 의료급여대상 품목의 급여 기준액 범위 내에서 전액지원한다. 단, 전동휠체어 · 전동스쿠터 · 자세브조용구는 기준액, 고시액, 실구입가액 중 낮은 금액의 100%를 의료급여 기금에서 부담한다.

④ **지원 품목** : 전체 25종 87 품목 및 소모품에서 이동 및 운전과 관련한 보조기기는 지팡이, 목발, 지지워커, 수동휠체어(일반형), 수동휠체어(활동형), 수동휠체어(틸팅형), 전동휠체어, 전동스쿠터, 전동휠체어 및 전동스쿠터용 전지, 이동식 전동리프트 등이 포함된다.

(3) 이용 방법

① **신청** : 국민건강보험공단 지사의 장애인보장구 담당부서에 방문이나 우편으로 신청한다. 의료급여수급권자는 관할 시 · 군 · 구 또는 읍 · 면 · 동에 신청한다.

② **지원 절차** : 지방자치단체에 장애인 등록을 하고 보조기기를 처방 받으면 공단은 급여를 승인하고 장애인이 판매업체에서 보조기기를 구입하고 처방 의사에게 검수를 받으면 공단에서 구입한 장애인에게 구입비용을 지급하게 된다.

2) 장애인 보조기기 교부(장애인복지법)

(1) 지원 대상

국민기초생활보장법상 기초생활수급자 및 차상위 계층의 등록 장애인

(2) 지원 내용

① **지원형태** : 현물

② 장애유형별 지원품목과 기준에 따라 신청한 장애인에게 보조기기를 교부한다.

③ **지원 품목** : 전체 31종에서 이동 및 운전과 관련한 보조기기는 대부분 지체 및 뇌병변 장애인에게 지원되는 품목이다. 세부 품국은 보행차, 좌석형 보행차, 탁자형 보행차, 휴대용 경사로, 미끄럼 보드, 미끄럼 매트와 회전좌석, 휠체어용 탑승자 고정 장치 및 기타 액세서리, 안전 손잡이(핸드 레일 제외), 장애인용 유모차 등이다.

(3) 이용 방법

① **신청** : 거주지 행복복지센터에 신청하면 타 교부사업과 중복을 확인한다.

② **지원 절차** : 신청 받은 내용은 국민연금공단에서 서비스 지원 종합조사를 하고 시군구청이 자격 기준을 검토한다. 진단이 필요할 경우는 의료기관에 의뢰하고 보조기기센터나 보조공학 관련 기관에 상담 및 보조기기 적합성 평가가 의뢰된다. 시군구청은 교부를 결정하고 지역 보조기기센터 또는 보조기기업체에서 장애인에게 보조기기를 교부하면 시군구청이 비용을 지급한다.

③ **보건복지부 보조기기센터** : 장애인 보조기기 상담, 보조기기 적합성 평가, 구매 전 체험, 보조기기 사후관리, 장애인 보조기기 견학, 교육 및 홍보 등을 담당한다.

3) 복지용구 지원(국민건강보험법 노인장기요양보험)

(1) 지원 대상

65세 이상 노인 또는 65세 미만의 노인성 질병(치매, 뇌혈관질환, 파킨스병 관련 질환)의 환자로서 6개월 이상의 기간 동안 혼자서 일상생활을 수행하기 어려워서 장기요양 등급을 판정 받은 사람

(2) 지원 내용

① **지원형태** : 현물 구입 및 대여를 지원받는데, 일반 대상자는 15%, 경감 대상자는 7.5%의 본인 부담률이 있고 기초생활수급자는 본인 부담금이 없다.

② **구입 품목** : 이동 및 운전 관련한 복지용구는 성인용 보행기(보행차), 안전손잡이, 미끄럼 방지용품, 지팡이 등이다.

③ **대여 품목** : 대여하는 복지용구는 수동휠체어, 경사로이다.

(3) 이용 방법

① **신청** : 국민건강보험공단 노인장기요양센터에 신청한다.

② **지원 절차** : 노인장기요양센터에 신청하면 건강보험공단에서 방문조사하고 등급판정위원회에서 장기요양 등급을 판정한다. 대상자는 장기요양 인정서 및 표준 장기이용 계획서를 통보 받고 서비스를 이용한다.

4) 재활보조기기 지원(고용노동부 산재보험)

(1) 지원 대상

산재보험 가입자, 산업재해 장애인

(2) 지원 내용

① 지원형태 : 현물 및 현금

② 지원 품목(국민건강보험과 공통되는 재활보조기기) : 이동 및 운전과 관련한 보조기기는 지팡이, 목발, 지지워커, 수동휠체어(일반형), 수동휠체어(활동형), 수동휠체어(틸팅형), 전동휠체어, 전동스쿠터, 전동휠체어 및 전동스쿠터용 전지, 이동식 전동 리프트 등이 포함된다.

③ 지원 품목(산재보험에서 추가로 인정하는 보조기기) : 이동과 관련한 제활보조기기는 수동 휠체어, 설치형 전동리프트가 있다.

④ 직무지원형 재활보조기기 : 일반 재활보조기기와 달리 직무 수행능력을 강화하는 목적의 재활보조기기를 말한다. 기립형 휠체어, 수전동 휠체어, 기립형 전동휠체어, 휠체어 부착형 작업용 테이블, 작업장용 휠체어 충전시스템, 고강도 포터블 경량경사로, 경량 전동 휠체어, 실내이동기기용 탑승보드, 작업용 의자차Ⅱ, 작업장용 휠체어 경사로가 포함된다.

(3) 이용 방법

① 신청 : 근로복지공단 또는 재활공학연구소에 신청한다.

② 지원 절차 : 신청하면 담당자가 작업현장을 출장 방문하여 검토하고 선정위원회를 거쳐 지원이 결정되면 재활공학연구소 지역센터가 기기를 제작 또는 구매하여 대상자에게 지급한다. 또는 의료기관의 의사가 재활보조기기를 처방, 검수하고 대상자에게 제공한 후에 근로복지공단에 비용을 청구한다. 대상자가 의사의 처방을 받아 민간 공급업체에서 구입하고 공단에 비용을 청구할 수 있다.

5) 보조공학기기 지원(고용노동부 장애인고용)

(1) 지원 대상

장애인 근로자, 장애인을 고용하는 사업주

(2) 지원 내용

① **지원형태** : 현물. 차량용 보조공학기기는 1인당 1,500만원 한도 내에서 지원된다.

② **지원 품목** : 이동 및 운전과 관련된 보조공학기기는 차량용 운전, 탑승, 탑재 보조장치가 지원된다. 세부 품목은 경련방지 플레이트, 경사로, 고정장치, 도넛형 연료통, 리프트, 벨트류, 사이드서포트, 세컨더리 컨트롤, 우측방향 지시기, 이동시트, 자동문, 자동변속기, 조작력 저감장치, 좌측 엑셀페달, 주차브레이크, 크레인, 페달확장, 핸드컨트롤러, 핸들봉, 확장스티어링이 포함된다.

(3) 이용 방법

① **신청** : 한국장애인고용공단에 신청한다.

② **지원 절차** : 사업주가 사용자를 지정하여 신청하고 고용 해제 시 기기는 공단에 반납한다.

2. 이동

1) 이동(transfer)과 지역사회 이동(Mobility)

이동 보조기기는 보행이 어렵거나 불가능한 환자나 장애인이 일상생활, 일과 여가 활동 등에서 원활하게 이동하고 참여할 수 있도록 돕는 보조기기이다. 일반적으로 휠체어처럼 앉은 자세에서 자세를 지지하고 이동하도록 지원하는 장비를 말하지만 선 자세로 보행을 보조하는 보행 보조기기를 포함한다. 보조공학 서비스를 제공하는 임상 전문가는 사용자의 기능과 보행 환경, 참여하는 활동의 분석 등을 통해 적절한 보행 보조기기를 선택하고 사용할 수 있도록 돕는다(Bolding et al., 2017).

2) 바퀴 달린 이동시스템(wheeled mobility)

(1) 바퀴 달린 이동시스템

장애 영유아 및 아동은 이동시스템을 이용하여 비장애 아동처럼 독립적으로 이동할 수 있어야 한다. 왜냐하면 아동은 자신을 둘러싼 환경을 탐색하고 경험함으로써 운동과 인지, 사회적 기술을 발달시킬 수 있기 때문이다. 특히 근력이나 지구력이 부족한 장애 아동도 전동휠체어를 사용하여 능동적으로 이동하면서 발달할 수 있다. Angelo 등(1997)은 24개월 유아도 전동휠체어를 이해하고 감독 하에 사용할 수 있다고 하였다. 치료사, 부모 및 교사는 아동의 안전 문제와 고가의 장비 그리고 보행에 대한 치료를 우선하는 접근 등을 이유로 전동휠체어의 조기 중재를 반대하는 경우가 많다. 그러나 전동휠체어를 사용하는 유아 및 아동은 언어의 의존율이 낮고 주변과 사회관계에 대한 지속적 흥미와 적극적인 참여 의지를 보였다.

증진적인 이동성(augmentative mobility)이라는 용어는 아동이 어떤 움직임을 보이는지에 관계없이 실제적인 이동성을 증진하는 것을 의미한다(Butler, 1991). 이는 전혀 이동을 못하거나 약간의 이동만 가능한 아동을 위한 접근법으로 사용된다. 다양한 이동 수준을 나타내는 아동들에게 획일적으로 이동시스템을 적용하는 것은 비효율적이다. 예를 들어, 좌식 생활이 보편적인 국내 주거 환경의 특성 상, 가정 내에서는 기어 다니거나 손잡이(grab bar)를 잡고 이동하더라도 학교나 실외에서는 전동휠체어를 사용하여 더 안전하고 효율적으로 이동할 수 있다. 목발이나 워커(walker)를 이용하여 교실까지 보행하는 아동은 심박수가 최대의 60~70% 수준까지 치솟아서 이로 인한 운동 수행과 지구력의 저하, 피로와 학업 수행의 문제까지 나타낼 수 있다(권혁철 등, 2004).

(2) 이동시스템의 분류

Warren(1990)은 개인의 기능적 제한을 기준으로 이동의 한계를 완전히 독립적 보행이 가능한 수준부터 불완전 보행자, 수동식 휠체어 사용자, 불완전 수동식 휠체어 사용자와 완전 중증 운동장애가 있는 사용자로 구분하였다. 이러한 사용자의 이동 한계를 기반으로 바퀴 달린 이동시스템은 의존적, 수동 및 전동 이동시스템으로 구분된다.

① 의존적 이동시스템

사용자가 혼자서 추진할 수 없거나 무게나 이용이 쉬운 기기가 필요한 경우에 사용된다. 유모차나 노인용, 비만인용 휠체어가 이에 해당된다.

② 수동 이동시스템

휠체어를 독립적으로 추진할 수 있는 사람이 사용한다. 사용자가 직접 상지로 추진하는 2개의 큰 바퀴와 앞쪽에 작은 바퀴가 2개 있는 형태의 수동 휠체어가 일반적이다.

③ 전동 이동시스템

수동 휠체어를 혼자 추진하기 어려운 사용자에게 필요하다. 이 기기는 사용자가 조절하는 모터가 적용되고 흔히 전기 동력을 사용한다. 현재에는 제어 인터페이스가 발전하여 운동 기능이 미흡한 사용자도 전동 이동시스템을 이용하여 독립적인 이동이 가능하다.

(3) 이동시스템의 평가

이동시스템은 사용자가 자신의 환경 안에서 이동하는 것을 돕는 것이다. 이동시스템의 성공적인 보조공학 서비스를 위해서는 사용자와 환경 요소 및 활동 분석을 포괄하는 이동시스템의 평가가 필요하다. 사용자가 이동시스템을 이용하여 어떤 활동을 수행하는지, 이동에 제한이 되는 사용자의 요소는 무엇인지, 그리고 어떤 환경에서 이동하는지 등을 평가하는 것이다(표 4-1).

[표 4-1] 이동시스템 선정을 위한 평가

사용자 요소	활동 분석	환경 요소
• 사용자 프로파일 : 장애, 역할, 경제력, 생활양식 등 • 사용자 욕구 : 주요 활동, 선호 사항 • 기능 및 기술 : 운동, 감각, 인지기능, 이동 관련 기술 등	• 활동 종류 • 활동 환경 • 활동 시 필요한 사용자 기능과 기술 • 소요 시간, 세부 단계, 필요 물품 등 • 활동 시 주의 사항	• 물리적 환경 • 사회적 환경 • 제도적 환경

① 사용자 요소

보조공학사를 비롯한 보조공학 전문가는 사용자의 프로파일과 기능을 평가하고 사용자가 원하는 사항을 확인해야 한다. 사용자 요소는 이동시스템을 선정하기 위한 평가에서 가장 중요한 요소이다. 사용자의 운동, 감각과 인지 등의 기능과 일상생활활동, 일, 여가 등의 활동 수행이 사용자 요소 평가에 포함된다. 특히 휠체어 결정과 적용을 위한 평가는 앉기(seating) 평가와 운동, 인지, 시각 기능과 사용 환경 및 휠체어 운반 등에 관한 사항이 포함된다(권혁철 등, 2004). 사용자의 손상과 그로 인한 기능장애 뿐 아니라 장애가 실제 삶의 참여에 미치는 영향까지 평가해야 한다.

장애가 일시적인지 또는 영구적인지, 악화되거나 호전되는지에 따라 이동시스템의 종류와 예산 등이 달라질 수 있다(오길승 등, 2014). 발병 후 몸을 전혀 가누지 못하고 이동이 어려운 뇌졸중 환자 중에서 대부분은 점차 기능이 회복되어 이동시스템이 아닌 보행 보조기기를 이용하는 경우가 많다. 뇌졸중 환자의 이동시스템은 회복 경과에 따라 교체하거나 더 이상 필요가 없어지기도 한다. 근위축성가쪽경화증이나 근육병은 점차 증상이 심해지는 퇴행성 질환이므로 질환의 진행에 맞추어 더 많은 자세지지가 가능한 이동시스템이 필요하다. 일반적으로 척수손상은 상태가 안정된 이후에는 기능수준이 유지되므로 동일한 이동시스템을 계속 사용한다.

㉠ 운동

근력, 관절가동범위, 지구력, 운동 조절 능력과 휠체어 사용에 영향을 주는 비정상적 근긴장과 반사 등을 평가해야 한다. 사용자가 스스로 안전하게 수동휠체어를 추진하기 어렵다면 전동휠체어를 선택하도록 해야 한다. 예를 들어, 척수손상 사용자는 신경학적 손상 수준과 신체적 기능에 따라 하지 또는 사지마비의 장애를 나타낸다. 상지를 사용할 수 있는 하지마비 사용자는 직접 상지로 바퀴를 밀어서 구동하는 수동휠체어를 사용할 수 있지만 목 아래의 전신이 마비된 사지마비 사용자는 상지의 힘 대신 전기 동력과 컨트롤러를 이용하는 전동휠체어를 사용할 수 있다. 손으로 전동휠체어 컨트롤러를 조작할 수 없는 사용자는 턱이나 입으로 조작할 수 있는 컨트롤러를 선정하여 훈련하는 것이 필요하다.

심폐질환이나 근육질환 등으로 지구력이 부족한 사용자도 수동휠체어보다 전동휠체어를 사용하는 것이 활동 수행과 참여에 도움이 된다. 뇌성마비 아동이나 뇌손상, 척수손상 등의 중추신경계 손상 환자는 비정상적인 근긴장과 반사로 인해 휠체어 사용이 방해되고 위험한 상황이 발생할 수도 있다.

㉡ 인지

뇌손상 및 뇌질환과 인지 손상을 등반한 발달장애 사용자는 휠체어 기술 훈련을 위한 학습 능력과 휠체어를 안전하고 효과적으로 사용하는데 필요한 기억력, 주의력, 문제 해결과 감정 조절 등의 인지기능이 필요하다. 신체 움직임과 관련된 운동계획과 운동지각 능력의 평가가 필요하다. 또한 사용자가 휠체어를 사용하는 상황에서 발생할 수 있는 어려움에 대처하는 인지적 보상전략을 사용할 수 있는지 고려해야 한다.

휠체어를 포함한 바퀴 달린 이동시스템뿐 아니라 자동차를 운전하기 위해서는 운동, 감각, 인지 및 정서 등의 다양한 기능이 필요하다. 특히 안전한 운전을 위해서는 주의력, 집중력, 기억력, 판단력, 문제해결력과 추론능력 등의 인지 능력이 중요하다(정민예 등, 2018).

㉢ 시각 및 시지각

시각 및 시지각 문제가 있는 사용자도 익숙한 기기와 환경에서는 기본적인 수행이 가능하기 때문에 명확하게 확인하기 위해서는 새로운 환경에서 평가하는 것이 적절하다. 안전하게 이동시스템을 이용하기 위해서는 시공간 전체를 인식하고 상황의 변화에 알맞게 반응할 수 있어야 한다. 특히, 안전한 지역사회 내 운전을 위해서는 인지 및 시기능과 시지각 평가가 필수적이다. 일반적으로 시력(visual acuity)은 시력 검사표를 이용하여 평가하지만 OPTEC 시각측정기(Stereo Optical Company)를 이용하여 대비 민감도, 섬광, 주간 및 야간 시력 등을 평가할 수 있다.

시야 범위와 시공간 인식은 공간 내에서 안전하게 이동하기 위한 필수적인 요소이다. 우선, 녹내장(glaucoma), 망막질환(retinal disease)과 백내장(cataract) 등으로 인한 시야 결손을 확인하고 별 지우기 검사(letter/star cancellation), 선나누기검사(line bisection), Dynavision 등을 이용하여 편측무시(unilateral neglect)와 시공간 지각 등을 확인한다. MVPT-3(Motor-Free Visual Perception Test-Third Edition)로 전반적인 시지각 기능을 평가할 수 있다.

② 활동 분석

사용자가 주로 수행하는 활동의 분석을 통해 이동시스템을 효과적으로 적용할 수 있다. 활동 분석은 사용자의 이동 활동과 관련된 다양한 사항이 해당된다. 활동의 종류, 활동이 이루어지는 환경의 특성, 활동 시 필요한 사용자 기능과 기술, 활동의 소요시간, 활동의 세부 단계, 필요 물품과 활동 시 주의 사항 등의 항목이 포함된다.

이동 거리가 좁은 집에서 수동 휠체어를 쓰는 사용자가 다양한 경로와 넓은 이동이 필요한 대학 캠퍼스로 등교할 때는 에너지 소모로 인한 피로와 상지의 과사용 손상을 예방하기 위해 전동휠체어를 사용하기도 한다. 또는 집에서는 휠체어 없이 지팡이나 가구 등에 지탱하면서 이동하는 고령자가 외출 시에는 전동스쿠터를 사용하여 복지관이나 병원 등의 지역 내 시설들을 이동하고 이용한다.

③ 환경 요소

환경 요소는 물리적, 사회 및 제도적 요소가 포함된다. 물리적 요소는 이동시스템을 이용하는 공간의 물리적 요소로서 출입구와 노면 단차, 경사로 등의 넓이, 너비와 각도 등뿐 아니라 노면 재질, 이동 방해물 등의 건축물과 자연환경에서 이동과 관련된 물리적 요소를 지칭한다. 집 안에서 지내는 시간이 많은 사용자는 물리적 환경이 안정적이고 이동 거리가 좁은데 반해, 실외 스포츠를 즐기거나 이동이 많은 사용자는 넓고 다양한 노면의 장소에서 휠체어를 사용하므로 휠체어 종류와 프레임, 타이어 등이 달라진다. 가족이나 동료, 사용자의 사회문화적 배경을 포함하는 사회적 환경은 이동 시스템을 선택하고 사용하는 데 영향을 미친다.

대부분의 사람들이 아파트 및 유사한 주거공간에 거주하는 것이 국내 현황이다. 이러한 주거 문화의 특성 때문에 실내는 매끄러운 노면과 공간 내 단차와 계단 등이 없어서 비교적 이동에 용이하다. 그러나 가옥의 실외나 지역사회 내 거리와 교통 환경은 장애인 편의 시설과 안전 환경이 미흡하여 경로에 단차와 틈이 많고 노면 상태나 건축 방해물 등으로 인해 이동 시 흔들림과 추진 저항, 낙상 등의 위험 요인이 많다. 적절한 이동시스템을 결정하기 위해서는 사용자가 이동하는 환경을 평가하여 이에 알맞은 시스템을 선택해야 한다. 예를 들어, 실내에서 주로 생활하는 사용자는 탄성이 적어서 매끄럽고 단단한 노면에서 쉽게 추진할 수 있는 폴리우레탄 소재의 솔리드(solid) 바퀴의 휠체어를 이용하는 것이 편하지만 실외로 외출하기 위해서는 에너지 소모와 위험 요인이 많은 환경을 고려하여 노면의 충격을 흡수하는 고무 소재의 공압(pneumatic) 타이어를 선택하는 것이 적절하다.

3) 보행 보조기기(AT device for walking)

보행 보조기기는 상지와 하지의 기능으로 보행이 일부 가능한 사용자가 짧은 거리를 이동하거나 보행 훈련 시에 이용할 수 있다. 예를 들어, 뇌졸중이나 뇌손상 환자는 발병 후 회복 중에 보행 훈련을 위해 사용한다. 독립적 보행에 위험과 어려움이 있는 장애인과 노인이 일상에서 단거리를 걸어서 이동할 때 사용한다. 보행 보조기기는 워커(walker), 보행차(roller and walking table for walking support), 지팡이와 목발이라고도 불리는 클러치 등으로 구분된다.

보행 보조기기는 지속적으로 사용하는 노인과 장애인 외에도 발병이나 수술 후 회복기 환자, 근골격계 손상 환자 등이 일시적으로 사용한다. 사용자의 보행 능력에 따라 단계적으로 사용할 수 있는데, 체중을 많이 지지할 수 있는 워커와 보행차를 보행 기능이 더 부족한 상태에서 사용하고 이에 비해 클러치와 지팡이는 몸통의 조절, 하지의 체중 지지와 상지 기능이 더 원활한 사람이 사용하게 된다. 보행 기능이 점차 좋아지는 회복기 환자는 워커나 보행차를 사용하다가 점차 클러치나 지팡이를 사용할 수 있고 노인과 퇴행성 질환의 환자는 기능 수준의 저하에 맞추어 안전하게 보행할 수 있도록 보행 보조기기를 변경해야 한다. 하지를 전혀 사용하지 못하는 장애인과 단거리의 보행이 가능한 장애인이 안전하고 기능적으로 장거리를 이동하기 위해서는 휠체어를 사용하는 것이 적절하다. 이에 반해 일반적으로 보조적 보행이 가능한 장애인이 단거리 보행 시에 보행 보조기기를 사용한다.

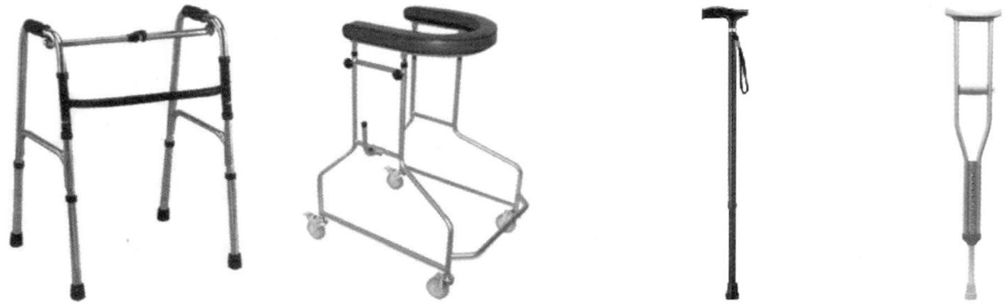

워커 보행차 지팡이 목발

[그림 4-1] 보행 보조기기

출처 : http://www.ablelife.co.kr/shop/shopbrand.html?xcode=005&type=X

(1) 워커(walker)

워커는 안정적인 지지면이 필요한 중증 장애인이 주로 사용하는데, 평행봉(parallel bar)에서 균형을 잡고 설 수 있지만 지지면이 좁고 이동성이 큰 지팡이나 목발을 이용하여 보행할 수 없는 사람이 사용한다. 일반적으로 워커는 4개의 지지대 구조로 되어 있고 이를 팔로 지지하여 하지 근력과 균형 능력이 부족한 사용자가 안정적으로 보행하도록 돕는다. 지지대의 형태에 따라 다양한 워커들 중에서 사용자의 보행 기능과 사용 목적 등을 고려하여 적절한 것을 선택한다. 헤미 워커(hemi-walker)는 편마비 환자가 한쪽 팔로 지지하여 사용할 수 있고 앞쪽 2개 지지대에 작은 바퀴가 달린 구동 워커는 4개의 고정 지지대를 사용하는 워커보다 구동성이 높지만 불안정할 수 있으므로 더 안정적으로 보행할 수 있는 사용자에게 적절하다. 2단 워커는 굴곡진 손잡이가 적용되어 보행 시 잡는 일반적 손잡이 부분 외에도 바닥에서 일어설 때 지지할 수 있는 2단 손잡이가 있으므로 좌식생활을 하는 사용자가 이용할 수 있다. 지그재그 워커는 좌우 지지대가 한쪽씩 지그재그로 움직이므로 자연스러운 보행 패턴과 유사하게 보행할 수 있다.

(2) 보행차(roller/ waling table for walking support)

보행차는 워커와 비슷하지만 4개의 바퀴가 달려있는데, 뒤쪽 바퀴는 고정되어 있고 앞쪽 2개는 전 방향으로 회전되는 바퀴이므로 다양한 방향으로 쉽게 보행이 가능하다. 일반적으로 급성기 병원에서 회복기 환자의 보헝을 위해 사용되는 보행차는 지역사회에서 사용하는 보행차에 비해 가로대가 높아서 몸통을 지지하면서 보행을 연습하는 용도로 사용된다. 이에 비해 높이가 낮은 보행차는 지역사회 생활에서 사용되는데, 이동 중에 앉아서 휴식할 수 있는 좌석을 탈부착 할 수 있다. 본래 바퀴 달린 워커라는 의미로 롤레이터(rollator walker)라고 불리기도 한다. 워커에 비해 구동성이 뛰어나지만 그만큼 보행 능력이 좋고 안정적인 자세와 움직임이 가능한 사용자에게 적합하다. 탁자형 보행차는 보행차 앞쪽에 작은 탁자(팔 받침대)에 아래팔을 지지하여 이동할 수 있으므로 몸이 앞쪽으로 기울어지고 체중지지가 필요한 사용자에게 적당하다.

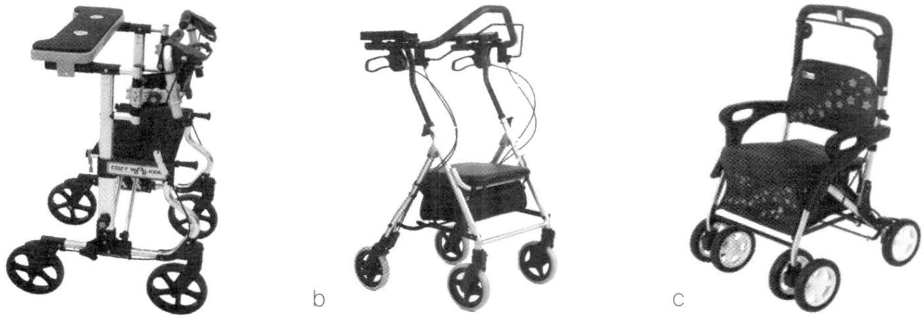

a 탁자형 보행차 b 보행차(롤레이터) c 실버카

[그림 4-2] 다양한 보행차

출처 : (a) 2019 장애인보조기기교부사업 품목정보안내서 (b) 2019 장애인보조기기교부사업 품목정보안내서 (c) http://safetylife.co.kr/product/성인용보행기-라온아띠-kcs-301-실버카-할머니유모차/533/category/116/display/1/

최근에는 지역사회에서 일반 노인과 장애인이 실버카를 사용하는 모습들을 많이 볼 수 있다. 실버카는 보행차에 비해 보행 능력이 좋은 사용자의 보행을 보조하는 도구라는 의미로 보행보조차라고도 한다. 일반적으로 보행차(롤레이터)는 양 손에 브레이크가 있는 반면에 실버카는 브레이크가 없고 박스 형태의 좌석 겸용 수납함이 있다.

(3) 지팡이(cane)

지팡이는 워커나 보행차에 비해 크기가 작아서 협소한 장소에서도 이용이 가능하다. 일반적인 외발 지팡이 외에도 사용자의 기능 수준에 따라 네발 지팡이를 이용할 수 있다.

(4) 목발(crutch)

클러치는 흔히 목발이라고 불릴 만큼 과거에는 목재가 보편적이었지만 현재는 무게가 가볍고 단단한 알루미늄 재질이 보편적이다. 사용자의 보행 능력에 따라 겨드랑이에 끼어서 지지하는 전형적 클러치부터 위팔 클러치, 아래팔 지지 클러치, 아래팔 클러치, 보조 클러치 등이 있다(한국보조공학사협회, 2012).

3. 휠체어

1) 휠체어의 분류

휠체어는 사용자가 수동(manual power)으로 추진하는 수동휠체어와 전기동력(electrical power)으로 추진되는 전동휠체어로 구분된다. 세분하면 일반형 수동휠체어와 활동형 수동휠체어, 전동휠체어, 전동스쿠터 등이 포함된다(그림 4-3).

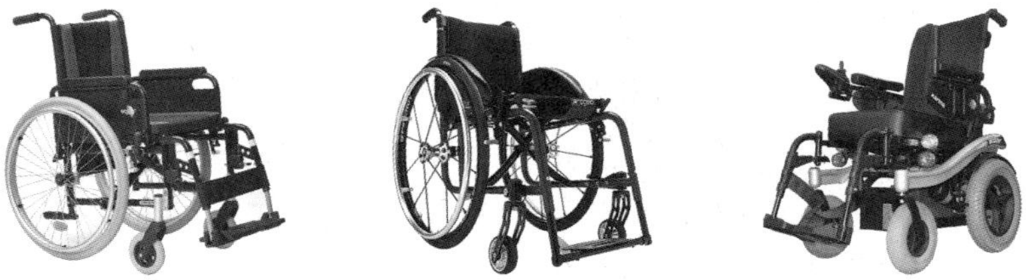

일반형 수동휠체어　　활동형 수동휠체어　　전동휠체어

[그림 4-3] 다양한 종류의 휠체어

출처 : http://www.wheelopia.co.kr

(1) 수동휠체어는 장시간 추진할 수 있는 팔의 힘과 지구력이 충분하고 상지에 통증이나 질환이 없는 사용자가 이용할 수 있다. 상대적으로 저렴하게 구입하고 유지할 수 있고 가볍고 작아서 좁은 공간에서 사용 가능하고 사용법을 쉽게 배울 수 있다는 것이 장점이지만 장시간 사용 시에는 상지의 피로와 2차 손상의 위험이 있다.

(2) 전동휠체어는 사용자의 신체 능력이 수동휠체어를 직접 추진할 수 없거나 장거리를 이동할 때 이용한다. 사용자의 능력에 맞추어 다양하게 수정이 가능하고 사용자의 신체 피로 없이 넓은 이동 범위에서 사용할 수 있다는 장점이 있지만 가격이 비싸고 사용법을 배우기 어렵고 추진 시 수동에 비해 위험이 높은 것이 제한점이다.

(3) 전동스쿠터는 전동휠체어에 비해 상지 기능과 몸통 조절 능력이 좋은 경우에 사용하는데, 휠체어보다는 장애가 심해 보이지 않아서 일반 노인과 지역 내 자립생활 장애인이 더 선호한다. 좌석이 방향 전환이 가능해서 탑승이 용이하지만 도로교통에 제한을 받고 전지의 충전 시간이 길고 차체가 크기 때문에 휠체어보다 공간적 제약이 많다.

2) 휠체어의 선정을 위한 신체 측정

사용자의 신체 크기에 맞는 휠체어를 선정하기 위하여 신체를 계측하고 측정값을 기반으로 좌석 너비와 깊이, 등받이 높이, 팔걸이와 발판 높이 등을 결정한다(그림 4-4).

그런데, 휠체어 좌석과 쿠션 높이의 변화에 따라 휠체어 부품의 위치를 조절해야 한다. 예를 들어, 척수손상 환자의 신체 측정값에 맞추어 휠체어 등받이와 발판의 높이를

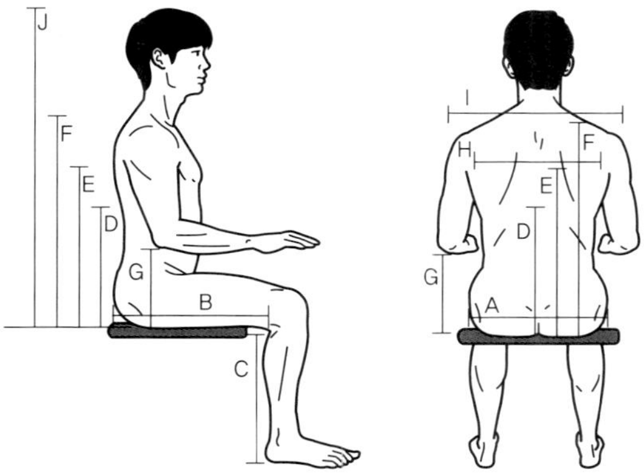

[그림 4-4] 휠체어 측정

A : 엉덩이 너비; B : 대퇴 길이; C : 하퇴 길이; D : 견갑골 아래 등받이 높이; E : 견갑골 중간 등받이 높이; F : 어깨 위 등받이 높이; G : 팔꿈치 높이; H : 가슴너비; I : 어깨 너비; J : 앉은키)

결정하면 실제로 사용할 때는 약 10~15cm 높이의 욕창방지 쿠션(방석)을 좌석에 놓고 앉기 때문에 등받이가 낮아서 충분히 지지해주지 못하고 발판에 발이 닿지 않는 상황이 발생하게 된다.

(1) 휠체어 좌석 너비(seat width)

좌석의 너비는 엉덩이보다 좌우 2.5cm, 총 5cm 정도를 넓게 사용하는 것이 적절하다. 좌석 폭이 너무 넓으면 몸이 좌우로 기울어지거나 휠체어를 밀 때 안정성이 부족하고 너무 좁으면 양측 피부가 눌려서 욕창이 발생될 수 있다.

(2) 좌석 깊이(seat depth)

대퇴 길이는 엉덩이 뒷면부터 무릎 오금까지 측정하고 좌석 깊이는 이보다 5cm 정도 짧아야 한다. 좌석이 너무 길면 무릎 오금의 신경을 압박하고 몸이 앞으로 밀려나오게 되고 너무 짧으면 다리 지지면이 좁아서 체중이 충분히 분산되지 않는다.

(3) 등받이 높이(back height)

일반적으로 견갑골의 아래 각에서 2~5cm 정도 낮게 결정하지만 등받이 높이에 따라 안정성과 운동성(활동성)이 변화되므로 다양한 사용자 요소를 고려해서 결정한다. 등받이 높이는 똑바로 앉아서 몸이 기울어지지 않고 불안하지 않고 휠체어를 추진할 때 팔의 움직임을 방해하지 않는 높이가 적절하다. 등받이가 낮은 휠체어는 자동차 수납에 용이하지만 충분한 몸통 조절이 안 되는 경수손상 사용자는 오히려 몸이 앞으로 기울어져 가슴이 눌리거나 낙상의 위험이 있다.

(4) 발판 높이(foot rest height)

휠체어 좌석 높이(seat height)와 발걸이 길이(leg rest height)에 영향을 미치는 발판의 위치는 하퇴 길이를 기준으로 하고 발판이 바닥에 닿지 않도록 5cm 이상 떨어져야 한다. 일반적으로 신는 신발을 신고 무릎과 발목이 90° 굽힌 자세가 가능하도록 좌석 높이를 결정해야 한다. 발판이 너무 높으면 무릎이 위로 올라가고 좌석에서 대퇴 전체로 분산되어야 하는 체중이 엉덩이 쪽으로 집중된다. 반면, 발판이 낮으면 허벅지 아래쪽으로 체중이 쏠리고 발판이 바닥에 끌려서 휠체어 주행과 이동에 방해된다(Dudgeon, 2014).

3) 휠체어 조절

세계보건기구(WHO)에서 개발하고 보건복지부와 국립재활원이 한국판으로 번역한 휠체어 서비스 교육 교재(Wheelchair service training package : intermediate level)에는 보조공학 전문가와 사용자에게 도움이 되는 휠체어 조절에 관한 내용이 수록되어 있다(국립재활원, 2017).

(1) 발판 조절

대부분의 휠체어는 발판을 위아래로 조절할 수 있도록 되어 있다. 부가적으로 발판을 앞뒤로 움직이거나 발판을 접거나 펼 수 있는 휠체어도 있다. 척수손상이나 뇌졸중 환자 등은 안전하게 이동(transfer) 하기 위허 발판을 접고 발을 바닥에 내려놓은 자세에서 이동한다. 보조공학 전문가는 이동을 비롯한 다양한 활동에서 사용자가 필요에 따라 발판을 조절할 수 있도록 훈련한다.

(2) 다리받침 올림

다리받침을 올리면 무릎이 펴진 자세로 유지할 수 있다. 다리받침을 조절하는 것은 휠체어에 앉은 상태에서 무릎을 굽힐 수 없는 다리 골절, 하퇴절단 등의 환자에게 도움이 된다. 협소한 공간이나 낮은 침상 등으로 이동할 때 발판과 다리받침을 젖히거나 떼서 이동하는 공간으로 더 가까이 접근할 수 있다.

(3) 등받이 뒤로 젖힘

등받이를 뒤로 젖히거나 세울 수 있다. 좌석은 그대로 있고 등받이를 조절하므로 등받이와 좌석 사이의 각도가 달라진다. 엉덩관절을 90도 이상 굽히지 못하거나 골반의 후방경사 구축이 있거나 몸통이 굽힘 자세로 구축된 환자 등은 등받이를 조절하여 사용할 수 있다.

(4) 틸트 기능(tilt in space)

틸트 기능이란 등받이와 좌석이 함께 뒤로 기울여지는 기능으로서 등받이와 좌석 사이의 각도는 그대로 유지된다. 골반의 후방경사와 엉덩관절 및 무릎관절의 굽힘 구축이 함께 있는 환자와 오랫동안 등받이를 바로 세우고 앉아있기가 어려운 환자가 사용할 수 있다. 중력을 줄여서 편안함과 안정감을 증가시켜야 하는 경우에도 도움이 된다.

(5) 단단한 좌석

휠체어 좌석이 느슨하면 자세 조절이 미흡한 사용자는 몸통을 바르게 정렬하지 못하고 기울어질 수 있다. 단단한 좌석은 골반과 엉덩관절의 자세 보조기구를 적용하는데 적절한 기반(base)을 제공하고 안정성을 높이므로 불수의적 움직임이 강하게 나타나거나 체중이 무거운 사용자 등에게 도움이 된다.

(6) 단단한 등받이

좌석과 마찬가지로 단단한 등받이는 불수의적 움직임이 강하거나 체중이 무겁고 몸통 조절이 부족한 사용자에게 더 높은 안정성을 제공하고 부가적인 자세 보조기구를 적용하는 기반이 된다. 장력조절 등받이(tension adjust backrest)는 각 스트랩을 풀거나 조여서 등받이의 지지 정도를 조절할 수 있다.

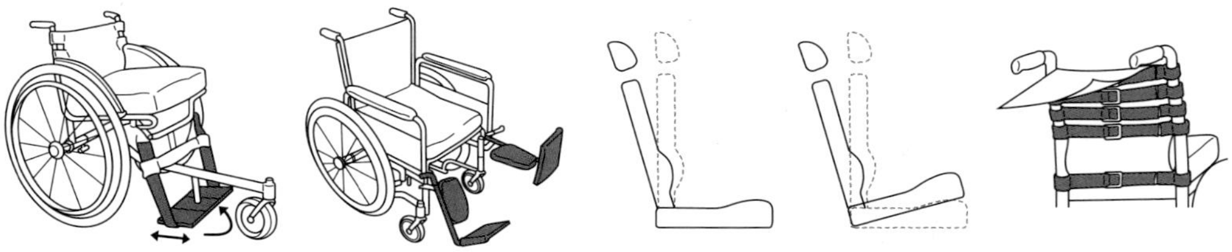

[그림 4-5] 다양한 휠체어 조절 방법

출처 : 휠체어서비스교육 교재(보건복지부, 2017)

4) 수동휠체어

(1) 수동휠체어 분류

휠체어의 종류에 따라 조절이 가능한 다양한 시스템(차체가 기울어지는 시스템, 좌석과 등받이 각도 조절 가능 시스템, 기립 자세 시스템 등)이 적용된다.

수동휠체어는 형태, 용도와 기능 등의 기준에 따라 다르게 분류할 수 있다(국립재활원, 2016).

① 형태에 따른 분류 : 고정형과 접이형

고정형과 접이형은 휠체어 프레임의 형태에 따라 구분되고 내구성과 수납의 용이성이 달라진다. 고정형이 접이형에 비해 내구성이 높은 장점이 있고 접이형은 프레임을 접어서 차량이나 수납공간에 넣는 것이 더 용이하다. 사용자의 운동 기능과 차량 이동의 유무 등을 고려하여 선택하는 것이 좋다.

② 용도에 따른 분류 : 일반형, 활동형과 스포츠형

일반형과 활동형, 스포츠형은 형태와 재질 등의 특성에 따라 사용자가 필요한 용도에 따라 적합한 것을 결정한다. 일반형은 가장 많이 사용되는 수동휠체어로서 다양한 환자들이 보편적으로 사용한다. 사용자가 직접 수동 추진할 수 있는 바퀴 손잡이와 보호자가 추진할 수 있는 보호자용 손잡이가 함께 있고 접이형과 고정형 프레임이 적용된다. 이에 비해 활동형 휠체어는 사용자가 수동 추진하는 바퀴손잡이만 있고 고정형 프레임이 적용되는 경우가 많다. 활동성을 높이기 위해 휠체어 크기가 더 작고 특히 등받이 높이가 낮다. 스포츠형 휠체어는 휠이 기울어진 휠 캠버(wheel camber)를 적용하여 무게중심이 낮고 지지면이 넓어지는 효과를 얻는다. 다양한 질환의 사용자들이 일반형 휠체어를 사용하는데 반해 활동형 휠체어와 스포츠형 휠체어는 상지 기능이 좋은 척수손상 하지마비 장애인이나 지체 장애인 사용자가 독립적인 활동이나 스포츠를 즐기는데 사용한다.

③ 기능에 따른 분류 : 보호자용, 소아용, 자세변환(리클라이너)과 한손 추진(편수용) 휠체어

보호자용 휠체어는 직접 추진하는 바퀴손잡이가 없고 보호자가 밀어주는 보호자용 손잡이만 있으므로 사용자 본인이 수동 추진할 수 없는 전신마비 뇌병변 장애인이 주로 사용한다. 보행이 어려운 아동을 보호자가 보조해 줄 수 있는 소아용 휠체어는 아동에게 알맞도록 크기이므로 보호자용 손잡이의 높이가 높은 것이 특징이다. 혈압 조절, 욕창 방지 등의 목적을 위해 좌석과 등받이 전체가 뒤로 기울어지거나 바로 세워지는 자세변환 휠체어는 흔히 머리 받침까지 포함될 만큼 중증 환자가 사용하는 경우가 많다. 뇌졸중 편마비 환자처럼 한 손으로 휠체어를 직접 추진할 수 있는 사람을 위한 한손 추진 휠체어(편수용)는 2개의 손잡이가 한쪽에 모두 장착되고 그 중 한 손잡이는 축으로 반대쪽 바퀴에 연결되어 있다. 2개 손잡이를 한 손으로 함께 잡아서 밀면 똑바로 추진되고 바깥쪽이나 안쪽 손잡이만 밀면 오른쪽 또는 왼쪽으로 회전 추진된다.

(2) 표준형 수동휠체어

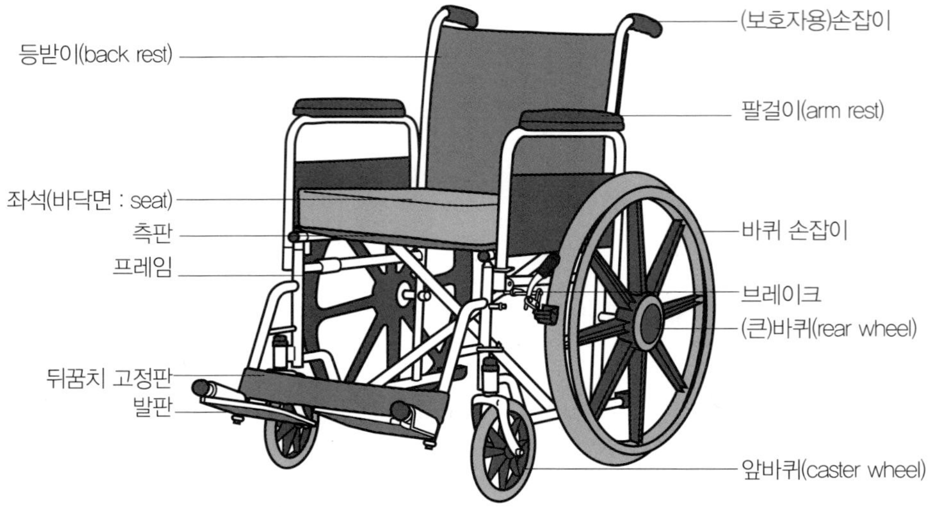

- (큰)바퀴(rear wheel) : 휠체어 추진
- 바퀴 손잡이(hand-rim) : 손으로 잡아서 추진하는 부분
- 앞바퀴(caster wheel) : 휠체어 방향 전환
- 좌석(바닥면: seat) : 체중 지지, 압력 분산
- 등받이(back rest) : 몸통 지지
- 팔걸이(arm rest) : 아래팔을 받침, 탈착형 팔걸이(침상 이동 시 편리함)
- (보호자용)손잡이 : 보호자가 추진
- 발판 : 발 지지, 자세 정렬
- 뒤꿈치 고정판 : 발이 뒤로 떨어지지 않도록 지지함
- 측판 : 골반 지지, 자세 안정, 팔걸이와 연결
- 브레이크 : 휠체어 고정(안정성)
- 프레임 : 휠체어 뼈대
- 지지대 : 보호자가 밟아서 앞바퀴가 위로 들리도록 휠체어를 기울임
- 뒷바퀴 축 : 프레임에 뒷바퀴를 연결

[그림 4-6] 표준형 수동휠체어

(3) 수동휠체어의 구조

휠체어의 구조물은 지지와 추진을 위한 부분으로 구성된다. 지지 구조물은 차체 프레임과 부착물이 포함된다. 또한 좌석과 자세유지 보조기기, 팔 받침대, 발 받침대, 등받이 등이 지지구조물에 포함된다. 수동 휠체어는 프레임의 유형, 뒷바퀴 축의 위치 조절 기능, 프레임의 재료 등이 중요하다.

① 지지 구조

㉠ 프레임

고정형 프레임은 상대적으로 가볍고 내구성이 높은 것이 장점이지만 운송할 때, 바퀴를 제거하거나 등받이를 접어야 하고 움직임에서 오는 외부 충격의 흡수가 적어서 사용자에게 충격이 더 많이 전달된다. 접이형 프레임은 내구성이 고정형에 비해 약하지만 휠체어를 접을 수 있기 때문에 운송 시 편리하고 충격 흡수가 용이하다는 장점이 있다. 사용자가 다양한 노면과 넓은 면적에서 활동적으로 이용하는 경우에는 견고한 고정형 프레임을 사용하지만 휠체어 이동거리가 짧고 보호자가 차량으로 운송하는 경우에는 접이형이 용이하다. 어떤 프레임을 선택하느냐는 사용자의 요구, 기능, 이동 방법과 활동 수준 등에 달려있다(Cooper, 1998). 휠체어는 종류에 따라 무게가 다른데, 프레임과 부자재의 재료에 따라 무게가 달라진다. 표준형 휠체어는 수동휠체어 중에서 가장 무겁고 부품의 조절이 제한되지만 저렴하다. 경량 또는 초경량 휠체어를 이용하면 사용자의 에너지 소모와 피로, 상지 손상 등을 방지할 수 있다. 재료공학이 발전하면서 휠체어의 재료도 많이 다양해졌다. 최근에는 항공 우주 분야의 소재를 사용한 1.5kg 프레임의 초경량 휠체어가 시판되면서 사용자의 선택의 폭이 더욱 넓어졌다(https://kus-challsuperstar.com).

㉡ 부착물

좌석과 팔 받침대, 발 받침대, 등받이 등의 부착물은 사용자가 휠체어에 앉아서 추진할 수 있도록 자세를 유지시켜준다. 기본적인 부착물 외에도 사용자마다 필요한 자세 보조기기나 부가적인 휠체어 부착물을 적용할 수 있다. 예를 들어 휠체어 프레임에 포함되는 지지대는 보호자가 발로 밟으면 휠체어의 앞바퀴가 위로 들려서 문턱 등을 지나갈 수 있다. 그런데, 지지대에 후방 넘어짐 방지 바퀴(anti tipper)를 끼우면 휠체어가 뒤로 전복되는 것을 방지할 수 있다.

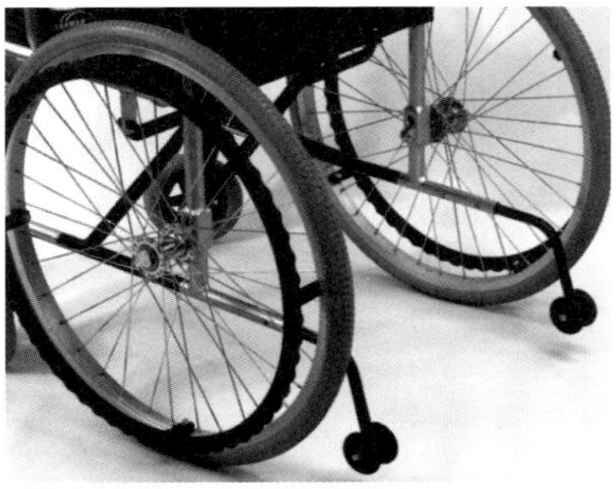

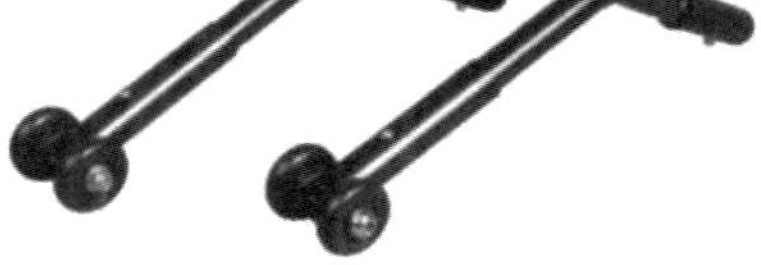

[그림 4-7] 후방 넘어짐 방지 바퀴(anti tipper)

출처 : https://www.ebay.com/p/684698531

② 추진 구조

수동휠체어의 추진 구조물은 바퀴와 바퀴 손잡이(hand rim)로 구성된다.

㉠ 휠체어에서 뒷바퀴는 추진되는 요소이고 앞바퀴(caster)는 휠체어의 방향을 전환시키는 역할을 한다. 수동휠체어에서 뒷바퀴(rear wheel)는 연결된 바퀴 손잡이를 밀어서 추진되고 전동휠체어는 바퀴에 연결된 전기모터가 작동되어 추진된다. 사용자가 너무 휠체어 앞쪽으로 앉으면 앞바퀴의 전면 하중이 증가되어 추진하기가 어렵고 전방 안정성이 감소한다. 때로 뒷바퀴보다 뒤쪽으로 프레임 끝 부위에 작은 보조바퀴(anti tipper)가 있는데, 이는 휠체어의 후방 안전성에 도움을 준다. 창살형 바퀴(스포크 타입)는 더 가볍고 바큇살 자체가 탄력적이어서 보편적이지만 다른 소재의 바퀴에 비해 상대적으로 쉽게 녹스는 문제가 있다. 주물형 바퀴는 다양한 재료로 만들어지고 유지와 관리가 용이하다. 스피너지 타입은 탄소섬유로 제작되어 충격 흡수가 뛰어나고 가벼운 것이 장점이지만 가격이 높다. 마그 타입은 견고해서 안정성이 높지만 무거운 것이 단점이다. 카본 재질의 바퀴는 적은 지지대로 충분히 지지되고 가볍다는 장점이 있지만 가격이 비싸다.

㉡ 휠 캠버(wheel camber)는 바퀴가 수직에서 경사진 각도를 말하는데, 바퀴의 위쪽을 사용자에게 더 가깝게 안쪽으로 기울인다. 휠 캠버가 적용되면 휠체어는 더 안정적이고 효율적으로 추진되지만 휠체어 후방좌석을 낮추고 전체의 너비가 증가되어 좁은 출입문을 이용하기가 불편해질 수 있다.

㉢ 타이어

휠체어의 타이어는 공기 주입형(pneumatic type)과 솔리드 형(hard rubber type)으로 구분되는데 세분하면 일반적 형태의 공기 주입형과 공기가 주입되지 않고 전체가 폴리우레탄으로 제작된 솔리드 형, 바퀴에 다양한 모양으로 홈이 파져있는 형태의 스레드 형(thread type)과 무늬가 없는 스무드 형(smooth type)으로 구분된다.

솔리드 타이어는 단단하고 얇기 때문에 마찰과 충격 흡수가 적어서 실내처럼 부드럽고 평평한 표면에서 추진하는 것이 효율적이다. 공기 주입형 타이어는 실내외의 다양한 환경에서 유용하지만 타이어에 구멍이 나거나 적정 공기압을 유지하기 위한 관리가 필요하다. 무늬가 있는 스레드 형은 마찰력이 높기 때문에 실외에서 미끄러지지 않아서 유용하지만 실내에서는 오히려 마찰력이 움직임을 방해한다. 무늬가 없는 스무드 형은 실내에서 부드럽게 추진되지만 실외에서는 타이어가 터지거나 구멍이 나는 위험이 있다. 사용자가 사용 환경의 특성에 맞추어 타이어를 선택하고 이에 따른 관리법을 익힐 수 있도록 도와야 한다.

㉣ 바퀴 손잡이

바퀴 손잡이는 휠체어를 조정하는 인터페이스에 해당한다. 일반적으로 매끄러운 금속 손잡이가 사용되는데, 손으로 잡는 것이 어려운 사용자를 위해 돌출된(knob) 형태나 한 손만 사용할 수 있는 사용자를 위해 한 쪽에 이중 손잡이가 설치된 형태도 있다. 일반적인 수동휠체어는 양쪽 바퀴와 연결된 둥근 형태의 바퀴 손잡이를 양손으로 잡아서 추진할 수 있다. 그러나 양손을 사용하기 어려운 편마비나 절단 장애인은 한쪽에 장착된 레버를 손으로 밀거나 당기면 양 바퀴에 연결된 축으로 인해 추진되는 바퀴손잡이를 사용해서 쉽게 이동할 수 있다(그림 4-8). 한 손 추진(편수용) 휠체어는 이처럼 막대 형태의 손잡이를 적용하는 것도 있고 한 쪽에 2개의 둥근 바퀴손잡이가 함께 달려 있는 형태도 있다.

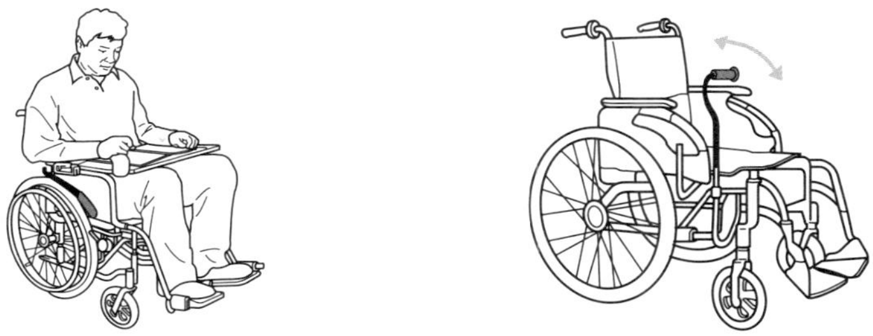

양손 추진 수동휠체어 　　　　 한손 추진 수동휠체어

[그림 4-8] 수동휠체어 바퀴 손잡이

㉤ 바퀴 축

사용자의 무게중심과 구동바퀴 축의 위치에 따라 휠체어의 안정성과 운동성이 달라진다. 일반적으로 휠체어의 무게중심은 좌석 밑과 구동바퀴 축의 앞쪽에 있어서, 사용자가 휠체어 무게중심에 맞추어 앉으면 안정적으로 착석하고 추진할 수 있다. 그런데, 구동바퀴가 앞쪽으로 조정되거나 사용자가 구동바퀴 축의 바로 위에 앉으면 사용자의 무게중심과 바퀴 회전축이 일치하여 휠체어의 안정성은 감소하지만 운동성이 증가된다. 몸통 조절이 충분하지 못하거나 안전감을 중요하게 생각하는 사용자는 일반적인 휠체어를 이용하지만 다양한 활동과 환경에서 활동적으로 휠체어를 사용하는 사람은 보조바퀴를 들어 올려서 건축물의 턱이나 장애물을 넘어가기 쉬운 바퀴가 앞쪽으로 당겨진 휠체어를 선호할 수 있다. 일반적으로 상지를 이용하여 비교적 쉽게 휠체어를 추진하고 몸통의 자세를 유지할 수 있는 척수손상 하지마비(흉수 이하 손상) 장애인이 등받이가 낮고 좌석과 구동바퀴가 일치된 휠체어를 사용한다.

5) 전동휠체어

(1) 전동휠체어 분류

전동휠체어는 구조적 특성에 따라 전동휠체어, 전동 보조 휠체어와 전동스쿠터로 분류할 수 있다. 전동휠체어는 손대신 컨트롤러를 사용하여 추진하고 전동 보조 휠체어는 수동휠체어에 전동 모터가 첨가된 방식으로 수동휠체어를 스스로 추진하기 어려운 고령 사용자에게 적합하다. 전동휠체어나 스쿠터에 비해 크기가 작아서 사용자가 자동차나 비행기 등의 교통수단에 탑승하고 휠체어를 수납하는 것이 용이하다. 전동스쿠터는 휠체어 형태가 아니므로 장애인용이 아니라는 인식 때문에 일반 고령 사용자가 선호한다.

전동휠체어는 전통적 모델의 전동휠체어, 전동 베이스, 고성능 전동휠체어, 운반 가능한 전동휠체어, 파워-팩 장착 휠체어(add on power pack) 등의 범주가 있다.

① 전통적 전동휠체어

전통적 전동휠체어는 뒷바퀴가 크고 앞쪽 캐스터는 작은 형태로서 편편하고 고른 지면에서 사용하기에 적합하다. 전동 베이스는 전동장치와 착석(seat)이 분리되어 있으므로 다양한 착석 유닛을 적용할 수 있는 것이 장점이지만 분리되어 있기 때문에 울퉁불퉁한 노면에서 이동할 때 사용자가 흔들리게 된다. 이러한 흔들림 때문에 비정상 근긴장이나 반사가 유발되어 위험할 수 있다. 전통적 전동휠체어는 주로 실내에서 사용하고 포장된 노면의 실외에서 일부 사용하는 사용자에게 적절하다.

② 전동 베이스

전동 베이스는 모터에 직접 구동 대상에 전달하는 다이렉트 드라이브 방식이므로 효율이 높아서 고르지 못한 실외에서 뛰어난 성능을 나타내지만 반응이 빠르고 마찰력이 큰 바퀴 때문에 카펫이 있는 실내에서는 운전하기가 어렵다. 또 바퀴가 크고 마찰력이 크기 때문에 고장 나면 수동으로 옮기는 것이 힘든 단점이 있다. 전동 베이스는 비포장 실외에서 많이 활동하는 사용자에게 적합하다.

③ 고성능 전동휠체어

고성능 전동휠체어는 발전된 공학기술이 적용된 보조기기로서 속도가 빠르고 안정성과 내구성이 좋은 장점이 있지만 속도를 조절하는 것이 어려운 사람이 사용하는 것은 위험하다. 아동이나 고령자는 고성능 전동휠체어가 오히려 위험할 수 있다.

④ 운반 가능한 전동휠체어

운반 가능한 전동휠체어는 분리해서 운반할 수 있지만 휠체어 배터리, 베이스, 발받침과 팔걸이를 분리하고 자동차에 넣고 다시 꺼내서 조립하는 과정은 힘들고 어렵다. 사용자가 이 과정을 수행할 수 있는지 평가해야 한다.

⑤ 파워-팩 장착 휠체어(add on power pack)

파워-팩 장착 휠체어(add on power pack)는 수동휠체어 뒷바퀴에 전동 구동장치를 연결한 기기이다. 이 역시 탈착 과정이 어렵다(권혁철 등, 2004).

(2) 전동휠체어 구조

전동휠체어는 지지구조와 동력을 담당하는 휠체어 베이스와 추진구조물에 해당하는 구동바퀴, 사용자가 조정하는 제어 인터페이스(컨트롤러 및 입력장치)와 전동식 기타 장치(배터리 등)가 포함된다. 전자공학이 발전하면서 수동휠체어에 비해 다양한 시스템이 개발되었다. 일반적으로 뒷바퀴, 중간바퀴, 앞바퀴 굴림 방식으로 나뉘는데, 전기 동력이 전달되는 바퀴의 위치에 따라 사용자의 무게중심과의 관계가 바뀌므로 이를 고려해야 한다. 모터와 배터리하우징은 좌석 아래에 위치한다. 수동휠체어와 마찬가지로 사용자의 기능과 욕구, 생활 양식과 환경 등의 다양한 요인을 평가하여 선택해야 한다. Rentschler 등(2004)은 RESNA 기준을 바탕으로 전동휠체어를 정적 및 동적 안정성, 제동 거리, 에너지 소비, 공전, 충격 및 피로 강도와 기후 조건에서 성능 등의 측면에서 평가하였다. 사용자의 요구에 따라 이러한 요소들을 비교하여 사용할 전동휠체어를 선택할 수 있다.

① 휠체어 베이스

전동휠체어 베이스에는 벨트 드라이브와 다이렉트 드라이브가 있다. 벨트 드라이브는 모터가 바퀴의 도르래를 회전시켜서 바퀴가 돌아가는 시스템으로서 오랜 시간 사용하면 벨트가 느슨해져서 휠체어의 반응이 느려지는 단점이 있다. 바퀴와 모터가 직접 연결된 다이렉트 드라이브는 휠체어의 반응 속도가 빠르고 민감하다는 장점이 있지만 유지 및 보수가 간편하지 않다는 단점이 있다.

② 구동 바퀴

전동휠체어의 전지에서 발생된 전기 동력은 구동 바퀴의 모터를 작동하여 휠체어가 추진되고 모터가 중단되면 휠체어가 제동된다. 구동 시스템의 기술이 발전하면서 더 안정적인 전동휠체어의 제어가 가능해졌다.

③ 컨트롤러 및 입력장치

전동휠체어 컨트롤러는 휠체어의 뇌에 해당한다(Angelo, 1997). 컨트롤러는 정보를 조정하여 전동휠체어의 장치들을 사용할 수 있다. 컨트롤러는 사용자가 입력장치를 사용하여 휠체어를 가속하거나 감속할 수 있도록 하고 떨림을 완충하거나 속도를 조절하고 회전 및 방향을 전환하도록 작동한다. 전동휠체어의 제어 인터페이스에 해당하는 입력장치는 조이스틱, 스위치, 머리 조절(head array), 마우스피스 타입(mouth peace) 등의 형태가 있고 조절 방식에 따라 비례와 비-비례 제어(non-proportional control)로 분류된다. 즉, 조이스틱을 움직이면 이에 비례하여 휠체어가 움직이는 방식과 조이스틱 조작과 상관없이 일정 속도로 이동하는 방식으로 구분된다.

조이스틱은 움직임의 방향과 속도 등을 제어하고 스위치는 켜고 끄는 방식으로 제어를 시작하거나 해제한다. 일반적으로 조이스틱은 네 방향으로 움직임을 제어하고 사용자가 움직일 수 있는 손, 턱, 발, 다리와 머리 등의 위치에 배치한다. 조이스틱은 사지의 일부라도 적절하게 움직임을 조절할 수 있는 사용자에게 적용할 수 있다. 불기-빨기 스위치(sip-puff switch)는 상위 경수 손상 환자처럼 사지를 움직이지 못하지만 호흡으로 컨트롤러를 불고 빠는 조절이 가능한 사용자가 이용할 수 있다. 입으로 제어 장치를 세게 불면 휠체어가 전진하고 세게 빨면 후진, 약하게 불면 오른쪽으로 회전하고 약하게 빨면 왼쪽으로 회전하게 된다. 마우스피스 타입은 이에 끼우고 혀로 조절하는 장치로서 근디스트로피 환자처럼 극도로 움직임과 기능이 제한된 사용자가 이용한다.

6) 전동스쿠터 및 특수 형태 휠체어

(1) 전동스쿠터

전동스쿠터는 휠체어는 아니지만 전동 이동시스템이므로 이 장에서는 함께 포함하였다. 전동스쿠터는 우리나라가 고령사회가 되면서 사용자가 증가되고 있는 이동 보조기기이다(그림 4-9). 일반적으로 스쿠터는 일반 전동휠체어에 비해 옮겨 타기가 어렵고 제어 컨트롤러 조종과 착석 자세의 유지 등이 어렵지만 거친 표면이나 경사진 실외 지형에서도 안정적으로 주행하기에 적합하다. 이러한 장점 때문에 겨우 걸을 수 있거나 독립 보행이 어렵고 안전과 에너지 보존 등을 위해 이동 보조기기가 필요한 고령자와 지체 장애인이 많이 이용한다. 특히, 스쿠터는 다른 전동휠체어에 비해 무게가 가볍고 가격이 저렴한 것이 장점이다.

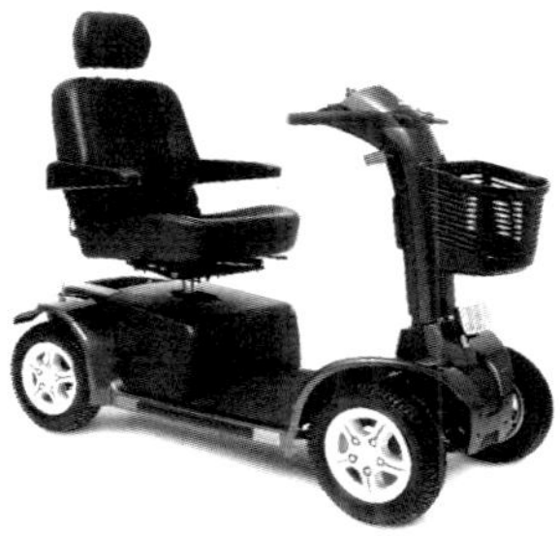

[그림 4-9] 전동스쿠터

출처 : http://www.wheelopia.co.kr

(2) 특수 형태 휠체어

휠체어를 비롯한 이동시스템은 단순히 걷지 못하는 사람의 걷는 능력을 대신하는 것이 아니다. 사람은 걷거나 휠체어를 타거나 목발을 짚고 걷거나 어떤 방식으로든 이동을 하면서 일상에서 생활하고 학교나 직장에 가고 가족과 여행을 한다. 결국 이동은 물리적 움직임 보다는 사람의 활동 수행과 참여에 필요한 요소로서의 의미가 중요하다. 걷기 어려운 아빠는 딸에게 직접 자전거 타기를 가르칠 수 없지만 자전거 형태의 특수 휠체어를 이용하여 딸과 함께 자전거를 타는 실외 활동을 즐길 수 있다(Dudgeon, 2014). 휠체어는 자녀와 함께 여가를 즐기는 '아빠' 역할을 할 수 있도록 돕는 중요한 보조기기가 된다.

기술이 발전하면서 사용자의 어려움을 보완해 주는 보조기기 시스템이 개발되었고 다양한 특수 형태 휠체어가 개발되었다. 기립형 휠체어, 계단을 오르내리는 휠체어, 로봇 기술을 적용한 스마트 휠체어 등의 특수 형태와 첨단 기능을 갖춘 휠체어가 개발되고 있다.

7) 휠체어 기술 훈련

재활 및 보조공학 관련 전문가들은 사용자가 휠체어를 안전하고 효율적으로 사용할 수 있도록 필요한 기술들을 교육 및 훈련시킨다. 먼저, 휠체어를 사용하는 훈련을 실시하고 휠체어를 사용하면서 기능적 활동을 수행하는 기능적 훈련을 실시한다.

(1) 휠체어의 사용 기술

브레이크나 팔걸이, 발판 등의 휠체어 기본 조작과 휠체어에 타고 내리는 이동, 휠체어 추진 훈련을 포함한다. 추진 훈련은 전지, 후진과 회전 등이 기본이 되고 경사면 올라가기와 내려가기 등도 훈련한다. 경사면이나 단차, 문턱이 있는 환경에서 이동할 때 필요한 앞바퀴 들고 뒷바퀴로 이동하기(wheelie)를 훈련해야 한다.

전동휠체어의 훈련은 제어 컨트롤러를 조작하는 훈련부터 시작하여 휠체어를 추진하고 기능적 활동을 수행하는 방식으로 진행한다. 직접 조작하는 훈련을 하면서 사용자가 컨트롤러 조작이 실제 휠체어 움직임의 속도와 강도 등으로 연결되는 것에 적응하고 사용자에게 적절한 속도 등을 결정하여야 한다.

보조공학 전문가는 휠체어 사용자가 안전하고 효과적으로 휠체어를 사용할 수 있도록 휠체어 기술을 교육하고 훈련해야 한다. 휠체어 서비스 교육 교재에는 보조공학 관련 전문가가 휠체어 사용자를 교육할 때 필수적으로 포함되어야 할 휠체어 기술들에 대한 체크리스트가 제시되어 있다(국립재활원, 2017). 다음은 휠체어 기술 체크리스트의 영역별 항목들이다.

① **휠체어 조작법** : 휠체어를 접고 드는 법, 이동할 때 떼어내야 하는 자세보조용구를 장착하고 분리하는 법, 빠르게 바퀴 분리하는 법, 브레이크 사용법, 기울임과 넘어짐 방지 바 사용법, 휠체어 사용자가 휠체어에 있을 때 자세보조용구의 올바른 위치, 제대로 된 위치를 포함한 방석 사용법

② **이동** : 스스로 이동, 보조받는 이동, 기타

③ **휠체어 사용과 기동성** : 제대로 미는 법, 언덕 위와 아래, 계단 위와 아래, 거친 땅 위, 앞바퀴 드는 법(휠리), 얼마나 휠체어에 앉아 있어야 하는지, 보조적으로 밀어줌

④ **욕창 예방** : 욕창 예방을 위해 높은 압력 부위 확인하기, 압력 완화 보호대, 잘 먹고 물 많이 마시기, 욕창이 생겼을 때 해야 하는 일

⑤ **자택 휠체어 관리** : 휠체어 청소, 움직이는 부분 기름칠, 타이어 공기 주입, 너트와

볼트 조임, 바큇살 조임, 덮개 확인, 녹 확인, 방석 확인

⑥ 문제가 있을 시 해야 할 일 : 휠체어 수리가 필요함, 휠체어가 편안하지 않거나 잘 맞지 않는다.

(2) 휠체어의 기능적 사용

다양한 환경에서 휠체어를 사용하여 실제 기능적 활동을 수행하는 것이다. 일반 실내에서부터 카펫, 보도블록이 깔린 표면과 거칠거나 고르지 않은 지면과 경사면에 이르기까지 다양한 지형에서 추진하는 훈련과 승강기나 화장실과 같이 협소한 공간에서 휠체어로 이동하는 훈련이 필요하다. 사용자의 활동 공간을 휠체어의 접근성을 높이도록 개선하고 실제 공간에서 기능적 활동을 수행하는 직접적인 방법이 더 효과적이다.

(3) 전동휠체어의 필수 기술

전동휠체어를 안전하게 사용하기 위해서는 사용자는 다음의 기본 기술은 반드시 할 수 있어야 한다. 사용자는 지시에 따라 멈출 수 있어야 한다. 인지기능이나 나이 때문에 안전하게 '멈춤'이 어려운 사용자는 전동휠체어를 혼자 사용하기가 위험할 수 있다. 사용자는 지속적으로 입력장치를 조정할 수 있어야 한다. 안전하고 기능적인 조정이 가능하도록 충분한 지구력이 있어야 한다. 또한 사용자는 자신이 원해서 움직인 것이 아니어도 자신의 동작으로 휠체어가 움직일 수 있다는 것을 인식해야 한다. 울퉁불퉁한 노면에서 휠체어를 타면 그로 인해 근긴장이 높아지거나 비정상 반사가 나타나서 원치 않은 휠체어 작동이 발생할 수 있다. 자신이 조절할 수 없는 불수의적 움직임이 휠체어 움직임에 영향을 줄 수 있다는 것을 인식하고 이를 주의해야 한다.

4. 운전

1) 척수손상 장애인의 운전 보조공학 중재

척수손상이 활동 수준이 높은 청장년층에서 많이 발생하기 때문에 대부분의 척수손상 환자는 지역사회와 직업으로 복귀하기를 간절히 원한다. '운전을 할 수 있느냐'는 것은 척수손상 환자가 지역사회와 여가활동에 참여하고 가정에서 역할로 복귀하고 본래

직장이나 새로운 직장으로 취업하는 등에 결정적 요소가 되기도 한다.

척수손상 환자를 비롯한 휠체어를 사용하는 운전자에게는 휠체어와 관련된 운전 위험에 관하여 미리 교육해야 한다. 특히, 척수손상은 인지와 시지각장애 등이 동반되는 외상성 뇌손상과 중복되는 경우가 있으므로 이를 고려하여 운전재활의 방향성을 결정하는 것이 좋다. 척수손상 환자의 운전재활과 관련된 중요한 요소는 핵심 근육(key muscles)의 기능과 불완전 및 완전손상 여부이다. 많은 척수손상 환자가 불완전손상으로 다양한 임상증상이 나타날 수 있으므로 환자 개인의 운동과 감각기능을 평가하여 운전재활을 실시해야 한다.

(1) 운전을 위한 신체 기능 준비

척수손상의 임상적 증상을 반영하여 운전에 필요한 운동기능을 중심으로 훈련한다. 운전 기능에 포함되는 차량 탑승과 운전 준비 및 차량 주행과 관련된 근력, 관절가동범위, 지구력, 협응 조절 등을 평가하여 중재한다. 척수손상 수준과 신체 기능에 따라 운전 보조기기를 적용하는 보상적 중재를 교정적 훈련과 병행한다.

① 사지 기능 제한

상지 기능이 일부 제한되어 핸들 보조기기를 사용하는 불완전손상 환자가 보조기기를 잘 조작하도록 상지 기능을 강화시켜야 하고 운전 중 몸통의 자세를 유지할 수 있도록 균형 훈련을 실시하고 몸통을 지지하는 보조기기를 함께 사용하기도 한다. 하지의 근경련(spasm)이 있는 환자는 조절할 수 없는 경련 때문에 가속장치나 제동장치가 눌려서 사고가 발생하지 않도록 페달 블록커(pedal blocker)를 설치한다(Bolding et al., 2017).

② 관절가동범위

운전을 위해 필요한 관절가동범위는 운전석에 앉은 상태에서 어깨 굽힘 30~70°, 팔꿈치 굽힘 100~120°, 손가락 굽힘, 고관절 굽힘 70~90° 정도가 필요하다(정민예 등, 2015).

③ 근력

상지 근력은 정상(normal grade)~ 좋음(good grade) 수준이 필요하다. 운전 과제의 수행에 필요한 근력를 강화하고 관절가동범위를 증가시키고 지구력과 협응하여 운동 조절하는 능력을 강화하기 위하여 다양한 치료적 작업과 운동을 활용할 수 있다. 일반적으로 모래주머니, 운동밴드(고무), 덤벨 등의 무게를 이용한 저항 운동(resisted exercise)이 포함되는 치료 활동은 근력을 강화하는 효과가 있다. 작업치료사는 환자에게 필요한 운동 기능을 향상시키도록 치료적 활동을 디자인할 수 있다. 예를 들어, 등받이에 기대지 않고 앉아서 농구공을 양손으로 잡고 던지는 활동은 척수손상 환자의 균형과 상지 근력, 협응 능력을 함께 훈련할 수 있다.

(2) 차량 탑승

① 차량 승하차 훈련

척수장애인의 차량 탑승을 위해서 휠체어에서 운전석으로 이동하기, 휠체어 옮겨 싣기, 좌석 및 등받이 조정하기 등을 훈련한다. 다음은 하지마비 척수장애인의 휠체어에서 차량으로 이동하는 세부 단계이다.

- 운전석 문 열기
- 운전석에 가깝게 휠체어를 위치하여 브레이크 잠그기
- 휠체어에서 운전석 좌석으로 엉덩이 옮겨 앉기
- 운전석으로 다리 옮기기
- 운전석 등받이 뒤로 눕히기
- 휠체어 접어서 뒤 자석으로 옮겨 싣기
- 운전석 등받이 바로 세우기

② 차량 탑승을 위한 보조기기

일반적으로 하지마비 척수장애인은 휠체어에서 운전석으로 이동하고 휠체어를 접고 들어서 뒤로 눕힌 운전석을 지나서 자동차 뒷자석에 옮겨 싣는 방식을 이용한다. 그러나 이 방법은 휠체어의 무게 때문에 운전자의 신체 손상 위험과 에너지 소모가 크고 시간이 오래 걸린다. 그래서 휠체어 캐리어를 이용하여 차량 위에 휠체어를 수납하는 방법을 이용하는 운전자가 늘고 있다. 차량 탑재 보조장치에 해당하는 이러한 휠체어 캐리어는 근로자의 경우에 한국장애인고용공단의 보조공학기기 지원 사업을 통해 혜택을 받을 수 있다.

차량으로 옮겨 앉거나 휠체어를 차량에 싣는 동작 등에 필요한 근력과 균형이 충분하지 못한 사지마비(경수손상) 척수장애인은 위와 같은 이동 방법을 훈련하는 것보다 이동이나 차량 탑승과 휠체어 탑재 등에 도움을 주는 운전 이동 보조기기를 고려해야 한다. 회전시트나 리프트를 이용하여 위와 같은 이동 없이 직접 휠체어를 타고 차량에 탑승할 수 있다. [그림 4-10]은 조수석 회전시트를 이용한 탑승 방법이지만 운전석에 회전시트를 설치하여 척수장애인 운전자가 이용할 수 있다.

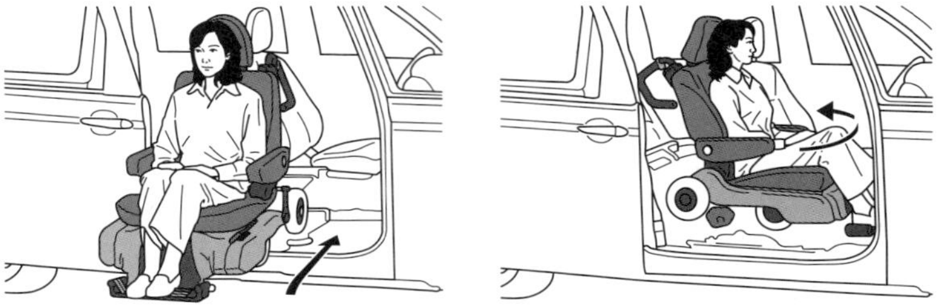

[그림 4-10] 조수석 회전시트를 이용한 탑승

③ 휠체어 탑승 안전장치

부피가 큰 전동휠체어를 이용하는 사지마비 경수손상 척수장애인은 별도의 운전석이 없이 전동휠체어를 차량 안으로 진입하여 운전석으로 이용할 수 있다. 슬로프차는 이와 같이 전동휠체어 또는 수동휠체어를 타는 척수장애인이 휠체어에서 좌석으로 이동하지 않고 직접 차량으로 진입하는데 이용된다. 척수장애인 운전자는 운전석이 제거된 차량에 휠체어를 운전석에 위치하고 휠체어와 차체를 고정하여야 안전하게 운전할 수 있다. 물론 운전자가 아니어도 휠체어를 타고 탑승하는 사람도 휠체어를 차에 고정하는 안전장치를 사용해야 한다. [그림 4-11]은 슬로프차 모습과 휠체어를 타는 동승자의 슬로프차 내에 위치를 보여준다. 장애인용 콜택시로 사용되는 밴 차량도 이와 같은 슬로프나 리프트를 장착하고 안전장치를 이용하여 휠체어를 차량 내부에 고정하게 되어 있다.

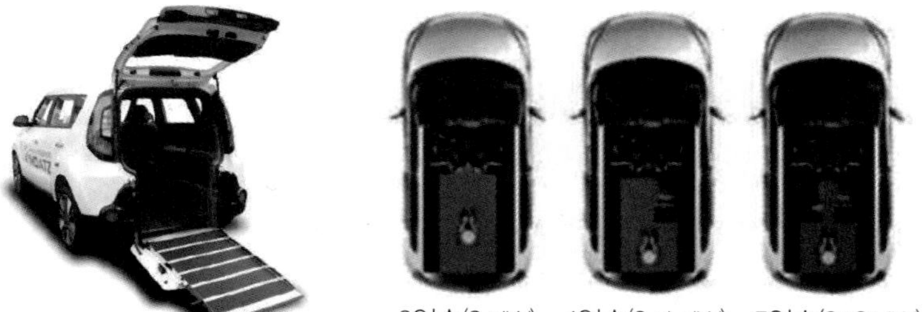

[그림 4-11] 휠체어 이용자의 슬로프차를 이용한 탑승

④ 척수장애인의 운전 주행 훈련

자동차의 주요 주행 장치에 해당하는 조향, 가속, 제동장치를 조작하는 것과 실제 직선, 회전 주행과 주차 등의 운전 과제를 훈련한다(최현 등, 2015). 운전 과제를 직접 훈련하는 것은 운전지원센터의 운전면허 시험(훈련) 차량이나 시뮬레이터를 사용하여 훈련할 수 있다.

2) 뇌손상(뇌병변) 장애인의 운전 보조공학 중재

뇌손상 환자의 기능 장애는 손상된 뇌 구조물에 따라 매우 다양하게 나타난다. 뇌졸중(stroke)과 외상성 뇌손상(Traumatic Brain Injury : TBI) 환자의 특성도 다소 차이가 있다.

외상성 뇌손상 환자들은 운동과 지각 및 인지기능 등의 총체적인 어려움을 나타낸다. 운동 마비(plegia)나 운동 부전마비(paresis), 외상 후 간질발작(seizure) 등의 신체적 어려움과 주의력, 처리 속도, 기억력, 언어 장애 등의 지각과 인지기능의 문제가 운전에 영향을 미친다. 특히, 경증 TBI 환자는 신체적 기능이 회복된 이후에도 주의력이나 집중력이 낮거나 정서적 과민, 실행 능력(executive function)의 저하로 인하여 운전 수행이 어려운 경우가 많다. 그런데, TBI 환자들이 운전에 필요한 기능이 완전히 회복되기 전에 퇴원하는 경우가 많아서 급성기 병원의 작업치료사는 환자의 향후 운전 여부를 판단하기가 어렵다. 미국에서 40~80% 중증 환자가 안전하게 운전할 수 있는지 평가받지 않고 다시 운전을 시작한다는 연구결과가 있었다(Clay et al., 2005). 즉, 사고 위험이 있음에 불구하고 운전평가도 없이 운전을 복귀하는 경우가 많다는 것이다. 이는 환자 개인뿐 아니라 사회적 위험 요인이 될 수 있다. 장애 발생 이전에 면허를 보유하고 운전을 했던 운전자가 기능 손상 이후에 운전재활 평가와 중재의 중요성을 인식하고 운전재활에 참여하도록 하는 체계적 절차와 제도가 필요하다. 저자도 임상에서 뇌손상 환자가 장애 발생 이후에 운전재활 과정 없이 기존의 면허와 차량을 이용하여 운전을 하거나 운전하면서 사고를 발생시키는 사례를 직접 보았다. 그 환자들에게 위험성을 경고하고 운전재활 프로그램과 서비스 기관을 안내하였지만 운전재활에 참여하도록 강하게 권고할 수는 없었다. 운전 딜레마와 마찬가지로 이러한 환자들의 인식 부족이나 제도적 제한점이 운전재활의 현실적인 어려움에 포함된다.

(1) 신체 마비 증상과 운전

뇌손상 환자는 운전 수행을 방해하는 편마비(편부전마비), 시기능 장애, 기억력과 집중력 장애, 반응 속도 저하, 근경련, 언어장애 등이 나타난다. 운전을 원활하게 하려면 상지의 관절가동범위가 어깨 굽힘 30~70°, 팔꿈치 굽힘 100~120°, 손가락 굽힘, 고관절 굽힘 70~90° 정도이고 환측 근력이 정상(normal grade) 또는 좋음(good grade) 수준이 필요하다.

근력 수준이 중간(fair grade)~미흡(poor grade)의 경우에는 건측을 사용하여 운전하는 것이 추천되고 환측은 가능한 범위에서 건측을 도와 운전기기를 조작할 수 있도록 훈련해야 한다. 예를 들어, 좌측 편마비 뇌졸중 환자가 왼쪽 상지의 근력이 중간~미흡 수준인데, 왼손으로 방향지시등을 조작할 수 있다면 굳이 오른쪽에 지시등을 설치할 필요가 없다. 핸들을 조작할 때에도 왼손으로 핸들을 잡지만 오른손도 함께 핸들을 잡고 조작하면서 운전할 수 있다(최현 등, 2015). 특히, 오른손잡이 좌측 편마비 환자는 기능이 회복되면 우세측인 오른쪽 신체를 사용하여 별도의 운전재활 과정 없이 기존의 방식과 자동차를 그대로 사용하여 운전하는 경우가 많다. 물론 건측 기능이 충분할 수도 있지만 뇌손상의 다양한 증상이 안전 운전에 미치는 위험성을 간과하는 것일 수 있다. 뇌손상 환자의 비정상 근긴장, 피로, 균형 문제, 시기능 장애, 인지기능 저하, 운동 반응 지연 등이 운전 수행을 방해한다. 그러므로 우세손이 건측이라고 해도 환자는 운전재활 평가를 통해 안전성을 확인하고 운전으로 복귀해야 한다. 오른쪽이 우세손인 우측 편마비 환자의 경우에는 더 어려움이 심하므로 오른손의 근력과 관절가동범위 등의 교정적 중재 외에도 왼손을 우세적으로 사용하는 운전 훈련과 보상적인 운전 보조기기가 필요하다. 실제 장애인의 도로주행을 훈련하는 운전강사는 편마비 환자의 환측 잔존 기능 정도에 따라 건측을 보조하도록 환측 사용을 훈련하거나 건측으로만 운전하도록 하는 방식을 결정하게 된다.

(2) 시기능 장애와 운전

뇌손상으로 인한 시기능 손상 뿐 아니라 노인성 질환에 해당하는 뇌졸중 환자는 노화로 인한 시기능 장애를 함께 나타내는 경우가 많다. 뇌병변 환자의 다양한 시기능 장애는 안전한 이동과 운전을 방해하므로 이에 대한 보조공학 접근이 필요하다. 뇌병변 장애인은 동적 시력 저하, 깊이지각 저하, 시야 감소 또는 주변 시각 감소, 대비 감도 저하, 시지각에 대한 운동 반응 속도 저하 등이 나타날 수 있다.

시야의 일부가 소실되는 반맹증(hemianopsia)은 뇌손상 환자에서 비교적 흔하게 나타나는 증상으로 운전 안전성을 위협한다. 시각적 편측무시(visual neglect)는 무시 측의 주의력이 결여되어 편측 공간의 사물과 사람을 인식하지 못하므로 운전 시 매우 위험한 상황이 발생할 수 있다. 그러나 공간 무시가 없는 반맹증은 안전하게 운전한다는 연구결과가 있었다(Bolding et al., 2017). 즉, 환자가 자신의 시기능 장애와 운전 문제를 인식하고 대응하는 것에 익숙해지도록 훈련하는 것이 필요하다. 편측무시는 공간적 주의 자체가 저하되므로 시야가 제한적인 반맹증에 비해 오히려 문제점을 인식하여 대응하지 못하는 문제점이 있다.

운전재활은 환자의 질병에 대한 의학적 소견과 보조공학사의 운전 수행 평가 및 중재, 운전강사의 주행 훈련, 운전 보조기기 등의 다양한 분야의 전문가의 협력이 필요하다. 포괄적인 접근을 통해 장애인 운전자에게 필요한 최상의 방법과 기기를 중재하는 것이다.

3) 운전 보조기기

운전 보조기기는 장애인 운전자가 안전하게 운전할 수 있도록 도와주는 보조기기 뿐 아니라 사용자의 이동 기능 수준에 따라 차량을 선택하는 것부터 시작된다. 독립적인 이동이 가능한 장애인은 다양한 종류의 자동차 중에서 선택할 수 있지만 미끄럼판(sliding board)을 이용하여 승하차가 가능한 장애인은 이를 활용할 수 있는 승용차나 시트 높이가 조정 가능한 차, 오부로 이동이 가능한 시트를 적용하는 자동차 등이 필요하다. 또한 독립적인 이동이 안 되는 장애인은 휠체어를 타고 직접 탑승이 가능한 차를 이용하는 것이 좋다(정민예 등, 2018).

(1) 승하차 보조기기

휠체어를 이용하지 않고 보행 보조기기나 주변인의 도움으로 이동이 가능한 장애인과 고령자는 경사진 방석이나 회전 방석을 이용하여 차에 타고 내리는 동작을 더 쉽게 할 수 있다. 다리를 들어 올리는 근력이 저하된 사람은 래그 리프트(leg lifter)를 사용할 수 있고 근력이나 균형의 어려움이 있는 사람은 승하차 시에 차량 이동용 손잡이(handy bar)를 잡고 체중을 지지하여 안전하게 이동할 수 있다. 미끄럼판은 하지마비로 인해 앉은 자세로 승하차하는 장애인에게 도움이 된다.

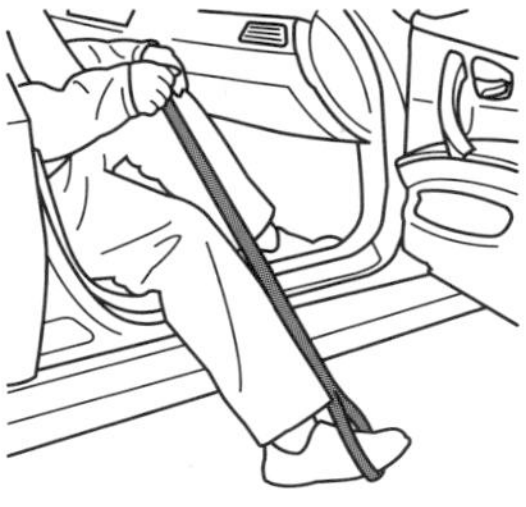
a. 래그리프트(leg lifter)

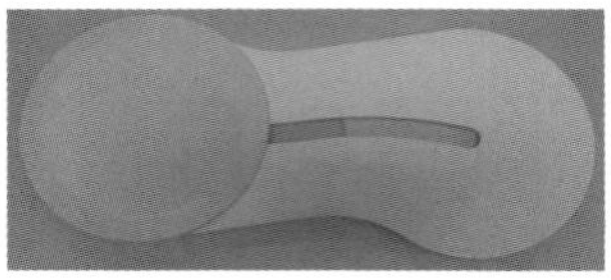
b. 미끄럼판(sliding board)

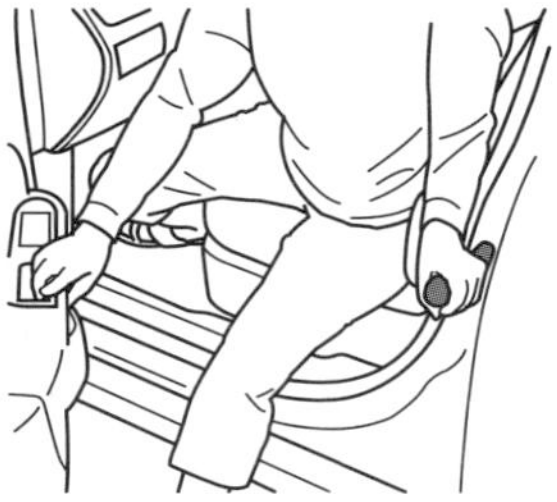
c. 차량 이동용 손잡이(handy bar)

[그림 4-12] 승하차 보조기기

출처 : (a) https://www.bodyhealt.com/product-page/leg-lifter-strap-40-inches-blue) (b) 장애인보조기기 교부사업 품목정보안내서 (c) https://www.welcomemobility.co.uk/Products/handy-bar-car-mobility.aspx

(2) 휠체어 탑재 보조기기

휠체어를 사용하는 장애인이 차량 채로 탑승하지 않는다면, 좌석으로 이동 후에 휠체어를 차량에 실어야 한다. 일반적으로 리프트나 크레인, 체어탑퍼(chair topper)를 이용하여 휠체어를 들어 올려서 짐칸과 차 지붕 위 등에 탑재한다.

(3) 시기능 보조기기

시력을 포함한 시기능 전반은 안전운전을 위한 필수적인 요소이다. 고령 운전자 및 뇌손상 운전자에서 시기능 장애가 많이 나타나는데, 이를 보완하고 안전운전을 하도록 돕는 다양한 운전 시기능 보조기기가 사용되고 있다.

바이옵틱 망원경(Bioptic telescopes)은 안경에 장착된 작은 망원경으로서 운전자의 전방 화면을 2~8배로 확대하여 도로 상황과 운전 표지, 교통신호 등을 확인할 수 있도록 한다. 그러나 이 망원경을 사용하면 시야가 좁고 암점이 포함되어 교통 방해물을 인식하지 못할 위험도 있으므로 주의가 필요하다.

펠리렌즈(Peli Lens™)는 반맹증 환자의 시야 결손을 보상하기 위해 사용되는 기존의 부채꼴 프리즘(sector prism)이 중심 시야에서 복시(double vision)를 발생하는 단점을 보완하였다. 펠리렌즈는 그림과 같이 눈동자 위와 아래로 나누어 프리즘 렌즈를 부착한 형태이다. 반맹증이 있는 운전자는 펠리렌즈를 이용하여 중심 시야를 방해받지 않고 주변부 시야가 30° 확장되는 효과를 얻을 수 있다.

백내장과 같은 눈 질환에 자주 나타나는 눈부심 증상은 아침과 저녁에 햇빛이 시야 정면에서 비추거나 야간에 맞은 편 차량의 전조등이 비치는 상황 등에서 더 심해진다. 눈부심 증상은 운전자의 시각을 방해하여 사고 위험성을 높이기 때문에 이를 방지하는 편광 렌즈를 사용한 제품을 사용하면 도움이 된다. 일반적으로 주간에 회색, 야간에 노랑색 렌즈를 사용한다.

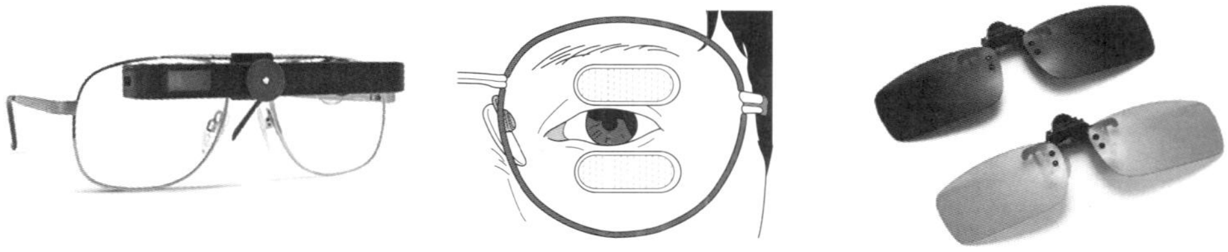

a. 바이옵틱 망원경(bioptic telescopes)　　b. 펠리 렌즈(Peli Lens™)　　c. 눈부심 방지 편광 클립온 렌즈(Besgoods 제품)

[그림 4-13] 운전 시기능 보조기기

출처 : (a) https://www.driver-rehab.com/steps-in-achieving-bioptic-driving-licensure/ (b) http://www.chadwickoptical.com/peli-lens-2/ (c) http://besgoods.com/product/class/?3.html

(4) 주행 보조기기

① 페달

주행에서 필수적인 가속과 감속장치는 발로 조작하는 페달 형태로 되어 있다. 일반적으로 오른쪽 발로 오른쪽 가속 페달과 왼쪽 감속 페달을 조종한다. 사용자가 절단, 마비 등으로 오른발을 사용하기 어려운 경우에는 왼쪽 가속 페달을 설치하여 사용할 수 있다. 이 경우에는 본래의 오른쪽 가속 페달이 눌리지 않도록 보호대를 설치해야 한다. 키가 작거나 다리 길이가 짧아서 발이 페달에 닿지 않으면 충분히 페달을 밟을 수 있도록 연장된 페달이나 발판을 사용하여 안전하게 운전할 수 있도록 해야 한다.

② 핸드 컨트롤러

척수손상 하지마비나 다리의 소아마비 등으로 인하여 발로 가속 및 감속 페달을 사용할 수 없는 경우에 손을 이용하여 페달을 조종하는 장치이다. 페달에 연결된 핸드 컨트롤러를 밀고 당기기, 밀고 비틀기, 밀고 올리기와 밀고 내리기 등의 방식으로 조종한다. 사용자의 기능에 따라 왼쪽과 오른쪽에 설치할 수 있다. 핸드 컨트롤러는 페달 외에도 방향 지시등, 경적, 조명 등의 부가적인 장치를 조종할 수도 있다.

③ 조향 장치 보조기기

조향 장치는 자동차가 주행하는 방향을 조종하는 장치로서 흔히, 핸들을 말한다.

일반 핸들을 잡고 움직이는 것이 어려운 장애인 운전자는 조향 장치 보조기기를 기존 자동차 핸들에 장착하여 조종할 수 있다. 사용자의 특성과 상지 기능에 따라 다양한 형태의 보조기기가 이용된다(그림 4-14).

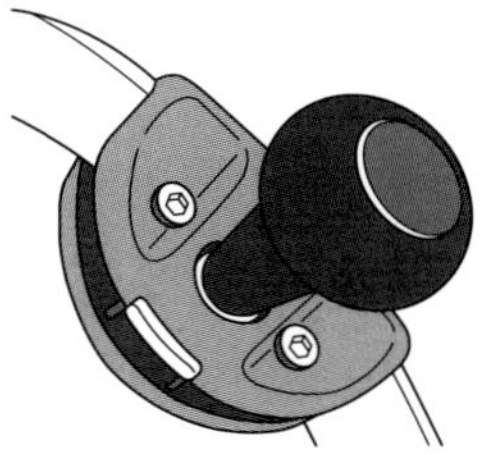

볼 그립(spinner knob)

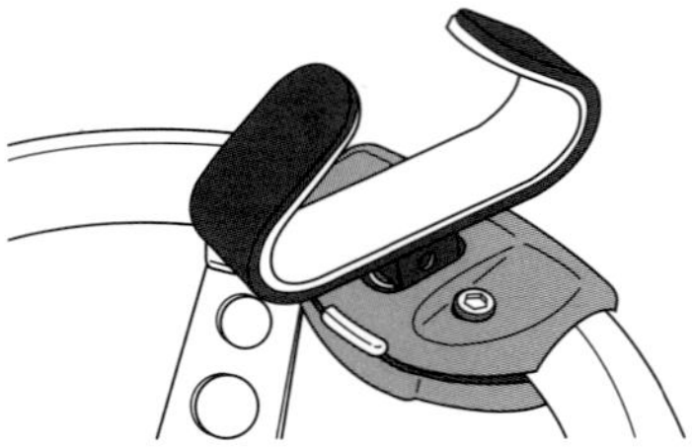

팜 그립(palm spinner)

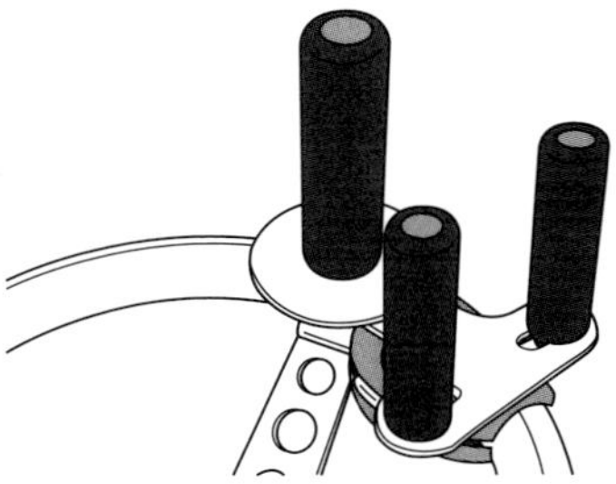

3핀 그립(tri-pin)

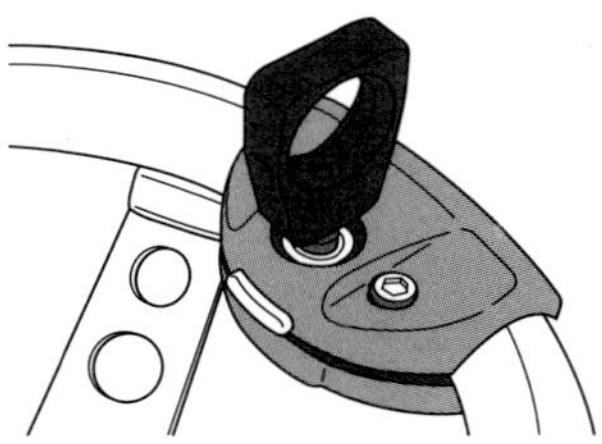

의수용 링(amputee ring)

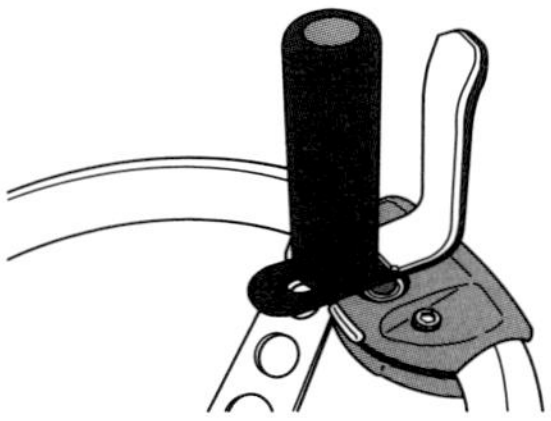

V 그립(V-grip)

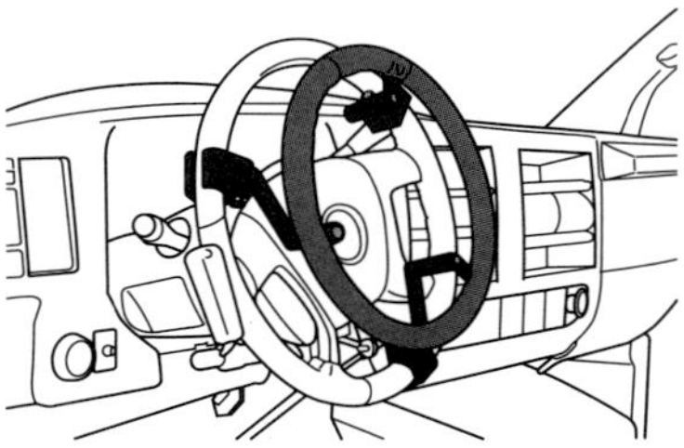

연장된 핸들(steering wheel extension)

[그림 4-14] 조향 장치 보조기기

㉠ **볼 그립**(steering balls/spinner knobs)

한 손으로 핸드 컨트롤러를 조정해야 하는 운전자가 한 손으로 핸들을 조종하기 위해 이용한다. 그러나 이 보조기기는 지속적인 잡기가 가능해야 한다.

㉡ **팜 그립**(palm spinner)

잡기가 가능하지만 근력이 부족하여 지지가 필요한 운전자가 손바닥으로 잡기를 유지하여 사용할 수 있다.

ⓒ 3핀 그립(tri-pin)

3개의 핀으로 손과 손목을 고정하므로 스스로 잡기가 안 되는 척수손상이나 상지 기능이 저하된 운전자가 사용한다.

ⓔ 의수용 링(amputee ring)

후크(hook) 타입의 말단장치 의수를 사용하는 절단장애 운전자가 사용한다. 고리에 후크를 걸어서 핸들을 조종한다.

ⓜ V 그립(V-grip)

잡기 근력이 중간정도 가능한 운전자가 V 형태의 지지대 부분에 아래팔 중립자세로 손을 위치하여 손잡이(grip)를 잡고 핸들을 조종한다.

ⓑ 연장된 핸들(steering wheel extension)

관절가동범위 제한으로 일반적 크기의 핸들을 사용하기 어려운 운전자가 작은 핸들을 사용하여 운전할 수 있다.

(5) 기타 운전 보조기기

국립재활원(2015)은 장애인 운전을 위한 프로토콜을 개발하면서 장애 부위별로 사용할 수 있는 운전 보조기기를 권고하였다(표 4-2).

양상지 마비 환자는 일반적인 가속과 감속 페달은 이용할 수 있지만 상지로 조작하는 많은 장치들을 사용할 수 없다. 손 대신 발로 사용하는 족동 조향장치, 라이트, 방향 지시등, 클랙슨, 안전벨트(시트벨트), 기어 변속 키트 등의 보조기기가 필요하다. 반면, 하지마비 환자는 상지를 이용하는 수동 가속/감속 페달(핸드 컨트롤러)을 이용하고 우측 편마비 환자는 좌측 페달을 이용해야 한다. 상지 기능이 저하된 환자는 핸들을 돌릴 때(스티어링 선회)에 필요한 힘이 부족하므로 스티어링 조작력을 50% 정도로 줄여주는 스티어링 선회장치를 사용해야 한다.

[표 4-2] 장애 부위별 운전 보조기기 예시(국립재활원, 2015)

보조기기	양상지	양하지	양하지/양손가락	우하지	우하지/우상지	우상지	우상지/좌하지	좌상지/우하지	좌상지/좌하지	좌상지	좌하지	3지 이상 마비
족동 스티어링	●											
수동엑셀/브레이크		●	●	●								
좌측 엑셀페달					●							
스티어링 선회장치		●	●		●	●	●	●	●	●		
좌측 방향 지시기			○		●	●	●					
족동 방향 지시기	●				○	○				○		
족동 라이트	●				○	○				○		
족동 크락션	●					○				○		
족동 주차브레이크	●					○				○		
좌측 라이트스위치			○		○	○	○					
좌측 엔진키					○	○	○					
좌측 주차브레이크								○	○	○		
자동시트벨트	●											
전동 파워시트	○	○	○	○	○	○	○	○	○	○	○	
전동 도어개폐	○		○									
기어 변속킷트	●		●					○	○			
주차 레버킷트	○		●						○	○		
버튼키	●		●									
조수석 안전레버		○	○					○	○	○		
휠체어 적재장치			○									
소형 스티어링 휠												●
조이스틱												●
환경조작 스위치												●

● : 필수장치, ○ : 선택장치

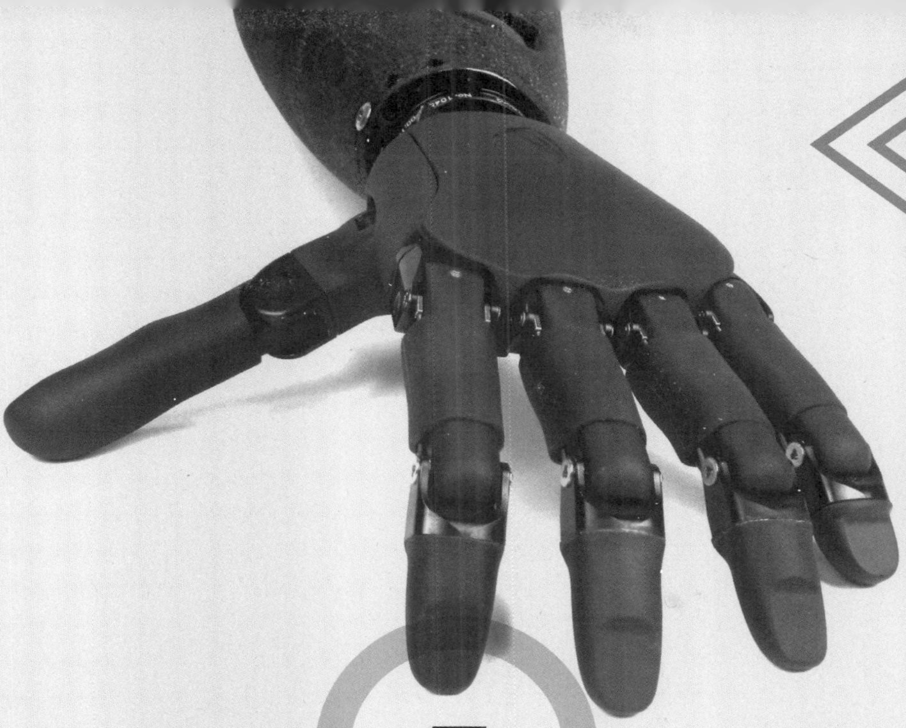

5

일상생활활동 보조기기

1. 일상생활활동을 위한 보조기기와 관련된 국내 지원제도
2. 일상생활활동의 개요
3. 일상생활활동을 위한 보조기기 적용 시 고려사항
4. 일상생활활동을 위한 보조기기 적용을 위한 평가
5. 일상생활활동을 위한 보조기기의 임상적용

제5장

일상생활활동 보조기기

이 장에서는 일상생활활동에 대한 기본적인 개념과 임상적용 시 고려해야할 점 그리고 평가방법과 그에 따른 평가도구들을 제시하고 있다. 일상생활활동을 위한 보조기기는 초급 보조기기와 고급 보조기기로 나눠 보조기기의 임상적용에 대해 설명하였다. 후반부에는 전자식 일상생활 보조기기 EADL(ECU), 스마트 홈 그리고 IoT와 관련된 내용을 포함하였다. 이와 더불어 국내에서 어떤 제도나 법을 기반으로 하여 클라이언트의 일상생활을 위한 보조기기를 제공받을 수 있는지에 대한 내용도 함께 포함하여 이 책을 읽는 여러 분야에서의 임상가들의 실질적인 이해를 돕고자 하였다

1. 일상생활활동을 위한 보조기기와 관련된 국내 지원제도

장애인 및 노인의 일상생활을 돕기 위한 보조기기 제공 및 서비스와 관련된 국내 제도는 여러 부처를 통해 제공되고 있다.

1) 장애인 보조기기 교부사업

보건복지부에서 제공되는 장애인 보조기기 교부사업이 있다. 저소득 장애인에게 일상생활에 필요한 장애인보조기기를 지원하여 장애인의 자립생활 및 복지증진을 도모할

목적으로 실시되고 있다. 교부품목은 좌석형 및 탁자형 보행차, 음료 및 음료 섭취용 보조기기, 식사도구, 젓가락 및 빨대, 여러 종류의 컵 및 받침접시, 접시 및 그릇, 음식 보호대, 목욕 의자, 휴대용 경사로, 이동변기, 미끄럼 보드, 미끄럼 매트 및 회전좌석, 장애인용 의복, 휠체어용 탑승자 고정장치 및 기타 액세서리, 독립형 변기 팔 지지대 및 등지지대, 음성시계, 진동시계, 문자판독기, 영상확대 비디오, 헤드폰, 시각신호표시기, 녹음 및 재생장치가 포함된다. 보조기기 교부품목은 2018년 28개, 2019년 30개로 전동침대와 안전손잡이가 추가되었고 2022년에는 36개로 일상생활을 위한 보조기기의 품목이 추가될 예정이다.

2) 장애인보장구 사업

장애인보장구 사업은 건강보험자 가입자 중 장애인복지법에 따라 등록된 장애인이 보장구를 구입할 경우 구입금액의 일부를 건강보험공단으로부터 현금지원 받는 것으로서 전동보장구(전동휠체어와 전동스쿠터), 자세보조용구, 보청기, 욕창예방방석 및 매트리스, 전방지지워커, 후방지지워커 등을 포함한 85품목에 이른다.

3) 노인복지용구

복지용구는 수급자의 일상생활과 신체활동에 지원을 위한 목적으로 제공되고 있다. 복지용구에는 구입품목과 대여품목 그리고 구입 및 대여 가능한 품목으로 구분되어 있다. 복지용구 품목에는 이동변기, 목욕의자, 성인용보행기, 안전손잡이, 미끄럼방지용품, 간이변기, 지팡이, 욕창예방방석 및 자세변환용구, 수동휠체어, 전동 및 수동침대, 욕창예방매트리스, 이동욕조, 목욕리프트, 경사로, 배회감지기 등이 있다.

2. 일상생활활동의 개요

1) 일상생활활동 정의

일상생활활동(ADL; activities of daily living)이란 인간이 하루를 보내는데 필요한 기초적 활동으로 개개인 모두가 공통적으로 매일 반복하는 일련의 활동이다. 국제기능 · 장애 · 건강분류(ICF; International Classification of Functioning, Disability and Health, 2001)에서는 "활동(activity)을 개인에 의한 일상행위 또는 임무이행"이라 하였고, 활동이라는 건강 관련 구성요소의 영역에 이동성, 자조관리, 가정생활을 포함시켜 일상생활활동을 말한다.

작업치료의 구성범주를 명확히 제시하는 작업치료실행체계(Occupational Therapy Practice Framework: OTPF)에 따르면 일상생활활동의 영역은 작업에 포함되는 것으로 기본적 일상생활활동(Personal activities of daily living: P-ADLs 또는 Basic activities of daily living: B-ADLs)과 수단적 일상생활활동(Instrumental activities of daily living: I-ADL)으로 나뉜다. 기본적 일상생활활동과 수단적 일상생활활동의 세부적인 종류는 [표 5-1]에 제시되었다.

[표 5-1] OTPF-Ⅲ에 따른 일상생활활동의 종류

기본적 일상생활활동(B-ADL)	수단적 일상생활활동(I-ADL)
• 목욕하기, 샤워하기 • 화장실 사용 및 화장실 위생 • 옷 입고 벗기 • 삼키기/ 먹기 • 식사하기 • 기능적 이동 • 개인도구(용품) 관리 • 개인위생과 몸단장 • 성적 활동	• 다른 사람 돌보기(간병인 선택하기와 감독하기 포함) • 애완동물 돌보기 • 아이 양육 • 의사소통 관리 • 운전 및 지역사회 이동 • 재정관리 • 건강관리 및 유지 • 집안관리 및 유지 • 식사 준비 및 치우기 • 종교적 영적 활동과 표현 • 안전과 응급상황 관리 • 물건구매(쇼핑하기)

(1) 기본적 일상생활활동 정의

기본적 일상생활활동은 "개인 생활을 지속하기 위해 매일 행하는 활동이나 과제"로 정의할 수 있다. 인간이 삶을 살아가는데 있어서 기본적인 생존과 안녕을 가능하게 하는 기본적 활동이라 할 수 있다. 또한 자신의 신체를 관리하는 것에 중점을 둔 활동이라 할 수 있다. 기본적 일상생활활동의 범주에 속하는 활동은 목욕 및 샤워하기, 화장실 사용 및 화장실 위생, 옷 입고 벗기, 삼키기/먹기, 식사하기, 기능적 이동, 개인도구(용품) 관리, 개인위생과 몸단장, 성적 활동 등이다.

① 목욕 및 샤워하기

목욕 및 샤워하는데 필요한 용품을 구하고 사용하기, 신체부위에 비누칠하고, 헹구고, 말리기, 목욕하는 동안 자세 유지하기, 목욕하기 위한 자세를 취하거나 자세 바꾸기 등이 포함된다.

② 화장실 뒤처리 및 화장실 위생

화장실 사용에 필요한 용품을 구하고 사용하기, 옷가지 정리 및 관리하기, 화장실 사용자세 유지하기, 화장실 사용자세 취하거나 자세 바꾸기, 신체부위 닦기, 월경 관리 및 배변/배뇨 억제 관리하기(도뇨관, 인공항문, 좌약관리도 포함), 배변과 배뇨의 수의적 조절하기, 필요한 경우 방광 조절을 위한 도구 및 약물의 사용이 포함된다.

③ 옷 입고 벗기

하루의 시간과 날씨, 상황에 적합한 옷이나 장신구를 선택하기, 옷을 보관하는 곳에서 옷을 찾아 가져오기, 순서에 맞게 옷 입고 옷 벗기, 옷이나 신발 끈을 묶고 조절하기, 개인적 용품이나 의지 또는 보조기를 착용하거나 벗기가 해당된다.

④ 삼키기/먹기

음식이나 음료 등을 입안에 머금고 있거나 조절해서 삼키는 것을 말함. 삼킴은 음식을 입에서 위장으로 이동시키는 것을 말한다.

⑤ 식사하기

음식(또는 액체)을 차리고, 정돈 또는 배열하고, 음식(또는 액체)을 접시나 컵에서 입으로 가져오는 것을 말함. 간혹 자가 식사(self-feeding)라고 한다.

⑥ 기능적 이동

일상생활활동을 수행하는 동안 자세를 바꾸거나 한 장소에서 다른 장소로 이동하는 것으로, 침상 내 이동, 휠체어 이동, 자리이동(휠체어, 침대, 차, 욕조, 화장실, 샤워, 의자, 바닥 등의 장소), 기능적 보행과 물건 수송도 해당된다.

⑦ 개인도구(용품) 관리

개인도구(용품)를 사용, 세척하거나 유지 · 보수 하는 것을 말한다. 개인도구(용품)

란 보청기, 콘택트렌즈, 안경, 보장구, 의지 및 수지, 보조도구, 혈당 측정기, 피임 및 성생활도구와 같은 것을 말한다.

⑧ 개인위생과 몸단장

용품을 구하고 사용하기; 제모(예: 면도기, 족집게, 로션을 사용); 화장하기 및 지우기; 머리를 감기, 말리기, 빗질하기, 스타일링하기, 다듬기; 손톱 및 발톱관리; 피부, 귀, 눈, 코 관리; 방취제 바르기; 입 헹구기; 이 닦기 및 치실 사용하기; 치아 보장구 및 틀니를 제거, 세척, 착용하기가 포함된다.

⑨ 성적 활동

성적 만족을 주는 활동이나 관계적 또는 생식의 욕구를 충족시켜주는 활동에 개입하기 등을 말한다.

(2) 수단적 일상생활활동 정의

수단적 일상생활활동 "가정과 지역사회 내에서의 생활을 지지하며, 자조관리에 비해서는 복잡한 활동"으로 정의할 수 있다. 수단적 일상생활활동은 기본적 일상생활활동보다 좀 더 복잡한 문제해결 능력, 사회적 기술 그리고 환경적 상호작용 기술을 필요로 한다. 이 범주에 속하는 활동은 타인 돌보기(간병인 선발 및 감독포함), 애완동물 돌보기, 아이 양육, 의사소통 도구사용하기, 운전 및 지역사회 이동, 재정(금전)관리, 건강관리 및 유지, 집안관리 및 유지, 식사 준비 및 치우기, 종교적/영적 활동과 표현, 안전 및 응급상황 관리. 물건구매(쇼핑) 등을 포함한다.

① 타인 돌보기(간병인 선발 및 감독포함)

타인을 돌보는 것에 대한 계획 및 준비 그리고 감독 및 직접 돌보기 등이 해당된다.

② 애완동물 돌보기

애완동물이나 보조견을 돌보는 것에 대한 계획 · 준비, 감독 및 직접 돌보기 등이 해당된다.

③ 아이 양육

아동의 발달적 욕구를 지원하기 위한 돌봄 및 감독 등이 해당된다.

④ 의사소통 관리

다양한 시스템 및 도구를 사용하여 정보를 발신, 수신, 해석하는 것으로, 글쓰기 도구, 전화기(휴대전화), 키보드, 시청각 녹화 · 녹음기, 컴퓨터 또는 태블릿 PC, 의사소통 보드, 호출 등, 응급시스템, 점자 자판기, 청각장애인을 위한 전기통신, 확대 기능의 의사소통 시스템 그리고 개인 디지털 보조기기를 포함한다.

⑤ 운전 및 지역사회 이동

지역사회에서 계획하고 돌아다니기와 대중교통이나 개인 교통수단을 이용하는 것을 말함. 운전, 보행, 자전거 또는 버스타기, 택시타기 또는 다른 교통 시스템을 이용하는 것을 포함한다.

⑥ 재정관리

재정적 재원의 사용으로 대체 결제 방법, 장 · 단기적 목표를 갖고 자금을 계획하고 사용하기 등이 포함된다.

⑦ 건강관리 및 유지

건강과 안녕을 증진하기 위한 일상을 개발, 관리 또는 유지하기를 말하는 것. 체력단련, 영양, 건강에 해로운 행동의 자제, 규칙적 약물 복용 등이 해당된다.

⑧ 집안관리 및 유지

개인 재산과 주택 시설(예: 가정, 마당, 텃밭, 가전제품, 차량)을 취득하고 관리하는 것을 말함. 개인 소유물(예: 옷, 가정도구)을 스스로 유지보수하거나 유지보수를 위해 어떤 사람에게 어떻게 연락해야 하는지를 아는 것을 포함한다.

⑨ 식사 준비 및 치우기

영양가 있고 균형 잡힌 식사를 계획, 준비, 제공하는 것과 식사 후 음식과 식기도구를 뒷정리하는 것을 포함한다. 식사 후 남은 음식물 처리 및 사용한 식기 설거지하기가 포함된다.

⑩ 종교적 · 영적 활동과 표현

종교에 참여한다는 것은 '신성하고 초월적인 것과 가까워지는 것을 도와주기 위해 만들어진 믿음, 행위, 의식, 상징의 조직화된 체계이며, 자신보다 큰 무언가와 연결되어 있는 느낌을 가질 수 있는 활동, 특별한 의미가 있는 활동(아이와 나가서 놀아주기, 자연에서의 활동, 다른 사람을 도와주기 등)에 개입하기 등이 포함된다.

⑪ 안전 및 응급상황 관리

안전한 환경을 유지하기 위한 예방적 처치 및 행동을 알고 수행하는 것, 갑작스럽고 돌발적인 위험한 상황을 인지하는 것, 건강과 안전에 대한 위험을 줄이기 위해 응급처치를 시작하는 것, 예를 들어 집을 출입할 때 안전을 확인하는 것, 응급 연락처를 알고 있는 것 그리고 화재경보기의 배터리나 전구 등을 교체하는 것이 포함된다.

⑫ 물건구매하기(쇼핑하기)

식료품 및 기타 구매해야 할 물건의 목록 만들기, 물품을 선택하고 구매하기, 운송하기, 결제방법 선택하기 및 결제하기, 인터넷 쇼핑과 컴퓨터, 휴대전화, 태블릿 PC와 같은 관련된 전자기기 사용을 포함한다.

2) 일상생활활동을 위한 보조기기의 정의

인간의 모든 일상생활활동을 독립적이고 효율적으로 수행할 수 있도록 도와주는 것이 일상생활활동을 위한 보조기기이다. 일상생활을 위한 보조기기 분류의 국제적 기준은 북유럽분류체계(Nordic Classification System on Aids for Disabled Person)를 근간으로 하며 이는 국제표준화기구와 각국 분류체계의 기준이 되었다. 미국의 보조기기 분류체계에서의 일상생활활동을 위한 보조기기는 의복 외 12영역으로 분류된다. 국내의 경우, 보건복지부에서 '장애인보조기기 품목의 지정 등에 관한 규정'에서 대분류 11개 품목, 중분류 77개, 소분류 334개를 규정하고 있으며, 소분류 없이 중분류까지만 형성된 2개의 품목을 포함하여 총 336개의 품목을 규정하고 있다.

[표 5-2] 국내 장애인 보조기구 품목 주요 분류체계

대분류	중분류
개인 치료 용구	호흡기 치료 용구, 투석 치료 용구, 신체검사 및 생리학적, 생화학적 검사기재, 자극장치, 욕창 예방 용구, 지각 훈련 용구, 시각기능 훈련 용구, 운동 · 근력 · 균형 훈련기구
훈련 용구	의사전달을 위한 치료 및 훈련 용구, 배설 훈련 용구

의지, 보조기	척추 보조기, 배보조기, 팔보조기(신체 부착형, 신체 비부착형), 다리보조기, 팔 의지, 미관형 팔 의지, 다리 의지, 미관형 다리 의지, 기타 의지, 교정용 신발
개인위생, 보호 용구	의류 · 구두, 보호 용구, 옷 입고 벗기 기구, 화장실 용구, 후두 용구, 인공 항문 용품, 피부 청결 용품, 소변 처리 용구, 소변 집뇨기, 기저귀용품, 목욕용품, 체온, 체중 측정 용구
이동 기구	지팡이, 보행기, 보행 보조용 재활보조기구 부품, 장애인용 특수 자동차, 자동차 보조장치, 전동스쿠터, 수동휠체어, 전동휠체어, 휠체어 부품, 이동 및 자세 변환 용구, 들어올리는 기구, 시각장애인용 기구
가사 용구	취사용구, 식사용구, 청소용구
가구 및 건축물용 부대시설	탁자, 앉는 기구, 침대, 지지대, 승강장치 건축물용 안전 설비
정보통신 신호기구	광학 보조기구, 보청기, 문구류, 계산기, TV · 비디오, 녹음기 · 수신기, 음 전달 시스템, 대화용 기구, 전화기 및 전화용 기구, 경보 표시 및 신호기구, 기타 독서 보조기, 컴퓨터 · 타자기 · 계산기 보조기구, 컴퓨터 및 전자기구 입력장치
조작 용구	용기 취급 용구, 조절용 장치, 환경 제어 장치, 손기능 보조기구, 손이 닿지 않는 물건 처리도구, 고정 기구
환경개선 기구	환경개선 기구, 계측 기구
레크레이션 용구	장난감, 운동 용구, 악기

3. 일상생활활동을 위한 보조기기 적용 시 고려사항

능동적이고 독립적인 클라이언트의 일상생활을 위한 보조기기 적용을 위해 보조공학사는 클라이언트의 신체기능 및 신체구조 뿐만 아니라 클라이언트를 둘러싼 환경적 측면과 개인적 측면을 면밀히 고려해야 한다. 이는 2001년 세계보건기구(WHO)에서 발표한 기능, 장애 그리고 건강의 국제적 분류모델(ICF)을 근간으로 한다(그림 5-1). 즉, ICF개념에서의 건강 또는 질병상태는 신체기능 및 구조뿐만 아니라 개인적 요인과 환경적 요인이 함께 작용하므로 클라이언트의 독립적인 일상생활수행을 위해서 신체적 상태뿐만 아니라 클라이언트를 둘러싸고 있는 다양한 요소들을 함께 고려해야한다. 이러한 개념은 보조공학 이론의 기본적인 모델인 HAAT Model(그림 5-2)과 맥락을 같이 한다. 인간-활동-보조공학 이 세 가지 요소들은 환경적 요소들에서 조화를 이루는데 여기서 인간의 요소는 클라이언트의 신체적, 정신적, 사회적 특성을 포함하고 활동은 일상생활활동, 여가, 생산적인 활동(일)을 뜻한다. 마지막으로 환경적 요소에는 경사로, 물건의 출입문 등의 물리적 환경과 클라이언트 주변 사람들의 도움 정도를 뜻하는 사회적 환경, 문화적 환경 그리고 제도적 환경 등을 말한다. 따라서 보조공학사가 클라이언트의 일상생활활동을 위한 보조기기 적용 시에는 위의 두 가지 모델을 근간으로 두고 다양한 요소들을 고려해야 한다.

1) 활동

우선 클라이언트가 하고자 하는 활동 즉, 일상생활활동의 니즈를 면밀히 파악하여 활동에 대한 우선순위를 정해야 한다. 보조공학사는 클라이언트가 요구하는 활동의 우선순위에 따라 단기목표 및 장기목표를 설정한다.

2) 클라이언트

클라이언트의 기본적 정보, 신체적, 인지적, 지각적 특성 및 심리사회적 특성들 그리고 기능적 능력을 고려해야 한다. 클라이언트에 대한 기본적 정보로 장애와 관련된 의료적 진단사항을 확인하고 일반적인 건강상태, 약물복용 유무, 외과적 문제, 사회활동 영역 등을 확인하고 현재 받고 있는 서비스 영역 및 보조기기 사용여부 등을 확인해야 한다. 신체적 특성에는 관절가동범위, 근력, 근 긴장도, 손 기능, 균형능력 그리고 체간과 머리와 목 그리고 손 등의 운동조절능력 등을 포함한다. 인지적 특성은 주의력, 기억력, 문제해결력과 판단력 등을 포함한다. 지각적 특성은 입체인지능력, 전경배경능력, 공간관계능력 등을 포함한다. 심리사회적 특성에는 클라이언트의 사회적 상호작용능력과 주변상황에 대한 관심정도 그리고 장애에 대한 수용정도를 포함한다. 클라이언트의 기능적 능력은 현재 클라이언트의 일상생활활동 수준을 알아보는 것으로 자조생활영역에서의 수행능력 및 독립성을 확인하고 클라이언트가 어떤 자세로 일상생활활동을 수행하고 있는지, 보조기기 및 보호자 도움의 필요 여부 정도를 세밀하게 파악해야 한다.

3) 환경

마지막으로 클라이언트를 둘러싸고 있는 물리적 환경, 사회적 및 문화적 환경 그리고 제도적 환경의 특성을 고려하여 클라이언트에게 적합한 보조기기를 선택해야 한다. 물리적 환경이란 복도나 출입구의 폭, 사람이 이동해야 할 장소 사이의 거리, 지표면의 고른 정도, 경사로나 엘리베이터 설치 유무, 온도, 빛, 습도와 소리 등을 말한다. 사회적 환경이란 직접적 또는 간접적으로 보조기기를 사용하는 클라이언트와 상호작용하는 다른 개개인을 말한다. 가령, 클라이언트의 보호자나 활동보조인 또는 친구나 동료들이다. 사회적 환경은 클라이언트를 둘러싼 주변 사람들로부터 형성되는 측면이 있어 종종 클라이언트가 보조기기를 사용하는데 있어서 물리적 환경보다 더 많은 제한을 만들어내기도 한다. 문화적 환경이란 클라이언트가 소속된 사회에서 허용되는 풍습, 신념, 활동 양상 등을 말하는 것으로 클라이언트의 정체성과 활동선택에 영향을 준다. 어떤 문화에서는 일상생활활동의 독립성을 중요시하지만 이와 반대로 다른 문화에서는 일상생활활동을 수행하는데 있어서 독립성보다는 타인으로부터 도움을 받는 것에 더 가치를 둘 수 있다. 또한 일상생활활동보다는 다른 작업영역이 더 중요하다 여길 수 있으므로 일상생활활동을 위한 보조기기 적용 시 보조공학사는 클라이언트가 속해있는 문화에서 일상생활활동에 대해 어떤 가치를 두고 있는지 문화적 환경을 파악할 필요가 있다. 마지막으로 제도적 환경이란 보조기기 서비스와 관련된 정책, 의사결정 과정 및 절차에 대한 책임이 있는 사회 내에서 더 큰 조직을 지칭한다. 보조공학사는 클라이언트에게 일상생활활동을 위한 보조기기 적용 시 클라이언트가 어떤 부서에서 어떤 제도로 보조기기를 서비스 받을 수 있는지 국가로부터 제공받을 수 있는 여러 제도나 정책들을 파악하고 있어야 한다.

4) 그 밖의 고려사항

클라이언트의 장애 지속 기간, 보조기기에 대한 클라이언트의 수용성, 클라이언트가 느끼는 보조기기에 대한 편안함, 보조기기 사용 및 유지를 위한 클라이언트의 경제적 여건 등이 있다.

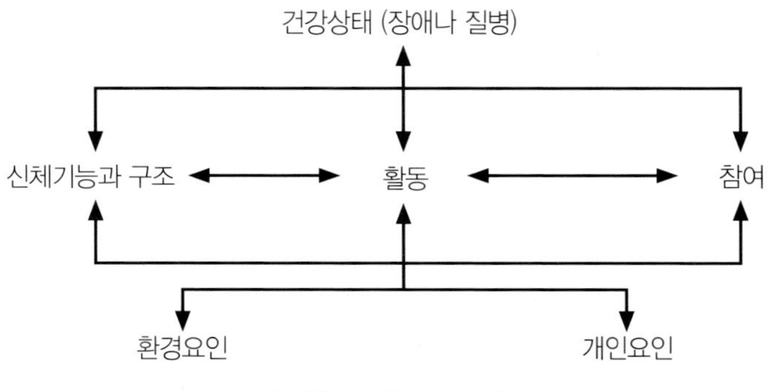

[그림 5-1] ICF 모델

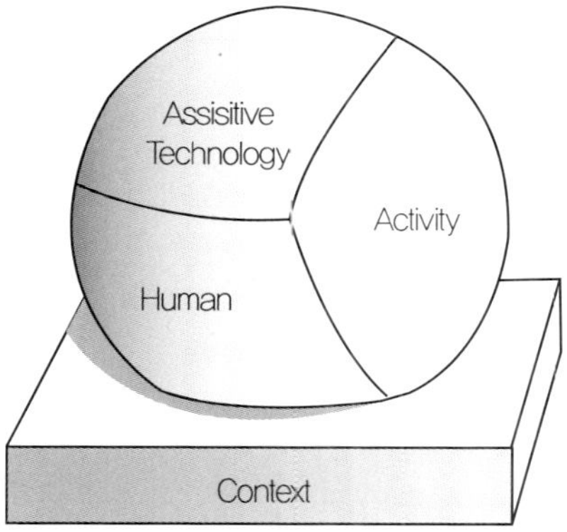

[그림 5-2] HAAT 모델

4. 일상생활활동을 위한 보조기기 적용을 위한 평가

능동적이고 독립적인 클라이언트의 일상생활을 위한 보조기기 적용을 위해 보조공학사는 클라이언트의 특성을 고려하여 클라이언트 중심의 접근을 통해 평가해야 한다. 클라이언트의 일상생활활동의 수행정도에 대한 평가는 크게 세 가지 방법으로 나눌 수 있다.

1) 인터뷰

인터뷰는 클라이언트 뿐만 아니라 클라이언트의 보호자나 가족들을 대상으로 시행할 수 있다. 클라이언트가 인지기능손상이나 의사소통능력 부재를 보인다면 보조공학사는 보호자 인터뷰를 통해서 클라이언트의 일상생활수행에 대한 정보를 수집할 수 있다. 인터뷰 시행을 위해서는 표준화된 형식대로 진행하고 기록해야 한다. 답을 유도하는 질문을 자제해야 하며 개방형 질문을 통해 보호자로부터 클라이언트의 정보를 가능한 한 많이 수집해야 한다. 보조공학사는 클라이언트가 일상생활을 어떻게 수행하는지 어떤 환경에서 수행하는지 그리고 어느 정도의 도움의 양으로 일상생활을 수행하는지 보호자로부터 정보를 얻어야 한다. 보호자로부터 정확한 정보를 얻기 위해 인터뷰를 진행하는 장소는 조용한 곳에서 실시해야 하고 일대일로 진행되어야 한다.

2) 수행평가

수행평가는 보조공학사가 클라이언트의 일상생활활동의 수행을 직접 관찰하면서 정보를 수집하는 방법이다. 일상생활수행능력을 직접 관찰하고 평가하는 수행평가는 평가 초기의 감각, 관절가동범위, 근력, 운동능력 등을 평가할 때 함께 실시한다. 보다 정확한 평가를 위해 클라이언트의 일상생활이 이루어지는 시간대, 실제 환경에서 일상생활활동 수행을 어떻게 하는지 면밀한 분석을 해야 한다. 가령 클라이언트가 입원환경에 있다면 보조공학사는 실제 클라이언트가 식사하는 시간대에 병실에 방문하여 클라이언트가 식사하는 것을 관찰하여 평가할 수 있다. 다른 평가방법 보다 수행평가는 더욱이 클라이언트의 실질적인 일상생활수행을 관찰하는 것이므로 보조공학사는 클라이언트가 어느 정도의 도움으로 일상생활을 수행하는지 혹은 일상생활수행을 타인의 도움 없이 수행하나 보조기기를 사용한다면 어떤 보조기기를 사용하는지, 효율적으로 보조기기를 사용하는지 평가해야 한다. 또한 보조공학사는 수행기반의 일상생활수행능력 평가 시 클라이언트 주변의 상황, 물리적 상황, 사회적 상황 등을 함께 평가할 수 있다.

3) 자가 평가

자가 평가는 클라이언트 스스로 설문지를 통해 일상생활활동의 수행정도를 평가하는 방식이다. 자가 평가의 정확성을 위해서는 클라이언트의 인지능력이 요구된다. 즉, 주의력, 기억력, 판단력, 문제해결력과 같은 인지기능이 온전한 클라이언트에게 자가 보고식의 평가방식을 적용한다. 이 방법은 인터뷰에 의한 평가자의 주관을 조절할 수 있는 장점이 있고 클라이언트로 하여금 자신의 일상생활수행정도를 스스로 알 수 있게 한다. 또한 자신이 스스로 일상생활수행정도를 평가해봄으로써 일상생활수행훈련에 대한 동기부여를 제공한다.

평가자는 어떤 방법으로 일상생활수행능력을 평가할지 클라이언트의 특성 및 상황에 맞게 결정해야 하고 평가방법을 결정하였다면 그 다음으로 평가방법에 맞는 평가도구를 선택해야 한다. 또한 평가도구 선택 시에는 타당도와 신뢰도가 입증된 평가도구를 선택해야 한다. 일상생활활동을 평가할 수 있는 평가도구는 아래에 있는 표로 정리하였다(표 5-3).

[표 5-3] 일상생활활동에 대한 평가도구

평가 도구명	대상	목적	평가영역	결과기록
A-ONE (Arnadottir OT-ADL Neurobehavioral Evaluation)	• 16세 이상 신경생리학적 손상자	• ADL독립성과 독립성을 저해하는 신경행동학적 문제 평가	• 기능적 독립성, 신경행동학적 손상의 종류와 중등도	• 독립성 : 항목당 0~4점, 신경행동점수: 0~4점
FIM(Functional Independence Measure)	• 18세 이상의 다양한 질환자	• 시간경과에 따른 기능적 변화를 평가 • 운동적 측면과 인지적 요인을 함께 고려	• 신변처리, 배변/배뇨 조절, 자리이동, 이동, 의사소통, 사회적 인지	• 독립적 수행정도에 따라 1~7점, 총점 126점
MBI(Modified Barthel Index)	• 다양한 질환의 성인	• 기본적 일상생활활동의 독립성 정도	• 10가지 기본적 일상생활활동영역	• 독립적 수행정도에 따라 5단계로 평가
AMPS (Assessment of motor and process skills)	• 2세 이상 질환 관계 없이 사용	• 기본적 일상생활 및 수단적 일상생활수행의 질 평가	• 목표지향적 과제 수행시의 운동기술과 처리리술	• 효율적 수행정도에 따라 각 운동 및 처리기술항목에 대해 1~4점으로 평가
Katz index	• 노인, 만성질환자	• 기본적 일상생활활동을 쉽고 빠르게 평가	• 6가지 영역 식사, 옷 입고 벗기, 목욕, 화장실이용, 이동, 대소변 조절 능력	• 수행하는 항목수에 따라 A~G까지로 나누어짐
Kenny self-care evaluation	• 입원 노인	• 기본적 일상생활활동의 치료효과측정을 위해 고안	• 6가지 영역(17개 활동) : 침상활동, 이동, 거동, 옷 입고 벗기, 개인위생, 식사	• 항목 당 0~4점
Spinal cord independence Measure III	• 척수손상자	• 척수손상환자에게 중요한 일상생활활동의 수행력 평가	• 자조관리, 호흡과 괄약근조절, 이동성의 17가지 항목	• 중요성에 따라 항목 당 점수가 1~15점 이며 총점은 100점

5. 일상생활활동을 위한 보조기기의 임상적용

일상생활을 돕는 보조기기는 적용되는 목적에 따라 기본적 일상생활활동을 위한 보조기기와 수단적 일상생활활동을 위한 보조기기로 나눌 수 있다. 또한 보조기기 특성에 따라 초급 및 고급 보조기기로 분류할 수 있다. 초급 보조기기는 만들기가 간단하고, 기기의 구조가 단순하며, 구하기가 용이하여 구입에 드는 비용이 비싸지 않은 보조기기를 말한다. 일상생활을 돕는 초급 보조기기에는 워커와 지팡이, 수동휠체어, 스플린트 등이 있다. 이에 반해 고급 보조기기는 만들기 어렵고, 기기의 구조가 복잡하며, 구하기 어려워 구입비용이 값비싼 보조기기를 말한다. 컴퓨터와 센서 등의 방식으로 작동되는 경우가 대부분으로 일상생활을 돕는 고급 보조기기에는 전동 휠체어, 음성 합성방식 또는 디지털 음성 녹음방식의 의사소통기구, 컴퓨터, 적외선 청력 시스템 등이 있다. 본 장에서는 일상생활활동 영역별 초급 보조기기에 대해 설명하고, 일상생활활동을 위한 고급 보조기기와 전자식 일상생활 보조기기(EADL) 및 최신경향에 대해 알아보겠다.

1) 기본적 일상생활활동을 위한 영역별 초급 보조기기

옷 입기를 위한 보조기기에는 드레싱 스틱(Dressing stick), 버튼 훅(Button hook), 양말착용 보조기기(Socks aids), 리처(Reacher) 등이 있다. 식사하기를 위한 보조기기에는 두꺼운 손잡이(Built-up handled spoon), 홈이 움푹 파여진 접시(Scooped dishes), 접시 보호대(Plate guard), 앞쪽 면이 잘려진 드링킹 컵, 유니버셜 커프(Universal cuff), 움켜쥐는 방식의 회전 가능한 스푼과 포크(Swivel grip handled fork and spoon) 등이 있다. 목욕 및 샤워하기를 위한 보조기기에는 긴 손잡이의 스펀지, 욕조안전 레일(손잡이), 트랜스퍼 샤워 의자, 미끄러짐 방지용 스트라이프 등이 있다. 화장실 사용 및 화장실 위생을 위한 보조기기에는 변기 좌석이 높고 팔걸이가 있는 변기, 이동식 변기용 의자, 안전 손잡이 등이 있다. 개인위생 및 몸단장을 위한 보조기기에는 손잡이가 긴 빗, 흡착식 솔 등이 있다. 기능적 이동성은 자세를 바꾸거나 한 장소에서 다른 장소로 이동하는 것으로 침상 내 이동, 휠체어 이동, 자리이동, 기능적 보행 등이 포함된다. 기능적 이동성을 위한 보조기기에는 이동식 리프트, 계단용 이동 리프트, 휴대형 경사로, 트랜스퍼 미끄럼 보드 등이 포함된다. 기능적 이동을 위한 보조기기로 휠체어, 목발, 전동식 스쿠터, 보행기 등에 대한 자세한 정보는 제4장 이동을 참조하기 바란다.

(1) 옷 입기를 위한 보조기기

드레싱 스틱(Dressing stick)은 긴 손잡이가 있는 스틱으로 팔이나 손 등의 상지기능의 근력, 관절가동범위 등의 제한으로 옷을 입고 벗기 어려운 사용자에게 옷 입고 벗는 것을 독립적으로 수행하는 것을 돕기 위해 사용된다. 발 위로 옷을 잡아당기거나 옷장 행거의 옷을 걸기 위해 사용된다. 버튼 훅(Button hook)은 손과 손가락의 소 동작 움직임의 제한이나 협응 능력에 제한이 있을 때 한 손으로 옷에 있는 단추를 채울 수 있도록 도와주는 보조기기이다. 양말착용 보조기기(socks aids)는 몸통 및 골반과 다리의 관절가동범위가 제한이 있거나 양손의 소 근육 기능이 제한된 경우 또는 고관절치환술로 인해 하지의 관절가동범위에 제한이 있어 허리를 구부리거나 골반을 굴곡시킬 수 없을 때 양말을 신을 수 있도록 해주는 보조기기이다. 양말을 착용할 때는 양말착용 보조기기를 사용하고 양말을 벗을 때에는 드레싱 스틱을 사용한다. 양말착용 보조기기를 사용하기 위해서 클라이언트는 양손으로 조작할 수 있는 능력이 있거나 양손 조작능력이 저하되어 있다면 보조인이 옆에서 도와주어야 한다. 리처(Reacher)는 팔을 비롯한 상지의 움직임이 제한적일 때 클라이언트가 클라이언트로부터 떨어져 위치해 있는 물건을 집거나 내리는 것이 어려울 때 사용할 수 있다. 또한 신경학적 손상 및 근골격계 손상으로 하지장애가 있는 클라이언트가 바닥이나 멀리 떨어진 물건을 집기 어려울 때 사용할 수 있는 보조기기이다. 리처는 끝에 흡입기를 장착하면 컵을 쥐거나 무거운 물품을 손쉽게 쥘 수 있다(그림 5-3).

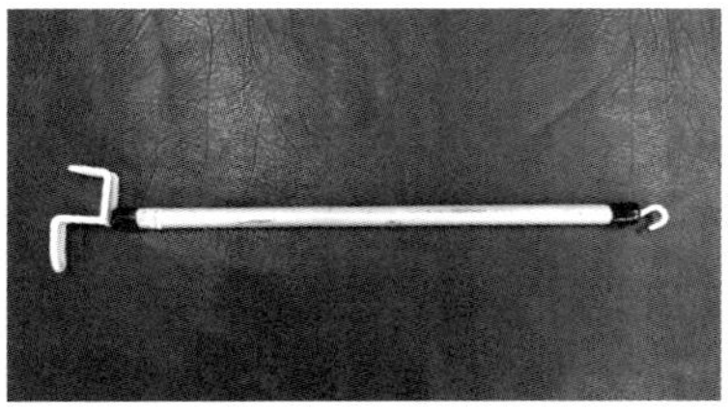

a. 드레싱 스틱(Dressing stick)

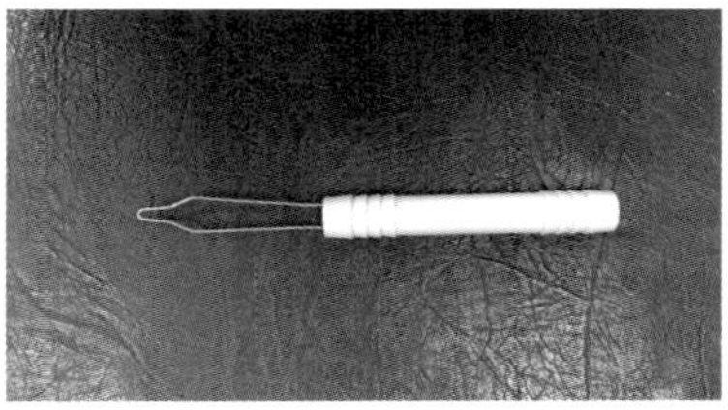

b. 버튼 훅(Button hook)

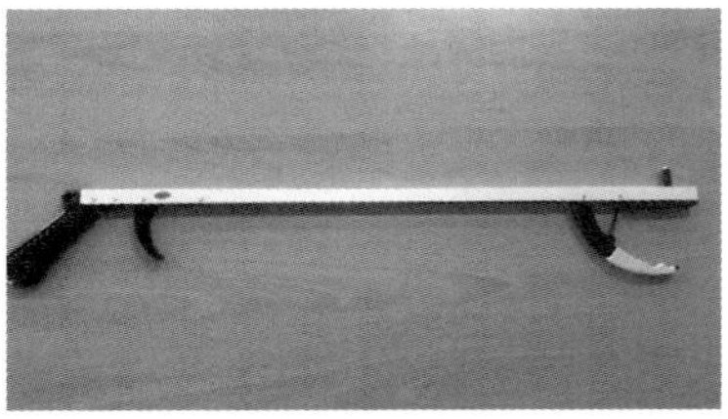

c. 리처(Reacher)

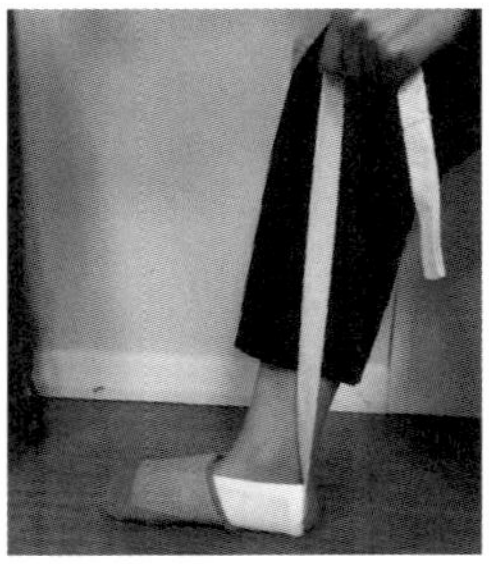

d. 양말착용 보조기기(socks aids)

[그림 5-3] 옷 입기를 위한 보조기기

(2) 식사하기를 위한 보조기기

두꺼운 손잡이(Built-up handled spoon)는 손의 움직임에 제한이 있거나 류마티스 관절염으로 인해 손목과 손의 움직임 및 쥐기에 어려운 클라이언트가 포크나 숟가락을 쉽게 쥘 수 있도록 돕는다. 클라이언트 손의 쥐는 능력에 따라 빌트업되는 두께의 정도가 달라진다.

홈이 움푹 파여진 접시(Scooped dishes)는 신경학적인 손상 또는 실조증으로 인해 한 손만 사용할 수 있거나 손의 협응 능력 및 유연성의 제한이 있는 클라이언트가 보다 독립적으로 음식물을 떠서 먹을 수 있도록 돕는다. 접시 보호대(Plate guard)는 손이나 손목의 사용이 제한적이고 조절 능력이 감소되어 접시에 있는 음식물을 퍼 올릴 때 그릇 밖으로 음식물이 흘려나가는 것을 방지하도록 하는 보조기기이다. 앞쪽 면이 잘려진 드링킹 컵은 컵과 코가 맞닿아 있는 부분이 일부 잘려져 있어 목이나 머리의 관절가동범위가 움직임이 제한되어 있거나 구강 운동에 장애가 있는 클라이언트에게 안전하게 음료를 삼킬 수 있도록 돕는다. 유니버셜 커프(Universal cuff)는 손의 쥐기 능력 및 기민성 저하로 인해 손으로 물건을 집거나 사용할 수 없는 클라이언트에게 적용되는 보조기기로 클라이언트의 손 크기에 맞게 벨크로로 조절 가능하다. 음식을 먹는데 있어서 손을 도구들을 쥐지 못하거나 손을 입으로 가져가지 못할 때 혹은 쥐지 못하는 경우는 도구를 잡는데 유니버셜 커프가 사용될 수 있다. 움켜쥐는 방식의 회전 가능한 스푼과 포크(Swivel grip handled fork and spoon)는 숟가락 또는 포크 손잡이가 두껍게 되어 있고 잘 움켜쥘 수 있도록 홈이 새겨져 있어 쥐기가 어려운 클라이언트에게 적용될 수 있다. 손이나 상지의 휴식 시 떨림 혹은 의도적 떨림이나 움직임으로 인해 협응 능력이 제한된 클라이언트가 숟가락이나 포크를 잘 쥐고 식사할 수 있도록 돕는다. 또한 회전 고리가 있어서 전완 뒤침을 할 수 없는 클라이언트가 음식흘림을 방지할 수 있다(그림 5-4).

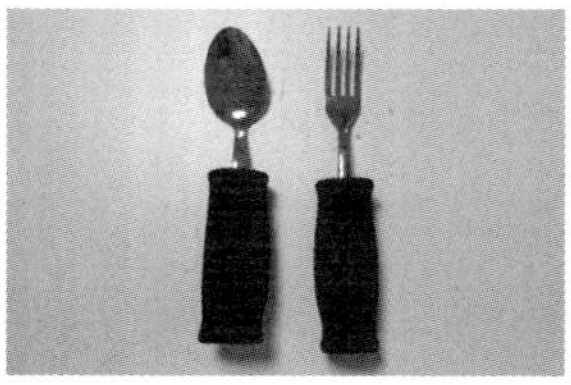

a. 두꺼운 손잡이(Built-up handled spoon)

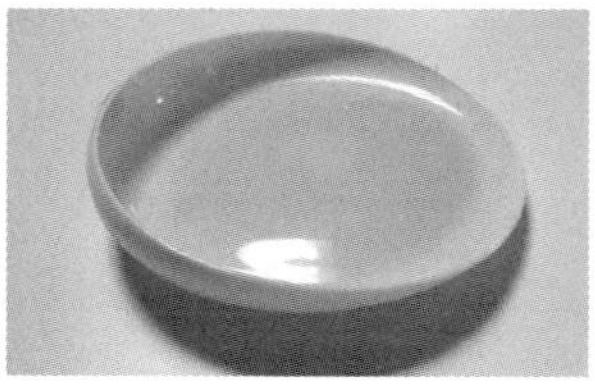

b. 홈이 움푹 파여진 접시(Scooped dishes)

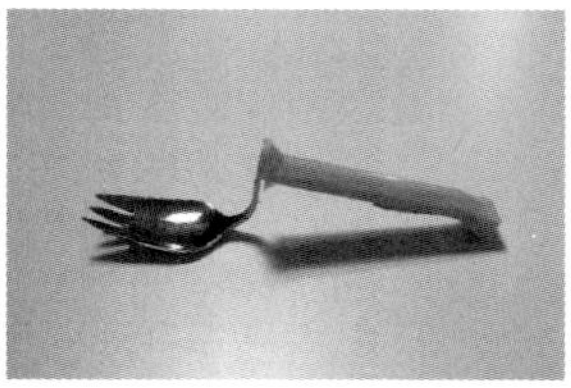

c. 움켜쥐는 방식의 회전 가능한 스푼과 포크
(Swivel grip handled fork and spoon)

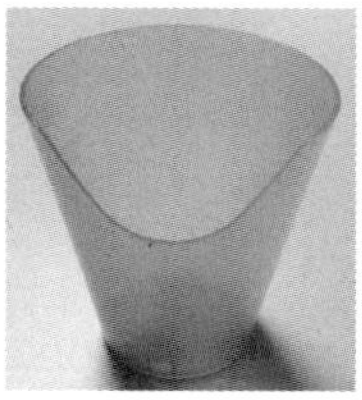

d. Nosey cup

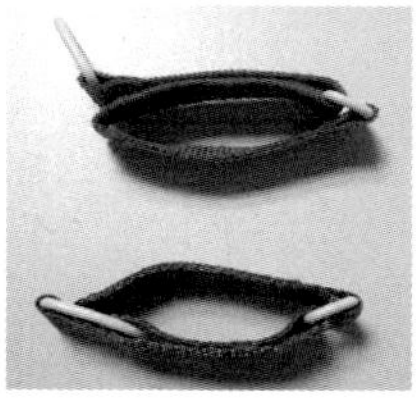

e. 유니버셜 커프(Universal cuff)

[그림 5-4] 식사하기를 위한 보조기기

(3) 목욕 및 샤워하기를 위한 보조기기

긴 손잡이의 스펀지는 상지의 뻗기 및 허리 움직임에 제한이 있는 클라이언트가 손이 닿지 않는 신체 부위까지 샤워할 수 있도록 돕는 보조기기이다. 욕조안전 레일(손잡이)은 욕조에 설치할 수 있는 안전손잡이로 낙상위험이 있거나 안전한 움직임에 제한이 있는 클라이언트가 욕조 안과 밖을 안전하게 이동할 수 있도록 한다. 트랜스퍼 샤워의자는 몸통 및 하지의 조절기능저하 및 안정성 저하로 인해 균형능력이 감소된 클라이언트가 욕조 밖에서 욕조 안으로 이동할 수 있도록 한다. 또한 욕조의 바닥에서 앉고 일어서는 것의 어려움을 제거할 수 있다. 미끄러짐 방지용 스트라이프는 욕조 내부나 외부 욕실바닥에 설치할 수 있는 미끄럼방지용 줄로 테이프 형식으로 붙일 수 있다. 기립 시 안정성 및 균형능력이 저하된 클라이언트를 위한 보조기기로 주로 노인에게 적용가능하다(그림 5-5).

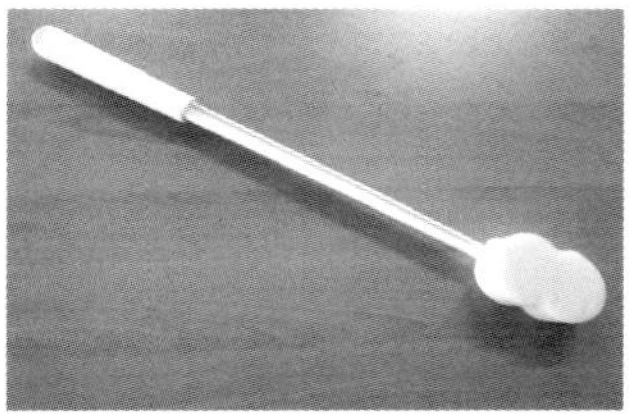

a. 긴 손잡이의 스펀지

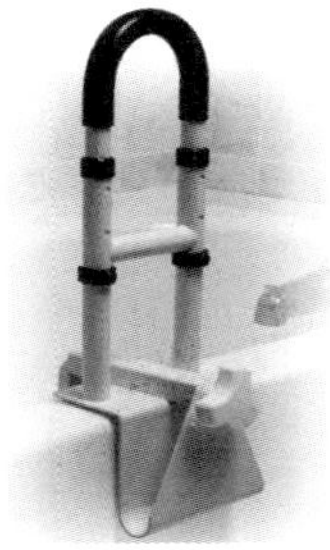

b. 안전 손잡이

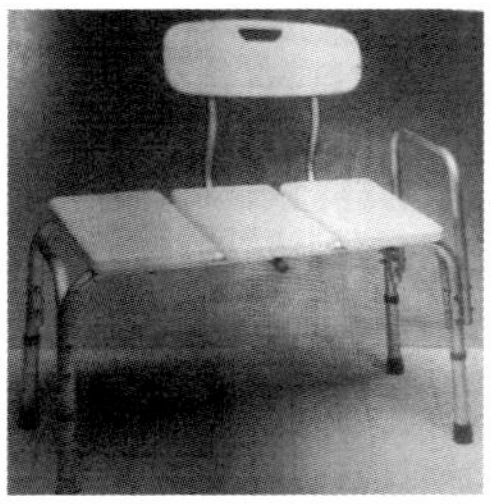

c. 트랜스퍼 샤워의자

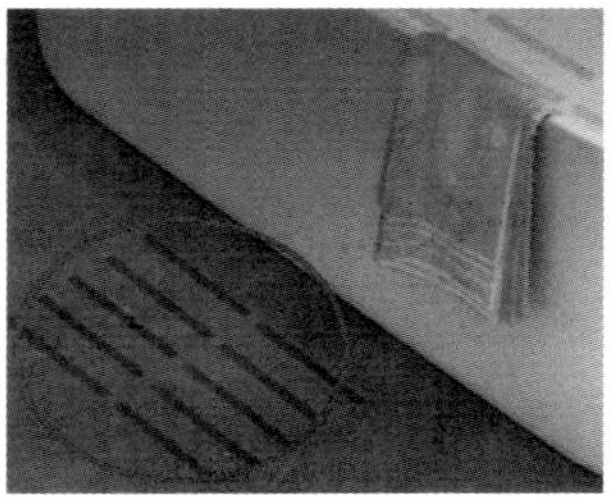

d. 미끄럼 방지용 스트라이프

[그림 5-5] 목욕 및 샤워하기를 위한 보조기기

출처 : (b) https://www.especialneeds.com/shop/bath-toilet-incontinence/bathroom-safety/height-adjustable-tub-bar.html (c) https://www.especialneeds.com/shop/bath-toilet-incontinence/bath-chairs/plastic-shower-transfer-bench.html 로 출처 수정 (d) 한국 쓰리엠 게재 수락(제품 모델명:safety walk 6270)

(4) 화장실 사용 및 화장실 위생을 위한 보조기기

화장실을 이용할 때의 문제는 클라이언트가 휴지걸이나 몸 후면으로 팔을 뻗기 어렵다는 점이다. 따라서 변기 옆에 휴지걸이는 팔을 약간만 뻗어도 닿을 수 있도록 위치시켜야 한다. 만약 쥐는 힘이 부족하면 휴지를 손에 감는 법을 사용하거나 커프형 손잡이가 달린 고대기 모양의 집게를 사용할 수 있다. 변기 좌석이 높고 팔걸이가 있는 변기는 요통이나 엉덩관절 치환술과 같은 근골격계 질환으로 인해 하지의 관절가동범위 제한이 있는 클라이언트에게 적용 가능한 보조기기이다. 변기 좌석의 높이가 높으면 허리나 고관절 굽힘을 과도하게 하지 않아도 약간의 굽힘으로도 변기에 착석 가능하여 허리에 부담을 덜 수 있고 고관절의 무게 실림을 줄일 수 있다. 또한 변기에 장착된 팔걸이는 변기에 앉거나 일어설 때 체간조절능력이나 하지근력저하로 균형능력에 어려움이 있는 클라이언트에게 적용 가능하다. 이동식 변기용 의자는 체간 움직임 조절 능력과 안정성에 제한이 있어 앉은 자세 유지가 어려운 클라이언트에게 적용할 수 있다. 안전 손잡이는 변기 주변이나 세면대 주변에 설치되어 기립자세에서의 균형능력 저하 및 안정성 저하로 낙상 위험이 있는 클라이언트에게 안정성을 제공해주는 보조기기이다(그림 5-6).

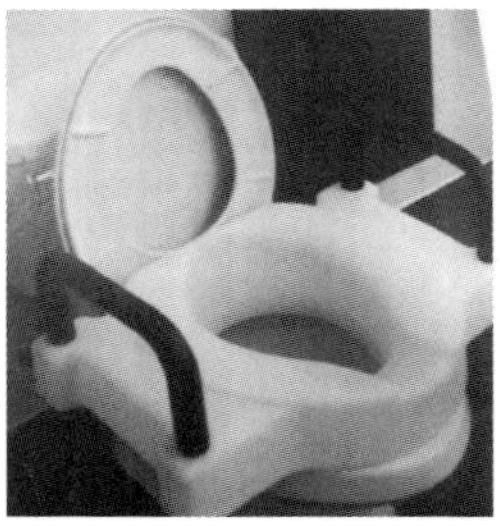
a. 변기 좌석이 높고 손잡이가 있는 변기

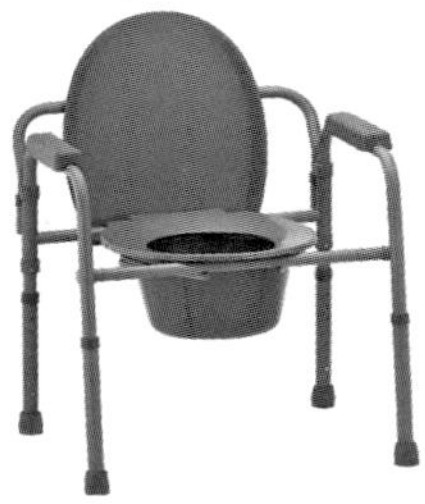
b. 이동식 변기용 의자

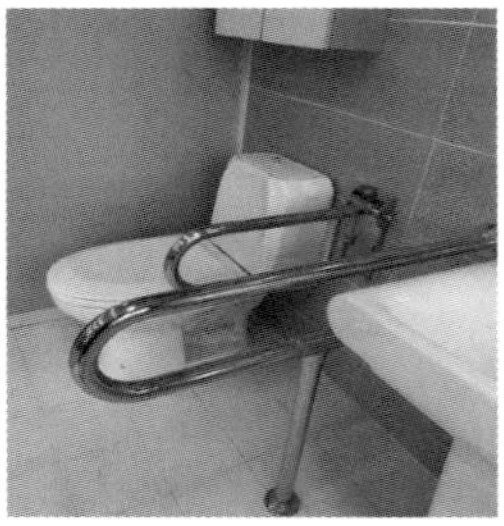
c. 안전 손잡이

[그림 5-6] 화장실 사용 및 화장실 위생을 위한 보조기기

출처 : (a) https://www.novajoy.com/our-products/bathroom/toilet-accessories/ (b) https://www.novajoy.com/our-products/bathroom/commodes/

(5) 개인위생 및 몸단장을 위한 보조기기

손잡이가 긴 빗은 어깨 및 상지의 관절가동범위 제한 및 근력저하로 팔을 들어 올려 머리를 빗기 어려운 클라이언트에게 적용할 수 있다. 확대경이 장착된 쥐기 편한 손톱깎이는 손의 소 근육 조절능력 및 근력저하로 인해 쥐기에 어려움이 있어 일반 손톱깎이 사용이 어려운 클라이언트에게 적용할 수 있다. 흡착식 솔은 양 손의 협응 능력 및 움직임 저하로 인해 비누거품내기가 어려운 클라이언트 및 한 손 사용자에게 적용, 한 손으로 거품내고 세정할 수 있도록 돕는다. 한 손만을 사용해서 의치나 구강위생관리 도구들(의치 등)을 세척할 수 있는 보조기기이다(그림 5-7).

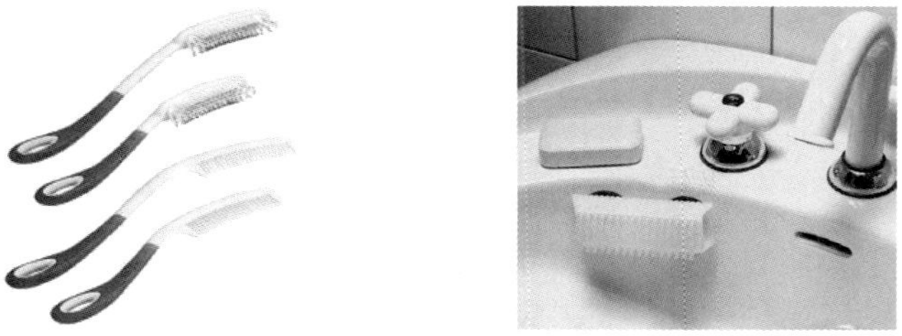

a. 손잡이가 긴 빗 b. 흡착식 솔

[그림 5-7] 개인위생 및 몸단장을 위한 보조기기

(6) 기능적 이동을 위한 보조기기

이동식 리프트는 휠체어에서 침대, 침대에서 의자 및 휠체어로의 이동을 하기 위해 스스로 신체를 움직이기 어려운 클라이언트에게 적용할 수 있다. 이동식 리프트를 사용하게 되면 보호자 혼자서도 환자를 침상에서 휠체어로 의자에서 침상으로 트랜스퍼가 가능하며 트랜스퍼를 하면서 발생하는 보호자 허리의 무게 실림을 줄일 수 있다. 계단용 이동 리프트는 실내의 계단 벽면에 설치되어 하지 근력 및 지구력 저하로 계단 이동이 어려운 노인이나 이동능력이 저하된 클라이언트에게 적용가능하며 층수가 상이한 장소로의 이동을 원활하게 돕는다. 계단용 이동 리프트를 잘 활용하기 위해서는 클라이언트는 좌석으로 옮겨 앉기를 할 수 있으며 계단을 오르고 내려가는 동안 몸의 균형을 유지할 수 있어야 한다. 휴대용 경사로는 두 지면의 위치가 상이(가령 차도에서 인도로의 이동과 같은 단차발생)하여 휠체어로 지면 간 이동이 어려울 때 사용할 수 있는 보조기기이다. 단차 발생 높이에 따라 경사로의 높이를 조절할 수 있다. 단 경사로를 설치하고 제거하는데 도움을 줄 수 있는 보호자나 활동보조인이 필요하다. 접이식으로 된 경사로이므로 휴대 가능하여 자차로 이동하는 휠체어 사용자에게 용이하다. 트랜스퍼 미끄럼 보드는 하지근력 및 기능저하로 이동성에 제한이 있는 클라이언트에게 한 면에서 다른 한 면으로 옮겨 앉기를 원활하게 하도록 하는 보조기기이다. 화장실이나 침대로의 이동에는 간격 차이가 작기 때문에 길이가 짧은 이동판이 사용될 수 있다. 트랜스퍼 미끄럼 보드는 일어날 수는 없지만 팔 굽혀 펴기를 통해서 엉덩이를 표면에서 약간 들어 올릴 수 있는 클라이언트에게 적용할 수 있다. 그러나 낮은 몸통 균형, 경직, 과도한 체중이나 크고 무거운 다리, 부적절한 팔 근력, 팔꿈치를 펴서 고정시키는 능력이 부족한 클라이언트는 미끄럼 보드 사용이 어려울 수 있다(그림 5-8).

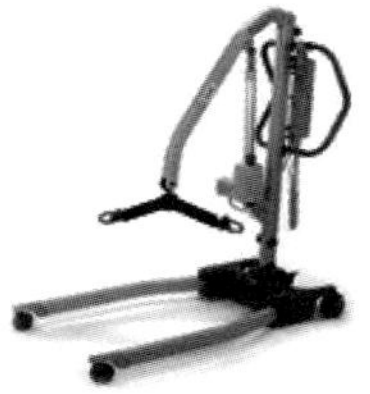

a. 이동식 리프트

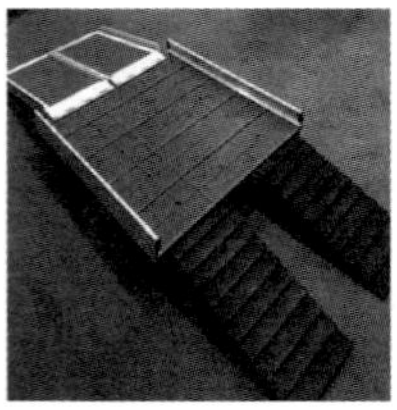

b. 휴대용 경사로

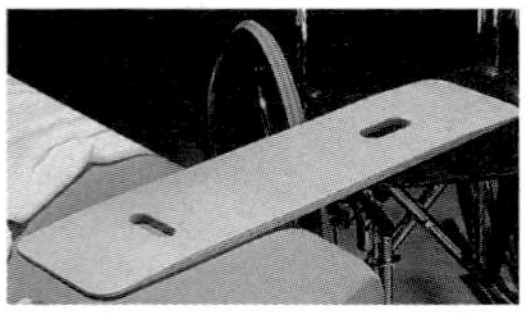

c. 트랜스퍼용 미끄럼 보드

[그림 5-8] 기능적 이동을 위한 보조기기

출처 : (a) https://www.especialneeds.com/shop/mobility/lifts-slings/lifts/hoyer-professional-advance-hydraulic-lift.html (c) https://www.especialneeds.com/shop/mobility/transfer-aids/bariatric-wood-transfer-board.html

2) 수단적 일상생활활동을 위한 영역별 초급 보조기기

건강관리를 위한 보조기기에는 약복용 시간 및 용량을 알려주는 알람기, 자동 혈압 모니터기기 등이 있고 음식준비 및 정리하기를 위한 보조기기에는 한 손 사용자용 도마, 회전 칼 등이 있다. 그리고 의사소통 및 컴퓨터 사용을 위한 보조기기에는 그림이 있는 큰 버튼의 전화기, 글씨쓰기 보조기기, 책장 넘기기 보조기기 등이 있다. 집안 가꾸기 및 정리하기를 위한 보조기기에는 바퀴달린 정원용 스툴, 개조된 원예 화단 등이 있다.

(1) 건강관리 및 유지를 위한 보조기기

약복용 시간 및 용량을 알려주는 알람기는 불빛, 진동 및 음성으로 약 복용량과 시간을 알려주는 알람기기로 기억력 및 인지기능 저하로 약복용에 어려움을 보이는 클라이언트를 위한 보조기기이다. 언제 얼마만큼의 양으로 약을 복용해야 하는지 기억을 잘 못하는 클라이언트 가령 치매환자, 경도인지장애환자가 일상적으로 약을 복용할 수 있도록 돕는다. 자동 혈압 모니터기기는 혈압 측정이 완료되면 음성으로 수축기 및 이완

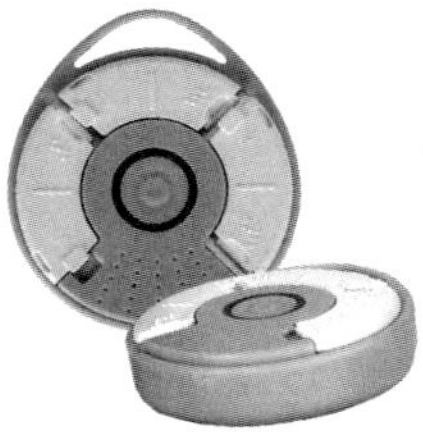

a. 약복용 시간 및 용량을 알려주는 알람기

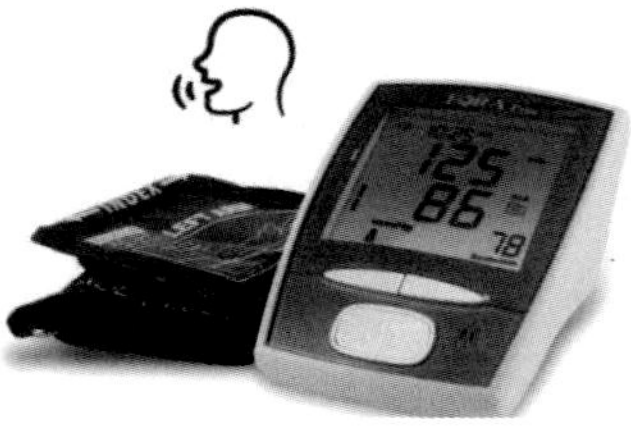

b. 자동 혈압 모니터기기

[그림 5-9] 건강관리 및 유지를 위한 보조기기

출처 : (a) (주)아이오틴 (b) (주)유진포라

기 혈압을 알려주는 자동 혈압 모니터기기로 저시력자 및 시각 저하가 있는 클라이언트 및 노인에게 적용될 수 있다(그림 5-9).

(2) 음식준비 및 정리하기를 위한 보조기기

한 손 사용자용 도마는 편마비 환자나 상지의 절단 등으로 인해 한 손으로만 도구조작이 가능한 클라이언트를 위해 고안된 한 손 사용자용 도마로 음식을 도마에 꽂을 수 있는 핀이 있어 음식물 고정이 가능하고, 칼꽂이, 음식이 도마 밖으로 흘러나가지 않도록 하는 가드 등으로 구성된다. 회전 칼은 로커 나이프라고도하며 손가락 관절의 통증이나 관절가동범위 제한 등으로 인해 일반 칼 사용이 어려운 클라이언트가 한 손으로 쥐고 음식을 자를 수 있도록 돕는 보조기기이다. 가령, 클라이언트가 칼을 사용하여 고기와 같은 음식을 한 손으로 자를 때 동시에 음식을 고정하는 것이 어려울 때 회전 칼이 사용될 수 있다. 이 칼은 앞뒤로 자르는 대신에 흔들리는 동작으로 잘려지게 된다. 손목 굽힘과 폄을 사용하여 음식이 잘라질 때까지 흔들어줘야 한다.

(3) 의사소통 및 컴퓨터 사용을 위한 보조기기

그림이 있는 큰 버튼의 전화기는 전화기 버튼에 그림이 그려져 있어 전화번호를 외우는데 어려움이 있는 클라이언트에게 적용가능하고 버튼이 크고 그림이 크게 인쇄되어 있어 저시력자의 전화사용을 돕는 보조기기이다. 또한 협응능력의 저하로 눈-손 협응기능이 저하되어 일반적 크기의 전화기 버튼을 정확하게 누를 수 없는 경우에도 적용할 수 있다. 글씨쓰기 보조기기 상지기능 저하 및 손가락 관절의 가동범위 제한이나 변형으로 연필쥐기의 유지가 어려운 클라이언트에게 적용할 수 있다. 글씨쓰기 보조기기는 엄지와

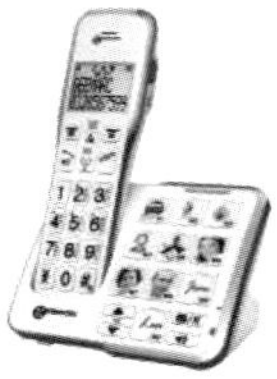

a. 그림이 있는 큰 버튼의 전화기

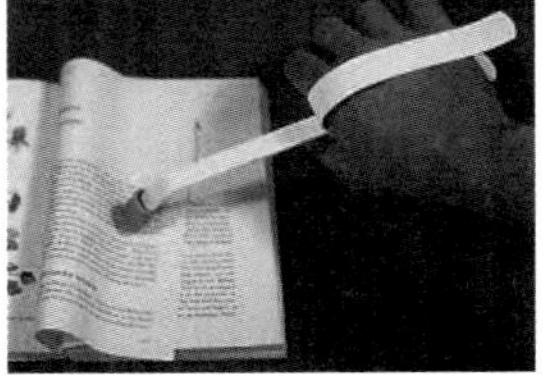

b. 페이지 터너

[그림 5-10] 의사소통 및 컴퓨터 사용을 위한 보조기기

출처 : (a) https://www.livingmadeeasy.org.uk/communication/telephones-with-photo-or-picture-buttons-p/amplidect-595-photo-phone-0121591-1342-information.htm (b) https://www.livingmadeeasy.org.uk/communication/turning-pages-3604/

집게 손가락을 둘러싸서 연필을 잡기 쉽도록 도와준다. 페이지 터너(Page turner)는 팔과 손의 움직임 조절 능력이 제한적이어서 손가락으로 책장을 넘기기 어려운 클라이언트(가령, C4~5 수준의 척수손상)가 책장을 넘길 수 있도록 돕는다.

(4) 집안 가꾸기 및 정리하기를 위한 보조기기

정원용 다용도 스툴은 바퀴가 장착되어 있어 정원을 가꾸는 동안 착석 자세에서 이동할 수 있고 바구니가 장착되어 있어 정원 가꾸기에 필요한 도구들을 담아 이동할 수 있는 보조기기이다. 다용도 스툴은 정원을 가꾸면서 팔을 뻗을 수 있는 범위를 감소시키며 일하는 동안 지면에서 몸통과 다리의 관절가동범위를 줄여주는 역할을 한다. 개조된 원예 화단은 일반적인 화단보다 높이가 높아 허리나 다리를 굽히지 않고도 화단을 가꿀 수 있다. 요통이나 엉덩 관절의 통증을 호소하는 클라이언트에게 적용가능하며 근골격계 질환이나 퇴행성 질환으로 인해 에너지소비의 절감과 피로감소가 요구되는 노인에게 도움을 줄 수 있다. 또한 개조된 원예 화단은 휠체어로의 접근이 용이하여 휠체어 착석을 유지하고 있는 클라이언트도 쉽게 집안 가꾸기 및 정리하기를 할 수 있도록 한다.

3) 기본적 일상생활 및 수단적 일상생활활동을 위한 고급 보조기기

기본적 일상생활 및 수단적 일상생활활동을 돕는 고급 보조기기는 컴퓨터 기반의 센서를 장착하거나 공학적 기술이 첨부된 보조기기로 과학적 기술이 발달함에 따라 다양한 고급 보조기기들이 있다.

(1) 기본적 일상생활 및 수단적 일상생활을 위한 고급 보조기기

기본적 일상생활 및 수단적 일상생활을 위한 고급 보조기기들에는 전자식 음식 공급기, 전자식 책장 넘김 장치 등이 있다.

① 전자식 음식 공급기

전자식 음식 공급기기는 모터와 센서로 구성된 보조기기로 상지 기능저하, 협응 능력의 제한, 비정상적인 반사 그리고 불수의적 움직임으로 인해 스스로 숟가락으로 음식을 떠서 입으로 가져가는데 어려움이 있는 클라이언트에게 적용된다. 전통적인 자동 음식 공급기기를 사용한 식사하기는 첫째로 사용자의 조종 하에 접시를 회전하는 회전판에 놓음으로써 달성되고 클라이언트는 원하는 음식이 적절한 위치에 왔을 때 회전을 멈추게 한다. 그 다음으로 음식을 기기에 부착된 숟가락에 담아 클라이언트의 입 높이까지 움직이게 한다. 부착된 스푼은 다양한 높이로 움직일 수 있다. 음식공급기를 조종하기 위해서는 한 두 개의 스위치 작동이 필요하다. 클라이언트는 접시회전을 위한 스위치 한 개와 음식을 스푼으로 긁어모으고 스푼의 높이를 높이거나 낮추는 스위치 한 개를 사용하게 된다. 또는 단일 스위치 방식으로 스위치를 한 번 작동시키면 접시가 회전하고 두 번 작동시키면 음식을 스푼위로 밀고 그것을 입 높이 까지 들어 올리는 과정 전부를 반복한다. 보조공학사는 효율적으로 음식 공급기를 작동시키기 위해 클라이언트의 상지기능과 인지기능을 파악하여 제어인터페이스(스위치)의 선택방법 및 최적의 제어부위를 파악해야 한다. 최근 기술의 발전으로 식사를 위한 로봇기술 기반의 음식 공급기도 개발되어 식사하기에 어려움을 겪는 클라이언트에게 적용되고 있다(그림 5-11).

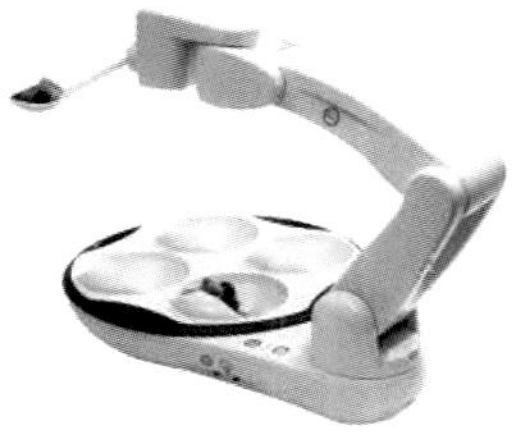

[그림 5-11] 로봇 형식의 음식 자동 공급기기

출처 : https://meetobi.com/

② 전자식 책장 넘김 보조기기

책, 잡지, 신문 등 여러 인쇄물을 읽는 것은 학교생활, 직장 또는 여가를 위해 하는 활동이다. 읽고 이해할 수는 있지만 상지기능의 제한으로 스스로 책장을 넘길 수 없는 클라이언트를 위해 여러 가지 보조기기들이 적용되고 있다. 책장을 넘길 수 있도록 돕는 초급 보조기기에는 마우스스틱, 책 받침대, 헤드스틱, 책장 넘기기 도구 등이 있다. 이러한 초급 보조기기들은 보조자에 의해 책이 셋팅되어 있어야 하고 시각적, 물리적 접근을 위한 적절한 배치가 필요하다. 이와 더불어 머리와 목 그리고 입 등과 같이 신체부위의 제어능력이 요구된다. 하지만 신체기능 저하 및 불수의적 움직임으로 인해 머리나 목, 입 등을 클라이언트가 스스로 제어할 수 있는 능력이 없다면 전자식의 모터나 센서를 사용한 고급 보조기기의 전자식 책장 넘김 보조기기가 필요하다. 전자식 책장 넘김 보조기기는 보호자의 셋팅이나 도움 없이 조이스틱이나 스위치 등의 제어인터페이스를 사용해서 스스로 책을 볼 수 있도록 한다. 전자식 책장 넘김 보조기기는 기본적으로 다른 페이지로부터 넘겨야 할 페이지를 분리하기와 페이지를 한쪽에서 다른 쪽으로 옮기기의 기능으로 구성된다.

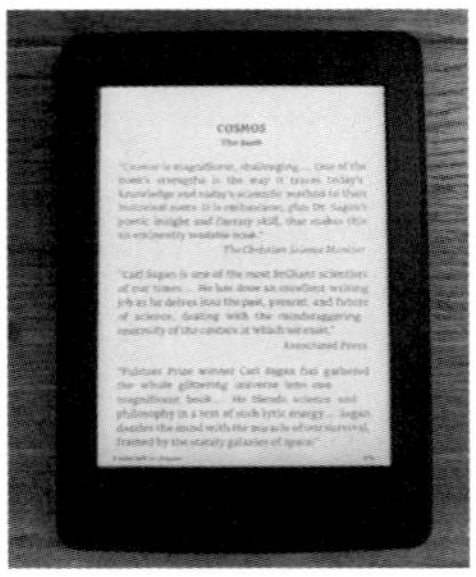

[그림 5-12] E-book

전자식 음식 공급기와 마찬가지로 책장 넘김 보조기기를 작동시키기 위해서는 클라이언트의 신체기능, 인지기능 등의 여러 기능을 평가한 후 클라이언트의 능력과 상황 및 환경에 맞는 제어인터페이스를 제공해야 한다. 최근에는 다양한 컴퓨터 기반의 기기들이 개발됨에 따라 자막, 점자 등이 출력되는 기능 뿐만 아니라 voice view 형식의 e-Book이 개발되고 있다(그림 5-12).

4) 전자식 일상생활 보조기기

전자식 일상생활 보조기기(Electronic aids to daily living: EADL)는 환경제어시스템(Environmental control unit: ECU)이라고도 한다. 전자식 일상생활 보조기기는 이동성이 결여된 클라이언트가 하나 또는 그 이상의 전기적 기기들을 조작할 수 있도록 돕는다. 즉, 클라이언트로 하여금 다양한 인터페이스를 통해서 조작이 필요한 많은 가전제품(예: TV, 스테레오, 문과 창문 개폐, 전화기, 그 밖에 전기로 작동되는 일상생활을 위한 기기)을 제어할 수 있도록 한다. 전자식 일상생활 보조기기는 클라이언트의 니즈에 따라 작동될 수 있는 입력 스위치 인터페이스와 타겟으로 하는 기기에 출력 신호를 보내는 통합된 피드백 시스템을 포함한 제어유닛으로 구성된다. 최근, 기술발전으로 인해 EADL의 기능은 더 향상되고 있어, 무선작동 또는 역동적 컬러 디스플레이의 기능을 장착하고 음성으로 작동되는 EADL도 개발되어 출시되고 있다.

(1) 전자식 일상생활 보조기기에 의해 수행되는 제어방식 또는 출력방식

전자식 일상생활 보조기기는 두 가지 제어방식에 의해 작동된다. 대부분 가장 보편적으로 불연속적 제어로 수행된다. 불연속적 제어로서 장치는 켜지거나 꺼지거나 또는 전자식 일상생활 보조기기 작동에 의해 특정한 값이 설정된다. 불연속적 제어로서의 장치는 온/오프 제어가 되는 기기로 전등, TV, 라디오 작동, 믹서기의 작동 시작이나 중지 등을 말한다. 이와는 반대로 연속적 제어로 수행되는 기능들은 커튼 개폐, 라디오 음량 조절, 조명의 조도조절 등이 있다. 전자식 일상생활 보조기기는 '일시적인 방식'과 '잠겨지는 방식' 즉, 두 가지 스위치 출력 방식으로 작동된다. 일시적인 방식의 스위치 잠김은 오직 스위치가 눌릴 동안만 작동된다. 가령 커튼을 닫는 것과 같은 연속적인 기능들에 유용하다. 출력은 클라이언트가 원하는 동안(가령, 커튼이 반만 열리도록 하는 것)만 지속될 수 있다. 잠겨지는 방식의 스위치 닫힘은 첫 번째 작동에 의해 켜지고 그 다음 작동에 의해 꺼지며 이 두 상태와 각각의 작동의치가 반복되는 형식이다

(2) 전자식 일상생활 보조기기의 선택방법

전자식 일상생활 보조기기는 다른 보조기기의 형태처럼 직접방식과 간접방식을 통해 제어한다. 직접선택은 명령어를 말하거나 버튼을 누르는 것이다. 시스템 사용자가 어떤 결과출력을 직접적으로 선택할 수 있을 때 일어난다. 반면 간접선택은 스캐닝을 통해서 기기를 제어하는 것이다. 해당 기기에 불빛이 켜질 때 사용자가 그 항목을 선택하는 방식이다.

(3) 전자식 일상생활 보조기기의 송신방법

전자식 일상생활 보조기기의 송신방법은 크게 직접배선과 원격조정 방식 두 가지로 나뉠 수 있다. 직접배선은 제어될 장치가 물리적으로 가까이 있거나 전자식 일상생활 보조기기만을 위해 특별히 배선을 설치하는 것을 필요로 한다. 원격조정방식은 전자식 일상생활 보조기기의 다양한 구성요소들 사이에 물리적 연결이 없는 상태를 말한다. 기

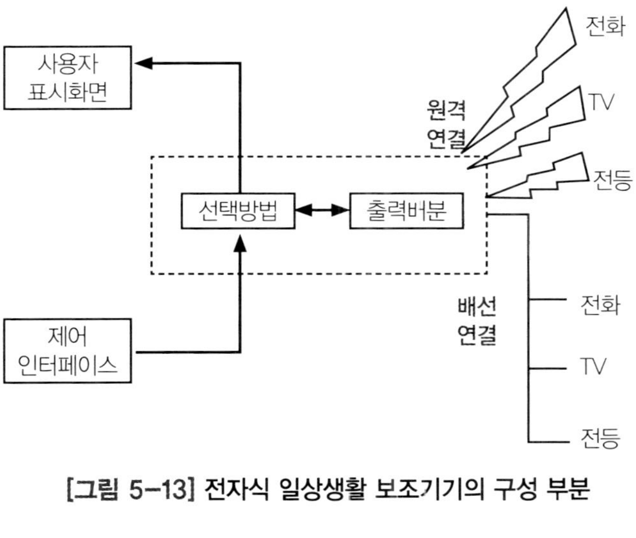

[그림 5-13] 전자식 일상생활 보조기기의 구성 부분

본적인 전자식 일상생활 보조기기의 구성요소들은 다음과 같다. 클라이언트는 제어 인터페이스를 통해 EADL과 상호작용한다. 클라이언트에게 오는 피드백은 제어되는 활동을 반영하는 표시를 통해 제공된다. 제어 인터페이스와 사용자 표시화면은 인간/태크놀로지 인터페이스의 구성요소가 되고 그것은 나머지 시스템과 선택방법으로 지칭되는 블록에 의해 서로 연결된다. 제어되는 기기는 출력배분 블록을 통해 선택방법에 연결된다. 선택방법과 출력배분 기능은 처리장치를 함께 구성한다(그림 5-13).

① 주택배선 X-10

기기와 출력분배기의 기능을 서로 연결시키는 방법 중 한 가지로 주택용 교류배선을 의사소통 채널로 사용할 수 있다. 이 장치는 주택배선 전체에 두 가지 부호를 내보내는 송신기를 가지고 있다. 첫 번째 부호는 조정될 장치를 판별하는 것이고 두 번째 부호는 수행될 기능 가령, 전원 스위치 켜거나 끄기, 조명의 조도조절 등을 선택하는 것이다. 주택배선 송신방법의 장점은 사용되고 있는 기존 배선을 사용함으로써 설치비용이 적게 든다는 것이다. 단점은 클라이언트의 사생활이 결여될 수 있고 동일한 전기동력 시스템에서 시스템들 사이에 간섭이 발생할 수 있다는 점 그리고 이동성 결여이다.

② 초음파 전송

분배 제어장치와 제어될 기기 사이에 사용되는 전송의 두 번째 유형은 초음파이다. 이 전송유형은 사람의 귀로는 들을 수 없는 매우 높은 주파수의 소리파장을 이용한다. 이러한 신호는 공기를 통해 송신기로부터 먼 거리에 이르는 수신기까지 전송된다. 초음파 파장은 물리적 물체에 의해 차단될 수 있으므로 송신기와 수신기 사이에 막히는 것이 없도록 통로를 확보하는 것이 중요하다. 각 수신기는 코드를 가지고 있고 송신기는 이 코드에 상응하는 신호를 내보낸다. 전송된 코드를 수신했을 때 수신기가 받은 신호의 상태에 따라 일상생활을 돕는 보조기기의 전원을 작동시킨다. 각각의 기기는 자신의 고유 코드를 가지고 있고 대부분의 초음파 장치들은 제한된 수의 채널을 가지고 있다. 초음파 전송은 일부 원격 TV 조종에도 사용된다. 초음파 전송방법의 장점은 수신기 모듈의 플러그를 콘센트에서 뽑고 그것을 새로운 장소로 옮기는 것이 쉽기 때문에 이동성이 높다는 점이다. 단점은 송신기와 수신기기가 동일한 장소에 있어야 한다는 것이고 송신기와 수신기 사이에 신호를 막을 물리적 방해물을 제거해야 하는 것이다.

③ 적외선 전송

비가시적인 적외선 전송은 가정용 가전제품을 제어하는데 가장 보편적이다. 적외선 원격조종은 잠김 일시적, 불연속적 · 연속적 · 양적유형의 제어에 이용된다. 적외선 전송의 장점은 설치비용이 거의 들지 않고 이동하기 용이하다는 것이다. 단점은 많은 물체에 의해서 신호가 막힐 수 있기 때문에 송신기와 수신기 사이의 직접적인 전송경로가 필요하다는 것이다. 즉, 송신기와 수신기가 같은 공간 내에 있어야 한다. 또한 적외선 장치는 빛에 민감하기 때문에 밝은 태양빛 아래에서는 종종 잘 작동하지 않는 경우가 발생한다.

④ 무선주파수 전송

무선주파수 전송을 사용한 원격조종에서 가장 보편적인 예는 차고문 개폐기와 휴대전화기기이다. 신호의 유형이 방송 FM 주파수와 같은 영역에 있기 때문에 무선주파수 전송이라는 용어가 사용된다. 무선주파수 전송은 제어인터페이스와 처리장치 사이의 연결에 사용된다. 무선주파수 전송의 장점은 보편적인 집안 물체에 의해 차단되지 않고 집안과 마당 전체를 넘어 상대적으로 보다 먼 거리까지 전송가능하다는 것이다. 단점은 제한이 적기 때문에 간섭과 사생활 결핍 등이다. 그러나 간섭의 문제는 송신기와 수신기 사이의 거리를 감소시킴으로써 그리고 이용 가능한 몇 개의 전송 채널을 확보함으로써 해결될 수 있다.

(4) 전자식 일상생활 보조기기의 적용대상

전자식 일상생활 보조기기는 이동성을 비롯한 신체기능 저하를 갖고 있는 클라이언트들에게 적용된다. 신체기능 저하 및 제한을 겪고 있는 클라이언트들 가령, 상위 척수손상 환자, 사지마비 환자 그리고 신체기능의 점진적 퇴행을 보이는 클라이언트에게 유용하다. 신체기능 저하 뿐만 아니라 응급상황에서 적절히 대처할 수 없는 클라이언트, 기억력, 판단력 그리고 문제해결능력 등의 인지기능 저하를 보이는 클라이언트에게 적용할 수 있다.

(5) 전자식 일상생활 보조기기 적용을 위한 평가 및 임상적용

① 전자식 일상생활 보조기기 적용을 위한 평가

클라이언트에게 적합한 EADL을 적용하기 위해서는 사용자의 특별한 니즈를 기반으로 한 개별적인 의사결정과정이 요구된다. 보조공학사는 클라이언트에게 EADL을 적용하기 위해서 다음과 같은 내용을 고려해야 한다.

- 클라이언트가 어떤 기기를 제어하기를 원하는가?
- EADL이 설치될 곳의 위치 및 환경은 어떠한가?
- 클라이언트가 EADL에 접근하도록 어떠한 송신방법을 사용할 것인가?
- EADL로 조절할 가전제품 및 도구들에 대한 개수는 몇 개로 할 것인가?
- 클라이언트의 컨디션 안정성은 어떠한가?
- 클라이언트의 신체적 그리고 인지적 능력은 어떠한가?
- EADL 사용에 대한 펀딩 리소스는 확보되어 있는가?

② 전자식 일상생활 보조기기에 대한 임상적용

전자식 일상생활 보조기기는 신체적 제한을 갖는 클라이언트들이 그들의 가정, 직장, 학교 또는 건강케어센터 등 다양한 환경에서의 스스로의 일상생활 즉, 가정관리 및 유지, 식사준비, 의사소통관리 등 기본적인 일상생활활동 뿐만 아니라 수단적 일상생활활동에 참여할 수 있도록 한다. 클라이언트가 EADL을 사용함으로써 궁극적으로 클라이언트의 삶의 질을 개선시키고 에너지 소비를 줄일 뿐만 아니라 직업참여 기회를 증가시킨다. 이로써 긍정적 심리사회적 효과가 있다.

EADL의 적용은 장애가 있는 클라이언트에게 효과적이고 긍정적인 결과를 가져오는 것뿐만 아니라 클라이언트를 돌보는 보호자들의 돌봄에 드는 노력과 심리적인 부담을 줄여주는 효과도 가져온다.

5) 일상생활활동의 접근성을 위한 스마트 홈 및 IoT 기반의 주거환경

통신 및 과학기술의 발전으로 EADL은 기존의 전통적인 전자식 일상생활 보조기기(EADL)의 개념에서 스마트 홈 혹은 IoT 기반의 주거환경으로 변화하고 있다. 스마트 홈은 사전적인 의미는 주거 환경에 IT를 융합하여 사람중심적인 주거생활을 제공함으로써 국민의 편익 및 건강, 복지 증진과 즐거운 생활이 가능하도록 하는 기기 및 서비스로 정의되고 있다.

다시 말해, 스마트 홈은 기존의 가정환경수정과 달리 클라이언트의 주거환경에 IT(정보통신기술)를 장착하여 클라이언트가 PC, 태블릿 PC, 리모트 컨트롤러 등을 통해 일상생활활동을 위한 도구 및 환경들을 제어하는 것이다. 물리적 제어뿐만 아니라 자동센서 및 적외선 등을 통해 사람의 움직임을 감지하여 문을 개폐하고, 사람의 목소리 및 음성을 감지하여 클라이언트가 원하는 전화걸기 및 가전제품의 전원스위치를 작동하게 된다. 이와 더불어 클라이언트의 휴대전화나 웨어러블 기기 등을 통해 일상생활을 돕는 주거환경제어가 가능하다.

최근에는 IoT(Internet of Thing: 사물인터넷)기술이 발전함에 따라 사물인터넷 기술이 주거환경에도 적용되고 있다. 이를 커넥티드 홈이라고 한다. 주거환경에 있는 가전제품 및 기기에 센서를 부착해 실시간으로 데이터를 인터넷으로 주고받아 사람의 '조작 및 제어'없이 클라이언트에 일상생활활동의 생활패턴이나 니즈에 맞도록 환경이 구성되는 것을 말한다. 가령, 주거 공간내의 센서, 카메라 등 일명 사물로 일컫는 각종 장치들이 인터넷에 연결되어 사람이 조작 없이도 방안에 불이 켜지고 방 안에 사람의 움직임이 감지되지 않으면 10분내에 불이 꺼지게 된다. 사물인터넷 기반의 주거환경의 작동원리는 다음과 같다. 각종 기기들이 측정한 데이터들은 블루투스로 서버와 통신하고 서버는 기기 장치로부터 수신된 데이터들을 DB에 저장한다. 저장된 DB로부터 사용자의 생활패턴 등이 저장되고 기기장치는 요청에 대한 응답(모터제어)을 한다. 사용자는 웹 브라우저를 통해 서버에 접속하여 실시간으로 저장된 데이터들을 확인할 수 있고 스마트 폰 어플 등을 통해 간단하게 기기를 제어할 수 있다. 이처럼 스마트 홈 및 IoT 기반의 주거환경은 일상생활활동을 위한 접근성을 확보하여, 신체적 손상이나 기능적 제한이 있다 하더라도 장애인이나 휠체어 사용자 그리고 고령자가 안전하고 독립적인 일상생활활동을 할 수 있도록 돕는다.

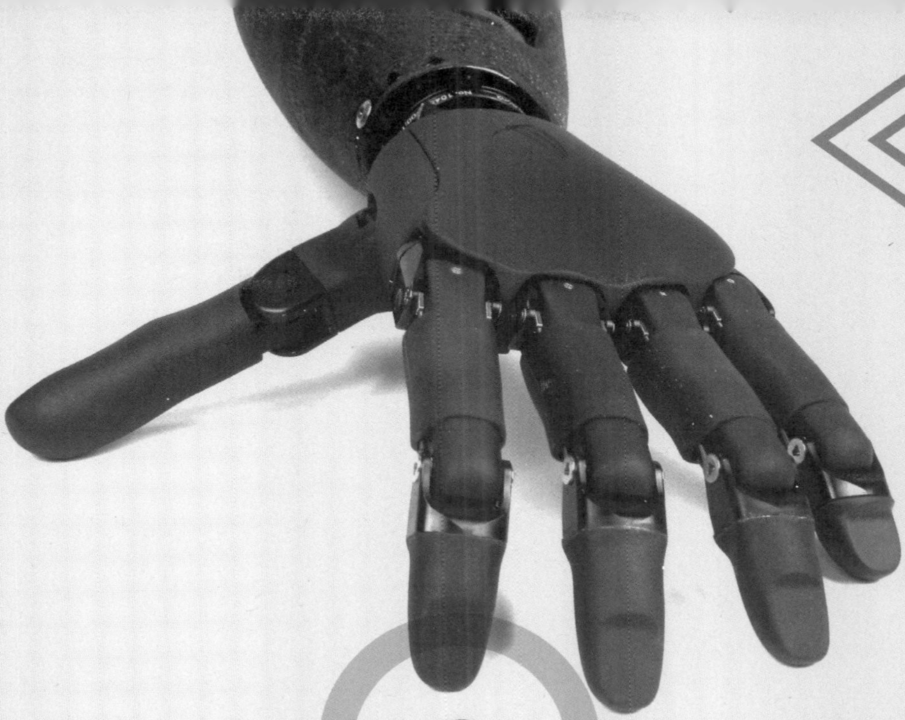

6

편의시설과 주거환경

제6장

편의시설과 주거환경

시설 중심의 보건의료 중심 서비스가 점차적으로 지역사회의 재가 중심 서비스로 이행되면서 장애를 가진 사람을 포함해서 사람들이 어떻게 지역사회 및 가정에서 생활을 할 수 있도록 지원할 것인가가 매우 중요하게 대두되고 있다. 장애인, 노인, 임산부 등 모든 사람들이 지역사회에서 안전하고 독립적으로 일상생활 수행 및 지역사회 활동에 참여할 수 있도록 지원하기 위하여 편의시설 및 주거환경에 대한 개념을 이해하고 이에 대한 평가 및 중재를 통해 이러한 문제들을 해결할 수 있도록 하는 것은 사람들의 삶의 질 향상을 위해서 매우 중요하다. 이를 위해서 사람들이 거주하는 주거환경의 평가와 중재 및 개조 등의 정비가 필수적이다. 편의시설 및 주거환경에서 발생하는 물리적 제약의 최소화, 일상생활에서의 독립성 향상 및 사회 참여 기회 제공을 위해서, 편의시설 및 주거환경에 대한 평가, 수정 및 개조는 물리적 특성뿐 아니라 장애인과 보호자나 가족의 심리사회적 측면도 함께 고려하여 수행하여야 한다. 이장에서는 편의시설 및 주거환경에 대한 기본 개념을 이해하고 편의시설과 주거환경 개선을 위한 세부기준에 대해 설명하고자 한다.

1. 편의시설

편의시설이란 장애인등이 일상생활에서 이동하거나 시설을 이용할 때 편리하게 하고, 정보에 쉽게 접근할 수 있도록 하는 시설과 설비를 의미한다(장애인 · 노인 · 임산부 등의 편의증진 보장을 위한 법률: 이하 장애인등편의법). 장애인등편의법에서는 장애인등이 공공건물 및 공중이용시설을 이용할 때 가능하면 최대한 편리한 방법으로 최단거리를 이동할 수 있도록 편의시설을 설치하도록 하고 있다. 이는 장애인등은 인간으로서의 존엄과 가치 및 행복을 추구할 권리를 보장받기 위하여 장애인등이 아닌 사람들이 이용하는 시설과 설비를 동등하게 이용하고, 정보에 자유롭게 접근할 수 있는 권리인 '접근권'을 가지고 있기 때문이다. 편의시설을 설치하여야 하는 대상시설은 아래와 같다.

- 공원
- 공공건물 및 공중이용시설
- 공동주택
- 통신시설
- 그밖에 장애인등의 편의를 위하여 편의시설을 설치할 필요가 있는 건물 · 시설 및 그 부대시설에 편의시설을 설치하도록 하고 있다.

거주자가 장애물 없는 생활환경(Barrier Free; BF, 무장애 환경) 속에서 편안하고 안전하게 생활하는 것은 매우 중요하다. 신체에 기능장애가 있더라도 주거환경을 적절하게 개조하여 장애에 대응할 수 있다면 '생활 장애인'이 되지 않을 수 있다. 우리나라는 장애인등편의법에 의해 편의시설이 설치되고 있는데, 편의시설 설치에서 가장 중요한 원칙은 장애인 · 노인 · 임산부 등 모든 사람들이 공공건물 및 공중이용시설을 이용함에 있어 접근성, 안전성 및 주변 상황을 쉽게 인식할 수 있도록 하는 식별성을 갖추어야 한다는 것이다. 이는 일상생활 속 모든 공간 및 시설에서 이루어져야 한다.

환경과 개인이라는 상황적 요인에서 사회적 참여 가능 여부가 장애의 최종 요인이라고 할 수 있다. 노인을 비롯한 장애인에게 건축시설에서의 장애물은 개인의 자아실현이나 기회보장과 같은 기본적 인권을 침해하는 사회적 장벽이라 할 수 있다. 장애를 장애인과 환경 간의 상호작용의 결과물로서 장애물 없는 생활환경 만들기의 배리어프리디자인과 모두를 위한 유니버설디자인 개념은 환경과 인간, 인간과 인간이 서로 소통하는 조화를 이루도록 하는 새로운 패러다임이라 할 수 있다.

1) 장애물 없는 생활환경(Barrier Free ; BF)

장애물 없는 생활환경이란 모두에게 평등한 물리적 환경을 구축하기 위하여 장애요소를 사전에 제거하는 방식으로 물리적 환경을 구축하려는 개념이다. 장애인 편의시설의 의미는 장애인 · 노인 · 임산부 등이 신체적, 정신적 어려움으로 인하여 단순한 이동을 포함한 사회적 활동을 수행할 때 발생할 수 있는 사회적 장애를 가능한 한 최대한으로 감소시키기 위한 것을 의미한다. 장애물 없는 생활환경은 장애와 비장애, 일반인과 교통약자를 구분하지 않고 누구나 안전하고 편리하게 살아갈 수 있는 생활환경을 의미하며, 이를 위하여 보건복지부와 국토교통부는 공신력 있는 기관의 인증을 통하여 장애인 · 노인 · 임산부 등을 포함한 모든 국민이 지역 및 개별시설을 접근, 이동하는데 불편이 없도록 하는 생활환경을 구축, 조성을 촉진하고자 장애물 없는 생활환경(BF) 인증제도를 만들어 시행하고 있다.

2) 유니버설 디자인(universal design)

유니버설 디자인(보편 설계, 보편적 설계, 공용화 설계, 범용디자인)은 '모든 사람을 위한 디자인(design for all)'을 의미하며 제품, 시설, 서비스 등을 이용하는 사람이 연령, 성별, 나이, 언어, 장애 등으로 인해 제약을 받지 않도록 설계하는 것이다. 유니버설 디자인은 모든 사람이 평등하게 디자인의 혜택을 받을 수 있도록 하는 포괄적 디자인 개념으로, Ronald Mace의 4대 원리가 지원성(supportive), 융통성(adaptable), 접근성(accessible), 안전성(safe)을 바탕으로 점차적으로 확장되어 적용되어 왔다. 유니버설 디자인은 인간의 활동과 보건, 건강, 사회 참여를 증진함으로써 다양한 부류의 사람들이 더 다양한 활동을 할 수 있게 하는 디자인 과정이다. 유니버설 디자인은 사용자 중심의 기능성을 강조하고 있으며 이렇게 디자인된 도구, 시설, 설비 등은 장애가 있는 사람뿐 아니라 건강한 사람들에게도 유용하게 이용된다. 장애의 유무와 상관없이 모든 사람이 무리 없이 이용할 수 있도록 도구, 시설, 설비를 설계하는 것이 목적이며, 최근에는 공공교통기관 등의 손잡이, 일용품 등이나 서비스, 또 주택이나 도로의 설계 등 넓은 분야에서 쓰이는 개념이다.

3) 편의시설 설계

편의시설의 구조, 재질 등에 대한 세부기준은 장애인 · 노인 · 임산부 등의 편의증진 보장에 관한 법률 시행규칙[별표 1] 및 보건복지부와 한국장애인개발원의 [유니버설 디자인 적용을 고려한 장애물 없는 생활환경(BF) 인증 상세표준도(건축물)]에 제시되어 있는 내용을 참고로 하여 매개시설, 내부시설, 위생시설, 안내시설 및 기타시설의 순으로 기술하였다.

(1) 매개시설

주출입구 접근로, 장애인전용주차구역, 주출입구 높이차이 제거가 매개시설에 해당한다.

① 주출입구 접근로

㉠ 재질 및 마감

주출입구 접근로의 재질은 장애인 등이 넘어지지 않도록 잘 미끄러지지 않는 재질로 평탄하게 하며 보도블록 등 이음새의 틈이 벌어지지 않도록 마감해야 한다. 불규칙하거나 면이 거칠어 돌출되지 않도록 하며 표면이 평탄하고 규칙적으로 고정되어야 한다.

㉡ 덮개 구조

장애인 등이 빠질 위험이 있는 곳에는 덮개를 설치하되 그 표면은 접근로와 동일한 높이가 되도록 하며 격자구멍이나 틈새가 있는 경우에는 휠체어 바퀴나 시각장애인용 흰지팡이 또는 하이힐 등이 빠질 우려가 있으므로 그 간격이 2㎝ 이하가 되도록 한다. 폭 2㎝ 이상, 길이 10㎝ 이상일 경우 바퀴가 빠지게 되어 위험할 수 있다.

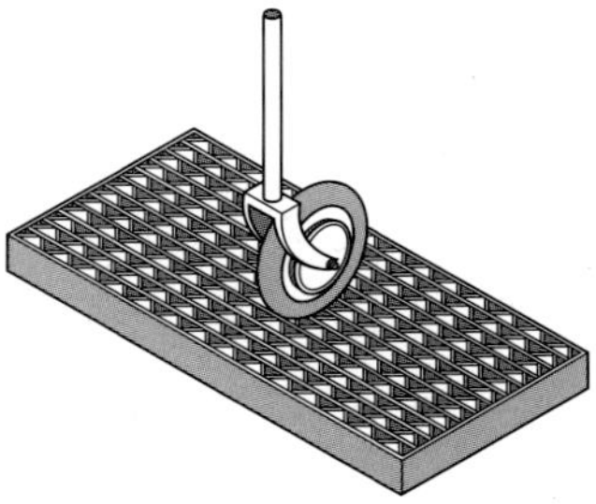

[그림 6-1] 덮개 구조는 구멍 간격이 2㎝ 이하가 되도록 설치함

배수구, 공동구의 덮개는 주출입구 접근로 위에 설치하지 않는 것이 바람직하다. 접근로 진행방향에 기존의 넓은 간격의 트렌치를 설치할 경우에는 폭 1.2m

의 철판 등으로 트렌치 상부를 덮어 휠체어가 통과할 수 있도록 한다.

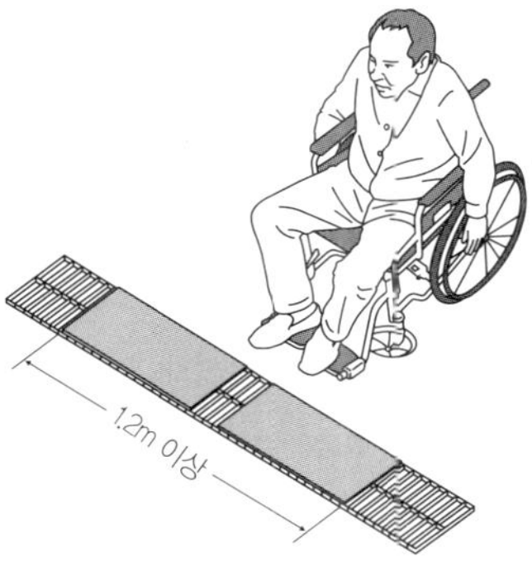

[그림 6-2] 1.2m 이상의 철판을 덮어 휠체어가 통과할 수 있도록 함

㉢ 유효폭 및 활동 공간

휠체어사용자가 통행할 수 있는 유효폭은 1.2m 이상으로 하고, 휠체어사용자가 다른 휠체어 또는 유모차 등과 교행할 수 있도록 50m마다 1.5m×1.5m 이상의 교행구역을 설치한다.

㉣ 기울기

접근로의 기울기는 1/18 이하로 한다. 다만 지형상 곤란한 경우에는 1/12까지 완화할 수 있다. 경사진 접근로가 연속될 경우에는 휠체어사용자가 휴식할 수 있도록 30m 마다 1.5m×1.5m 이상의 수평면으로 된 참을 설치할 수 있다. 경사로가 회전하는 부분은 반드시 수평참으로 설치해야 휠체어가 회전할 때 완만한 회전이 가능하다.

㉤ 연석

연석의 높이는 6㎝ 이상 15㎝ 이하로 할 수 있으며 색상은 접근로의 바닥재 색상과 다르게 설치할 수 있다.

㉥ 보행안전통로

차도와의 경계부분에 경계석 · 울타리 · 기타 차도와 분리할 수 있는 공작물을 설치하여야 한다. 다만 차도와 구별하기 위한 공작물을 설치하기 어려운 경우에는 시각장애인이 감지할 수 있도록 바닥재의 질감을 달리하여야 한다. 연석의 높이는 6㎝

이상 15㎝ 이하로 할 수 있으며 색상은 접근로의 색상과 다르게 설치할 수 있다.

ⓢ 연속성

접근로에 가로등 · 전주 · 간판 등을 설치하는 경우에는 장애인 등의 통행에 지장을 주지 않도록 설치하여야 한다. 차량, 안내판, 가로수, 화분 등의 보행 장애물을 제거하여 접근보행통로의 연속성을 확보해야 한다. 가로수는 지면에서 2.1m까지 가지치기를 해야 한다. 시각장애인은 머리 상부의 장애물을 인식하지 못하여 위험할 수 있으므로 상부에 설치된 간판이나 가로수의 가지는 2.1m 이상의 높이가 되도록 해야 한다.

ⓞ 단차

대지 내를 연결하는 주접근로에 단차가 있을 경우에 단차 높이 차이는 2㎝ 이하로 하여야 한다. 계단이나 경사로로 단차 극복이 어려운 경우에는 옥외 엘리베이터나 수직형 휠체어리프트를 설치할 수 있다.

ⓩ 안전시설

추락 및 전복의 위험이 있는 곳에는 난간, 경고 등(추락방지 난간 및 핸드레일, 경고블록 등)의 안전시설을 설치한다. 안전시설은 콘크리트, 경고블록, 강화유리 등의 재료를 사용할 수 있으며 상황에 따라 투명 또는 불투명하게 디자인하여 설치할 수 있다. 추락방지 난간이 핸드레일 겸용일 경우 어린이 손잡이(높이 0.65m), 어른 손잡이(높이 0.85m)를 고려하여 디자인한다.

ⓒ 접근로

경사진 접근로가 연속될 경우에는 휠체어사용자가 휴식할 수 있도록 30m마다 1.5m×1.5m 이상의 수평면으로 된 참을 설치할 수 있다.

ⓚ 교행지역

보행자와 차량의 교행부분에서는 보행자의 안전이 우선이 되도록 바닥재의 재료, 색상을 달리하여야 하고 시각장애인이 안전하게 통행 또는 횡단할 수 있도록 배려한다. 자전거 도로는 보행로와 구별되도록 재질감이나 색상을 달리하고, 횡단보도의 색상은 항상 선명하도록 관리하여야 한다.

② 장애인전용주차구역

㉠ 설치위치

건축물의 부설주차장과 편의증진법시행령 별표 1 제3호 카목 자동차관련시설 중 주차장의 경우, 장애인전용주차구역은 장애인등의 출입이 가능한 건축물의 출입구 또는 장애인용 승강설비와 가장 가까운 장소에 설치하여야 한다. 주출입구와 가장 가까운 곳에 설치하는 것을 원칙으로 하며, 주출입구의 단차로 인해 장애인이 이용가능한 부출입구가 있는 경우에는 부출입구와 가장 가까운 위치에 장애인전용주차구역을 설치할 수 있다.

주차 후 차도와 교행하지 않고 주출입구로 이동할 수 있는 위치가 가장 좋다. 눈이나 비를 맞지 않고 주출입구까지 이동할 수 있도록 차양을 설치하는 것이 좋으며, 주출입구로 이동하는 보행통로는 차도와 분리되어야 한다. 장애인전용주차구역은 인지성이 좋은 위치에 설치하여야 한다.

㉡ 설치크기 및 수

장애인전용주차구역의 크기는 주차대수 1대에 대하여 폭 3.3m 이상, 길이 5m 이상으로 하여야 한다. 다만, 평행주차형식인 경우에는 주차대수 1대에 대하여 폭 2m 이상, 길이 6m 이상으로 하여야 한다.

• 바닥면에 설치되는 장애인전용표시 : 가로 1.3m, 세로 1.5m • 주차구역선에 설치되는 장애인전용표시 : 가로 50㎝, 세로 58㎝

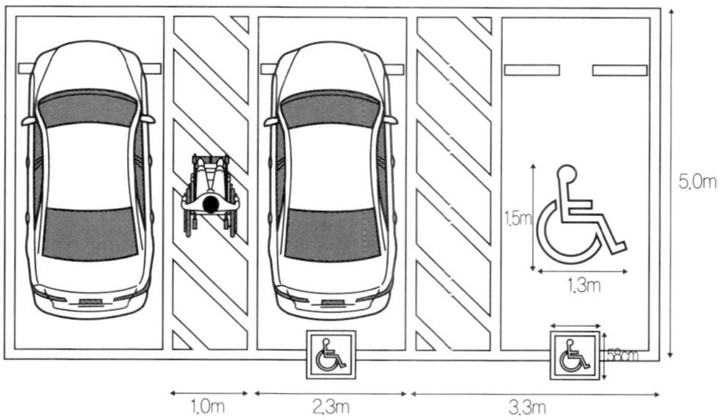

[그림 6-3] 장애인전용주차구역 규격

㉢ 안전통로

건축물의 출입구나 장애인용 승강설비에 이르는 보행안전통로를 확보해야 한다. 보행안전통로는 가급적 높이 차이를 없애고 유효폭은 1.2m 이상으로 한다. 주차 후 보행안전통로를 통해 주출입구로 이동하는 동안 보행자의 안전이 우선이 될 수 있도록 보행안전통로의 바닥재료, 색상 등을 구분한다. 보행안전통로는 가급적 차량 통행이 없는 방향으로 이동할 수 있도록 설치한다. 보행안전통로는 단차가 없는 것이 가장 바람직하나 만일 단차를 두어야 한다면 경사로 기울기는 1/18 이상이어야 한다.

㉣ 안내

장애인전용주차구역의 바닥면에는 식별가능한 장애인전용표시를 한다. 차량 주차 후에도 잘 보일 수 있도록 주차 바닥면 전체에 색을 칠하는 등의 방법을 사용하여 식별성을 높이는 것이 좋다.

㉤ 유도

주차장 입구에는 장애인전용주차구역 안내표지를 식별하기 쉬운 장소에 부착 또는 설치하며 주차구역까지 연속적으로 유도표시를 한다. 주차장 유도표지는 주차장 입구에서부터 장애인전용주차구역까지 유도하여야 한다.

㉥ 주차안내표지

장애인전용주차구역 안내표지를 주차장 안의 식별하기 쉬운 장소에 부착하거나 설치하여야 한다. 이 경우 안내표지의 규격과 안내표지에 기재될 내용(과태료가 부과됨을 알리는 계도문 및 신고전화번호 등)은 다음과 같다.

* 안내표지 규격 : 가로 0.7m, 세로 0.6m, 지면에서 표지판까지의 높이 1.5m

* 안내표지 내용

[장애인전용주차구역]

- 장애인자동차표지가 부착된 자동차에 보행상 장애가 있는 자가 탑승한 경우에만 주차할 수 있습니다. (장애인 차량 중에서 '주차가능' 표지가 부착된 차량만 주차 가능합니다.)
- 이를 위반한 자에 대하여는 10만원 이하의 과태료를 부과합니다.
- 위반사항을 발견하신 분은 신고전화번호 000-0000로 신고해 주시기 바랍니다.

ⓢ 기울기

주차공간의 바닥면은 장애인 등의 승하차에 지장을 주는 높이차이가 없어야 하며, 기울기는 1/50 이하로 할 수 있다.

③ 주출입구(문) 높이차이 제거

㉠ 단차

건축물의 주출입구와 통로의 높이 차이는 2㎝ 이하가 되도록 설치하여야 한다. 주출입구는 단차 없이 바로 접근하는 것이 가장 바람직하며, 경사로와 계단을 함께 설치한 경우에는 계단의 시작과 끝에 점자블록을 설치하며, 경사로에는 점자블록을 설치하지 않는다. 시각장애인과 휠체어사용자 동선이 서로 교행하지 않도록 계획하는 것이 바람직하다.

- 시각장애인 : 유도점자블록 필요, 계단측면에 핸드레일 설치, 여닫이문으로 유도
- 휠체어사용자 : 유도점자블록 필요 없음, 경사로 양측면에 핸드레일과 추락방지턱 설치, 자동문으로 유도

㉡ 유효폭

경사로의 유효폭은 1.2m 이상으로 한다. 다만, 건축물을 증축, 개축, 재축, 이전, 대수선 또는 용도 변경하는 경우로서 1.2m 이상의 유효폭을 확보하기 곤란한 때에는 0.9m까지 완화할 수 있다. 바닥면으로부터 높이 0.75m 이내마다 휴식을 취할 수 있도록 수평면으로 된 참을 설치하여야 하며, 경사로 시작과 끝, 굴절부분 및 참에는 1.5m×1.5m 이상의 활동 공간을 확보하여야 한다.

㉢ 손잡이

경사로 길이가 1.8m 이상이거나 높이가 0.15m 이상인 경우에는 양측면에 손잡이를 연속하여 설치하여야 한다. 손잡이 높이는 바닥면으로부터 0.8m~0.9m로 하고, 손잡이 굵기(지름)는 손에 힘이 없는 사용자들도 편리하게 잡을 수 있도록 3.2㎝~3.8㎝로 한다. 손잡이를 설치하는 경우에는 시각장애인 등의 시설 이용 방향에 대한 안내가 될 수 있도록 경사로의 시작과 끝부분에 수평손잡이를 0.3m 이상 연장하여 설치하여야 한다. 손잡이를 벽에 설치하는 경우에 벽과 손

잡이의 간격은 5㎝ 내외로 하고, 손잡이 양끝부분 및 굴절부분에는 점자표지판을 부착하여야 한다.

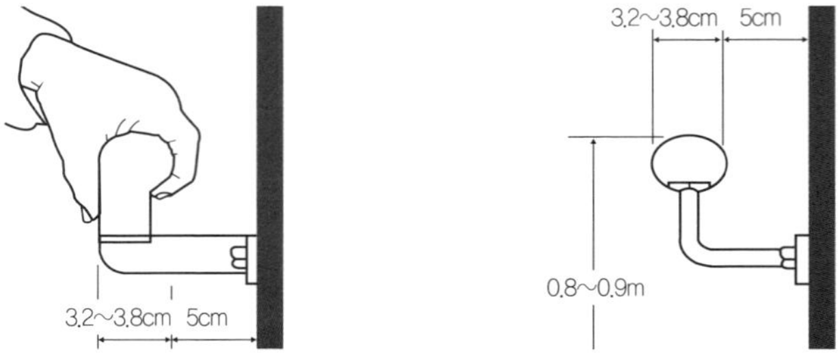

[그림 6-4] 손잡이 높이 및 지름

손잡이를 2중으로 설치하는 경우에는 위쪽 손잡이는 0.85m 내외, 아래쪽 손잡이는 0.65m 내외로 하면 아래 손잡이를 주로 아이들이 사용할 수 있어서 더욱 편리하다.

(2) 내부시설

출입구(문), 복도 및 통로, 계단, 승강기, 에스컬레이터, 휠체어리프트, 경사로가 내부시설에 해당한다.

① 주출입구(문)

㉠ 유효폭 및 활동 공간

출입구(문)는 통과 유효폭이 0.9m 이상으로 하고 출입구(문)의 전면 유효폭은 1.2m 이상으로 한다. 연속된 출입문의 경우 문의 개폐에 소요되는 공간은 유효거리에 포함하지 않는다.

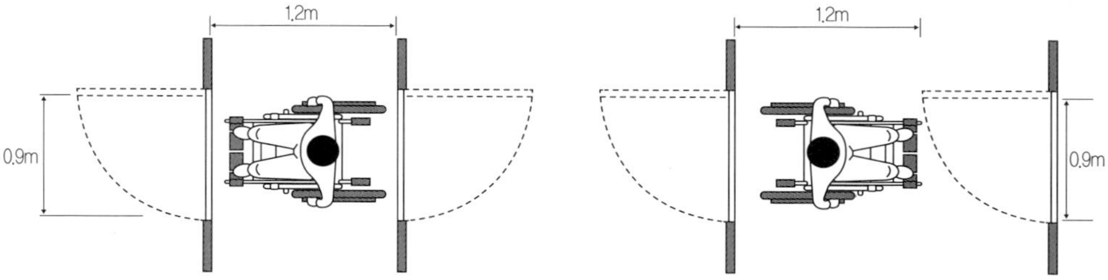

[그림 6-5] 출입문 통과 유효폭 및 활동 공간

자동문이 아닌 경우에는 출입문 옆에 0.6m 이상의 활동 공간을 확보하여야 한다. 출입구 바닥면에는 문턱이나 높이 차이를 두지 않도록 한다.

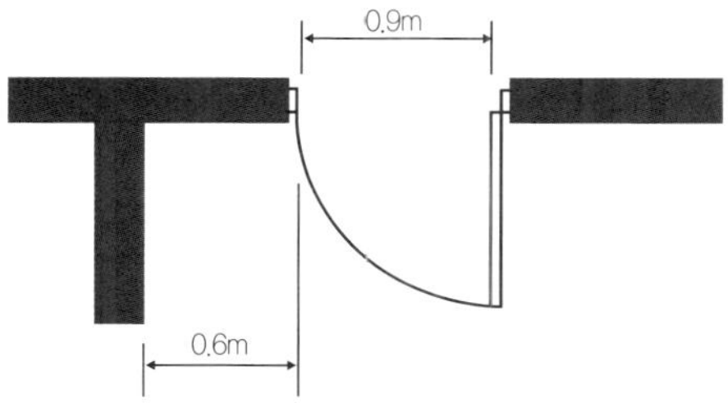

[그림 6-6] 출입문 옆 활동 공간

㉡ 문의 형태

출입문은 회전문을 제외한 다른 형태의 문을 설치해야 한다. 미닫이문은 가벼운 재질로 하고 턱이 있는 문지방이나 홈을 설치하지 말아야 한다. 여닫이문에 도어체크를 설치하는 경우에는 문이 닫히는 시간이 3초 이상이 되도록 하고, 자동문은 휠체어사용자를 고려하여 문의 개방시간이 충분히 확보되어야 하며, 개폐기의 작동장치는 가급적 감지범위를 넓게 하여야 한다.

㉢ 손잡이 및 점자표지판

출입문 손잡이는 중앙지점이 바닥면으로부터 0.8m~0.9m 사이에 위치하도록 하고, 손잡이 형태는 레버형이나 수평 또는 수직막대형으로 한다. 건축물 안의 공중의 이용을 목적으로 하는 사무실 등의 출입문 옆 벽면에는 1.5m 높이의 방 이름을 표기한 점자표지판을 부착하여야 한다.

㉣ 기타 설비

건축물 주출입구의 0.3m 전면에는 문의 폭만큼 점형블록을 설치하거나 시각장애인이 감지할 수 있도록 바닥재의 질감 등을 달리해야 한다. 건축물의 주출입문이 자동문인 경우에는 문이 자동으로 작동되지 않는 것을 대비하여 시설관리자 등을 호출할 수 있는 벨을 자동문 옆에 설치할 수 있다.

② 장애인 등의 통행이 가능한 복도 및 통로

㉠ 유효폭

복도 유효폭은 1.2m 이상으로 하되 복도 양옆에 거실이 있는 경우 1.5m 이상으로 할 수 있다.

㉡ 바닥

복도 바닥면에는 높이 차이를 두지 않도록 하고, 미끄러지지 않는 재질로 평탄하게 마감하며 넘어졌을 경우 가급적 충격이 적은 재료를 사용한다.

㉢ 손잡이

노인복지시설의 복도 양측면에는 손잡이를 연속하여 설치하여야 하며, 다만 방화문 등의 설치로 손잡이를 연속하여 설치할 수 없는 경우에는 방화문 등의 설치에 소요되는 부분에 한하여 손잡이를 설치하지 않을 수 있다. 손잡이의 높이와 설치는 매개시설 주출입구 높이 차이 제거의 손잡이 부분과 동일하다(페이지 217 참고).

㉣ 보행 장애물

통로 바닥면으로부터 높이 0.6m~2.1m 이내의 벽면으로부터 돌출된 물체의 돌출폭은 0.1m 이하로, 통로 바닥면으로부터 높이 0.6m~2.1m 이내의 독립기둥이나 받침대에 부착된 설치물의 돌출폭은 0.3m 이하로 한다.

㉤ 안전성 확보

휠체어사용자의 안전성 확보를 위하여 복도 벽면에는 바닥면으로부터 0.15m~0.35m 까지 킥플레이트를 설치할 수 있다. 복도 모서리 부분은 둥글게 마감할 수 있다.

③ 장애인 등의 통행이 가능한 계단

㉠ 계단의 형태

계단은 직선 또는 꺾임형태로 설치할 수 있으며, 바닥면으로부터 높이 1.8m 이내마다 휴식을 할 수 있는 참을 설치할 수 있다.

㉡ 유효폭

계단 및 참의 유효폭은 1.2m 이상으로 한다. 다만, 건축물의 옥외 피난계단은 0.9m 이상으로 할 수 있다.

㉢ 디딤판과 챌면

계단에는 챌면을 반드시 설치하여야 한다. 디딤판 너비는 0.28m 이상, 챌면 높이는 0.18m 이하로 하되 동일한 계단(참 설치 시 참까지의 계단)에서 디딤판의 너비와 챌면의 높이는 균일하게 한다. 디딤판 끝부분에 발끝이나 목발의 끝이 걸리지 않도록 챌면의 기울기는 디딤판의 수평면으로부터 60도 이상으로 하고 계단코는 3㎝ 이상 돌출되지 않도록 한다.

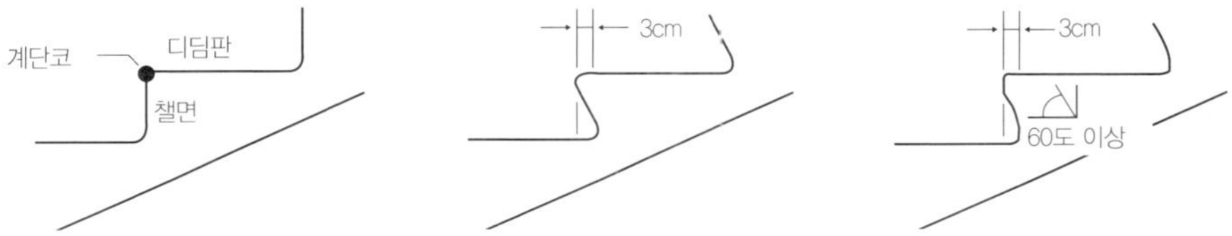

[그림 6-7] 계단 디딤판과 챌면

㉣ 손잡이 및 점자표지판

계단 양측면에는 손잡이를 연속하여 설치하여야 한다. 경사면에 설치된 손잡이 끝부분에는 0.3m 이상의 수평손잡이를 설치하여야 한다. 손잡이 양끝 부분 및 굴절 부분에는 층수, 위치 등을 나타내는 점자표지판을 설치하여야 한다.

㉤ 재질과 마감

계단 바닥표면은 미끄러지지 않는 재질로 하고 평탄하게 마감한다. 계단이 시작되는 지점과 끝나는 지점의 0.3m 전면에는 계단의 폭만큼 점형블록을 설치하거나 시각장애인이 감지할 수 있도록 바닥재 질감 등을 달리하여야 한다.

④ 장애인용 승강기

㉠ 설치장소 및 활동 공간

장애인용 승강기는 장애인 등의 접근이 가능한 통로에 연결하여 설치하되 가급적 건축물 출입구와 가까운 위치에 설치한다. 승강기 전면에는 1.4m×1.4m 이상의 활동 공간을 확보하여야 한다. 승강장 바닥과 승강기 바닥의 틈은 3㎝ 이하로 하여야 한다.

㉡ 크기

승강기 내부의 유효바닥면은 폭 1.1m 이상, 깊이 1.35m 이상으로 한다. 다만, 신축 건물의 경우에는 폭을 1.6m 이상으로 한다. 출입문 통과 유효폭은 0.8m 이상으로 하되 신축 건물의 경우에는 0.9m 이상으로 할 수 있다.

㉢ 이용자 조작설비

호출버튼, 조작반, 통화장치 등 승강기 안팎에 설치되는 모든 스위치의 높이는 바닥면으로부터 0.8m 이상 1.2m 이하로 설치한다. 다만, 스위치 수가 많아 1.2m 이내로 설치하는 것이 곤란한 경우에는 1.4m 이하까지 완화할 수 있다. 조작설비 형태는 버튼식으로 하되 시각장애인 등이 감지할 수 있도록 층수 등을 점자로 표시하여야 한다. 조작반, 통화장치 등에는 점자표시를 하여야 한다.

⑤ 장애인용 에스컬레이터

㉠ 유효폭과 속도

장애인용 에스컬레이터 유효폭은 0.8m 이상으로 하고 속도는 분당 30m 이하로 한다.

㉡ 디딤판

휠체어사용자가 승 · 하강할 수 있도록 에스컬레이터 디딤판은 3매 이상 수평상태로 이용할 수 있도록 한다.

⑥ 휠체어리프트

㉠ 일반사항

계단 상부 및 하부 각 1개소에 탑승자 스스로 휠체어리프트를 사용할 수 있는 설비를 1.4m×1.4m 이상의 승강장을 갖추어야 한다. 승강장에는 휠체어리프트 사용자의 이용편의를 위하여 시설관리자를 호출할 수 있는 벨을 설치하고 작동

설명서를 부착하도록 한다. 운행 중 돌발 상황이 발생하는 경우 비상정지시킬 수 있고 과속을 제한할 수 있는 장치를 설치하여야 한다.

㉡ 경사형 휠체어리프트

경사형 휠체어리프트는 휠체어받침판의 유효면적을 폭 0.76m 이상, 길이 1.05m 이상으로 하고 휠체어 사용자가 탑승 가능한 구조로 하여야 한다. 운행 중 자동정지가 가능하도록 감지장치를 설치하고, 안전판이 열린 상태로 운행되지 않도록 내부잠금장치를 갖추어야 한다. 휠체어리프트를 사용하지 않는 경우에는 지정장소에 접어서 보관할 수 있도록 하며 벽면으로부터 0.6m 이상 돌출되지 않도록 한다.

⑦ 경사로

㉠ 유효폭 및 활동 공간

경사로의 유효폭은 1.2m 이상으로 한다. 다만 건축물을 증축, 개축, 재축, 이전, 대수선 또는 용도 변경하는 경우로서 1.2m 이상의 유효폭을 확보하기 곤란한 때에는 0.9m까지 완화할 수 있다. 바닥면으로부터 높이 0.75m 이내마다 휴식을 위한 참을 설치하여야 하고, 경사로의 시작과 끝, 굴절부분 및 참에는 1.5m×1.5m 이상의 활동 공간을 확보하여야 한다.

㉡ 기울기

경사로 기울기는 1/12 이하로 한다. 다음 요건을 모두 충족하는 경우에는 경사로 기울기를 1/8까지 완화할 수 있다.

- 신축이 아닌 기존시설에 설치되는 경사로일 것
- 높이가 1m 이하인 경사로로서 시설 구조 등의 이유로 기울기를 1/12 이하로 설치하기가 어려울 것
- 시설관리자 등으로부터 상시보조서비스가 제공될 것

㉢ 손잡이

경사로 길이가 1.8m 이상이거나 높이가 0.15m 이상인 경우에는 양측면에 손잡이를 연속하여 설치하여야 한다. 손잡이를 설치하는 경우에는 경사로 시작과 끝부분에 수평손잡이를 0.3m 이상 연장하여 설치한다. 다만, 통행상 안전을 위하

여 필요한 경우에는 수평손잡이를 0.3m 이내로 설치할 수 있다.

㉣ 재질과 마감

경사로 바닥표면은 잘 미끄러지지 않는 재질로 평탄하게 마감한다. 양측면에는 휠체어바퀴가 경사로 밖으로 미끄러져 나가지 않도록 5㎝ 이상의 추락방지턱이나 측벽을 설치할 수 있다.

(3) 위생시설

장애인 등의 이용이 가능한 화장실(대변기, 소변기, 세면대), 욕실, 샤워실 및 탈의실 등이 위생시설에 해당한다. 이 장에서는 화장실에 대해서 기술하겠다.

① 장애인 등의 이용이 가능한 화장실

㉠ 일반사항

ⓐ 설치장소

장애인 등의 이용이 가능한 화장실은 장애인 등의 접근이 가능한 통로에 연결하여 설치한다. 장애인용 변기와 세면대는 출입구(문)와 가까운 위치에 설치하도록 한다.

ⓑ 재질과 마감

화장실 바닥면은 높이 차이를 두지 않도록 하고 바닥표면은 물에 젖어도 미끄러지지 않는 재질로 마감한다. 화장실의 0.3m 전면에는 점형블록을 설치하거나 시각장애인이 감지할 수 있는 바닥재 질감 등으로 마감하여야 한다.

㉡ 대변기

ⓐ 활동 공간

건물을 신축하는 경우 대변기의 유효바닥면적은 폭 1.6m 이상, 깊이 2.0m 이상이 되도록 설치하고, 대변기의 좌측 또는 우측에는 휠체어의 측면 접근을 위하여 유효폭 0.75m 이상의 활동 공간을 확보하여야 한다. 이 경우 대변기 전면에는 1.4m×1.4m 이상의 휠체어 회전을 위한 활동 공간을 확보하여야 한다.

신축 건물이 아닌 기존시설에 설치하는 경우로서 시설 구조 등의 이유로 신축 건물 기준에 따라 설치하기 어려운 경우에는 유효바닥면적의 폭 1.0m 이상, 깊이 1.8m 이상이 되도록 설치한다.

출입문 통과 유효폭은 0.9m 이상으로 하고, 출입문 형태는 자동문, 미닫이문 또는 접이문 등으로 한다. 여닫이문으로 설치하는 경우에는 바깥쪽으로 개폐되도록 한다. 다만, 휠체어사용자를 위한 충분한 활동 공간이 확보된 경우에는 안쪽으로 개폐되도록 할 수 있다.

ⓑ 구조

대변기는 등받이가 있는 양변기형태로 하되, 바닥부착형으로 하는 경우에는 변기 전면의 트랩부분에 휠체어 발판이 닿지 않는 형태로 한다. 대변기 좌대 높이는 바닥면으로부터 0.4m 이상 0.45m 이하로 한다.

ⓒ 손잡이

대변기 양옆에는 수평 및 수직손잡이를 설치하여야 한다. 수평손잡이는 양쪽에 모두 설치하고 수직손잡이는 한쪽에만 설치할 수 있다. 수평손잡이는 바닥면으로부터 0.6m 이상 0.7m 이하로 설치하되, 한쪽 손잡이는 변기중심에서 0.4m 이내 지점에 고정하여 설치하고 반대편 손잡이는 0.6m 내외 길이로 회전식으로 설치한다. 이 경우 손잡이 간의 간격은 0.7m 내외로 할 수 있다. 수직손잡이 길이는 0.9m 이상으로 하되, 손잡이 가장 아랫부분이 바닥면으로부터 0.6m 내외의 높이에 오도록 벽에 고정하여 설치한다.

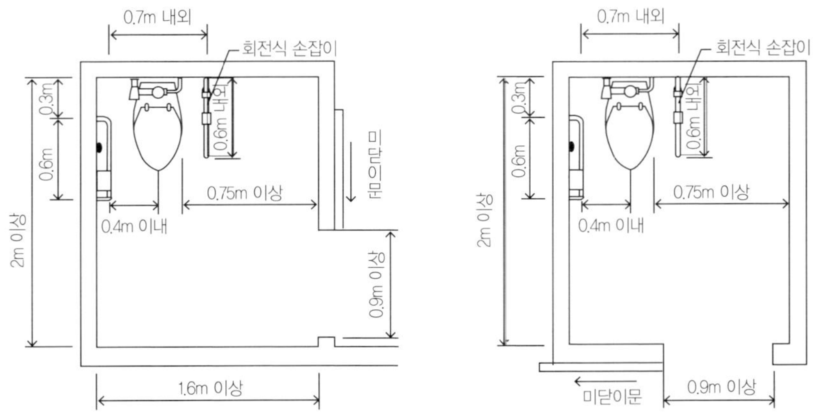

[그림 6-8] 대변기 크기, 구조 및 손잡이

㉢ 소변기

ⓐ 구조

소변기는 바닥부착형으로 할 수 있다.

ⓑ 손잡이

소변기 양옆에는 수평 및 수직손잡이를 설치하여야 한다. 수평손잡이 높이는 바닥면에서부터 0.8m~1.9m 내외, 길이는 벽면으로부터 0.55m 내외, 좌우 손잡이 간격은 0.6m 내외로 한다. 수직손잡이 높이는 바닥면으로부터 1.1m~1.2m 내외, 돌출폭은 벽면으로부터 0.25m 내외로 하고, 하단부가 휠체어 이동에 방해가 되지 않도록 한다.

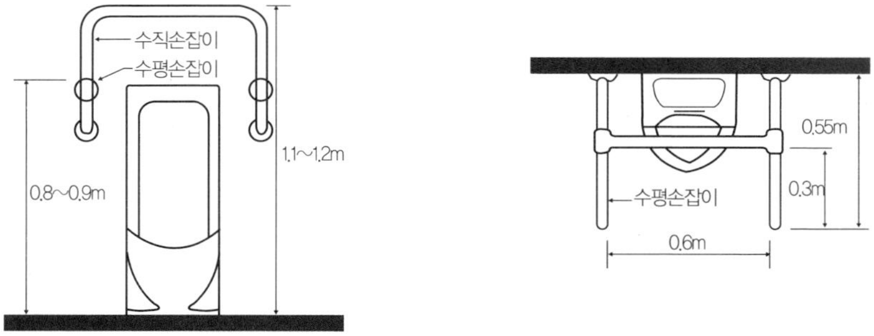

[그림 6-9] 소변기 크기, 구조 및 손잡이

㉣ 세면대

ⓐ 구조

휠체어사용자용 세면대의 상단높이는 바닥면으로부터 0.85m, 하단높이는 0.65m 이상으로 한다. 세면대 하부는 무릎 및 휠체어 발판이 들어갈 수 있도록 한다.

ⓑ 손잡이 및 기타 설비

목발사용자 등 보행곤란자를 위하여 세면대 양옆에는 수평손잡이를 설치할 수 있다. 수도꼭지는 냉·온수의 구분을 점자로 표시하여야 한다. 휠체어사용자용 세면대 거울은 [그림 6-10]과 같이 세로길이 0.65m 이상, 하단높이는 바닥면으로부터 0.9m 내외로 설치할 수 있으며, 거울상단부분은 15도 정도 앞으로 경사지게 하거나 전면거울을 설치할 수 있다.

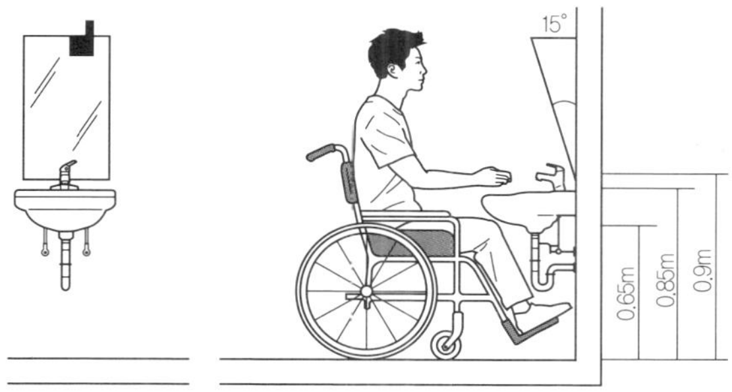

[그림 6-10] 휠체어사용자용 세면대 구조

(4) 안내시설

점자블록, 유도 및 안내 설비, 경보 및 피난 설비가 안내시설에 해당한다.

① 점자블록

㉠ 규격 및 색상

시각장애인의 보행편의를 위하여 점자블록은 감지용 점형블록과 유도용 선형블록을 사용해야 한다. 점자블록의 크기는 0.3m×0.3m인 것이 표준형이며 그 높이는 바닥재의 높이와 동일하게 하여야 한다. 점형블록은 블록당 36개의 돌출점을 가진 것이 표준형이고, 선형블록은 블록당 4개의 돌출선을 가진 것을 표준형으로 한다. 점자블록의 색상은 원칙적으로 황색을 사용하나, 바닥재 색상과 비슷하여 구별하기 어려운 경우에는 다른 색상으로 할 수 있다. 실외에 설치하는 점자블록은 햇빛이나 불빛 등에 반사되거나 눈, 비에 미끄러지기 쉬운 재질을 사용하지 말아야 한다.

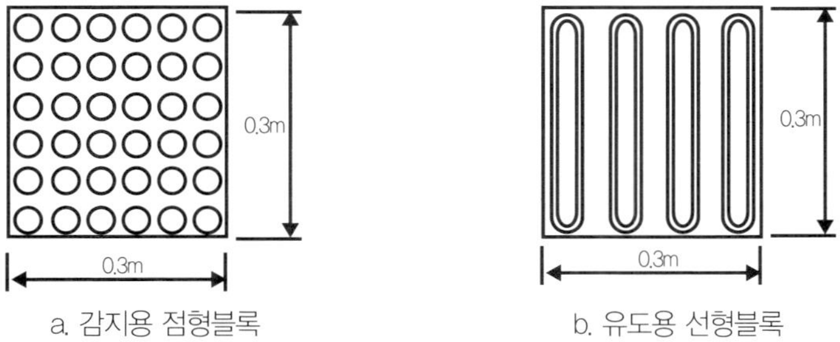

[그림 6-11] 감지용 점형블록과 유도형 선형블록

㉡ 설치방법

점형블록은 계단, 장애인용 승강기, 화장실 등 시각장애인을 유도할 필요가 있거나 시각장애인에게 위험한 장소의 0.3m 전면에 설치하고 선형블록이 시작 · 교차 · 굴절되는 지점에 이를 설치하도록 한다.

선형블록은 대상시설의 주출입구와 연결된 접근로에서 시각장애인을 유도하는 용도로 사용하며, 유도방향에 따라 평행하게 연속해서 설치하여야 한다.

점자블록은 매립식으로 설치하되 다만, 건축물 구조나 바닥재 재질 등을 고려하여 매립식 설치가 현저히 곤란하거나 불가능한 경우에는 부착식으로 설치할 수 있다.

② 시각장애인 유도 · 안내 설비

㉠ 점자안내판 또는 촉지도식 안내판

점자안내판 또는 촉지도식 안내판에는 주요시설 또는 방의 배치를 점자, 양각면 또는 선으로 간략하게 표시하여야 한다. 일반안내도가 설치되어 있는 경우에는 점자를 병기하여 점자안내판을 갈음할 수 있다. 점자안내판 또는 촉지도식 안내판은 안내판의 중심선이 바닥면으로부터 1m~1.2m 이내 범위 안에 있도록 설치한다.

㉡ 음성안내장치

음성안내장치는 주요시설 또는 방의 배치를 음성으로 안내하여야 한다.

㉢ 기타 유도신호장치

유도신호장치는 음향, 시각, 음색 등을 고려하여 설치한다. 특수신호장치를 소지한 시각장애인이 접근할 경우 대상시설의 이름을 안내하는 전자식 신호장치를 설치할 수 있다.

③ 시각 및 청각장애인 경보 · 피난 설비

시각 및 청각장애인의 경보 · 피난 설비는 「화재예방, 소방시설 설치 · 유지 및 안전관리에 관한 법률」에 따른다. 청각장애인의 비상벨 주변에는 점멸형태의 비상경보등을 함께 설치하고, 시각 및 청각장애인용 피난구유도등은 화재발생 시 점멸과 동시에 음성으로 출력될 수 있도록 설치하여야 한다.

(5) 기타시설

기타시설에는 장애인 등의 이용이 가능한 객실 또는 침실, 관람석 또는 열람석, 접수대 또는 작업대, 매표소 · 판매기 또는 음료대, 임산부 등을 위한 휴게시설 등이 있으며 이 장에서는 객실 또는 침실에 대해 서술하겠다.

① 장애인 등의 이용이 가능한 객실 또는 침실

㉠ 설치장소

장애인용 객실 또는 침실(이하 "객실등"이라 함)은 식당 · 로비 등 공용공간에 접근하기 쉬운 곳에 설치하고, 승강기가 가동되지 않을 때에도 접근이 가능하도록 주출입층에 설치하도록 할 수 있다.

㉡ 구조

휠체어사용자를 위한 객실등은 온돌방보다는 침대방으로 한다. 객실등의 내부는 휠체어가 회전할 수 있는 공간을 확보해야 한다. 침대 높이는 바닥면에서부터 0.4m~0.45m 내외로 하고, 그 측면에는 1.2m 이상의 활동 공간을 확보하여야 한다.

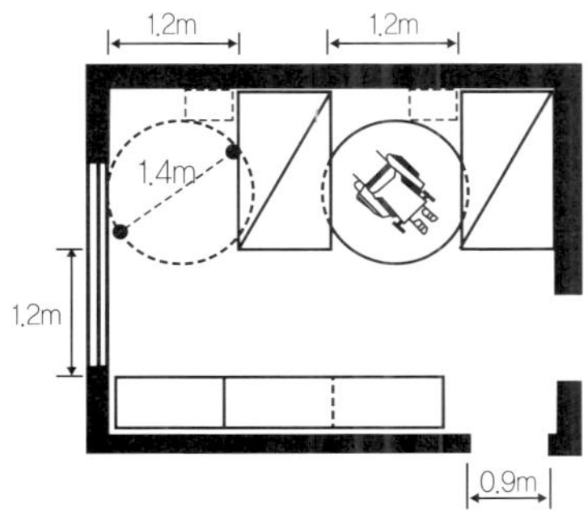

[그림 6-12] 객실 구조

㉢ 바닥

객실등의 바닥면은 높이차이가 없어야 하며, 바닥표면은 미끄러지지 않는 재질로 평탄하게 마감하여야 한다.

㉣ **기타 설비**

출입문옆 벽면의 1.5미터 높이에 방이름을 표기한 점자표지판을 부착해야 한다. 콘센트, 스위치, 수납선반, 옷걸이 등의 높이는 바닥면으로부터 0.8m~1.2m 내외로 설치한다. 객실등의 화장실 및 욕실에는 초인종과 함께 청각장애인용 초인등을 설치하여야 하며, 객실등에는 건축물 전체의 비상경보시스템과 연결된 청각장애인용 경보장치를 설치하여야 한다.

2. 주거환경

주거환경은 가정생활이 영위되는 지역의 생활환경 중 자연환경 및 물리적 환경을 의미하는 것으로, 주거는 개인의 생활에 밀접한 환경요소로 개인의 건강수준에 영향을 미치고 주거유형 및 특성과 같은 요소들은 개인의 건강수준에 직접적, 간접적으로 영향을 미친다. 주거환경이 최저주거기준에 미달하는 경우에는 개인의 건강수준에 부정적인 영향을 미친다. 주거는 인간의 삶의 기본적인 것으로 사회적으로 건강한 삶을 영위하기 위해서는 일정한 질적 수준에 도달하는 것이 필요하다. 열악한 주거환경은 인간의 안전과 생명을 위협하고 신체질병으로도 이어지므로 거주자의 건강한 삶을 위해서는 양질의 주거환경을 형성해야 한다.

주거는 주택과 비슷한 의미로 사용되기는 하지만 물리적 공간에 국한된 개념이 아니라 인간 삶의 환경으로서의 추상적 의미를 가지고 있다. 주거는 인간이 기본적 생활을 영위하기 위한 물리적 공간으로 기본적 의미와 삶을 담는 공간으로서의 확장된 의미를 가지고 있다. 즉, 주택은 물리적 건물 그 자체만을 의미하는데 반해, 주거란 사람이 생활을 영위하는 장소 및 그 안에서 이루어지는 생활까지 모두 포함한 의미이다. 주거란 작게는 생활기기, 가구 및 실내 장비, 실내 공간, 주택, 거주지 등까지 확대되는 물리적 주택의 범위와 취침 · 취미 등의 개인 생활, 식사 · 휴식 · 단란 등의 가족 공동생활, 접객 · 사교 등의 근린생활과 공동체로서의 지역 생활을 포함한 사회생활이 함께 어우러지는 생활의 장소라 할 수 있다. 주거는 단순히 물리적 공간만을 의미하는 것이 아니라 생활을 영위하도록 하는 기반이다.

주거환경은 휴식 · 수면 · 식사 · 가사 · 육아 등이 안전하고 쾌적하며 능률적으로 이루어 질 수 있어야 한다. 주거환경은 건강을 위한 모든 서비스 · 시설 · 설비를 포함한 것으로, 건강한 주거환경을 위해서는 주거의 적절한 규모, 사생활 확보, 충분한 침실, 적절한 급배수, 폐기물의 위생적 처리, 세탁과 욕실시설, 조리와 식사시설, 식품 등의 저장시설, 실온조절, 방습, 방음, 환기와 맑은 실내공기의 유지, 적절한 채광과 조명 등이 필요하다. 정주성(본인의 남은 인생을 자신의 주거환경에서 보내고자 하는 욕구, aging in place)과 경제적 절약, 친숙함과 편안함, 자립생활 영위, 지역사회와의 친밀감 때문에 안전하고 쾌적한 주거환경에 대한 요구는 매우 중요하다. 주거환경 개선은 사회적 비용의 발생을 예방하는 사회적 예방의학의 기능을 가지며 인간다운 삶을 위한 기본적인 중재라 할 수 있다.

1) 주거의 기능

주거의 기능은 가족생활을 보호 · 유지하고 가족의 화목을 도모하며 가족을 양육하고 보호하는 기능을 가지며 휴식 및 노동력의 재생산 기능을 가지고 있다. 또한 가사노동의 장소이자 지역사회활동의 기반이 되는 기능을 담당한다. 거주자가 주거환경 내 공간에서 어떤 역할을 맡고 있고 무슨 활동을 수행하는지 확인하는 것은 주거환경 평가 시 가장 먼저 고려해야 한다. 거주자의 특성 및 다양한 생활을 이해하고 공간과의 연관성을 고려해야 한다.

2) 주거환경에서 활동 및 참여

일상생활활동 및 사회 참여 등 개인의 활동 및 참여를 제한하는 요인에는 신체적 기능저하, 인지적 기능저하와 더불어 부적절한 물리적 환경이 있을 수 있다. 부적절한 주거환경으로 발생할 수 있는 문제점들은 아래와 같다.

- 일상생활에서의 독립성 감소 및 의존성 증가
- 안전사고 발생 위험의 증가
- 조기사망, 무력한 삶, 생활만족도 감소

사람은 본인이 거주하는 공간에서 오랜 시간 동안 삶을 영위하기 때문에 주거환경은 안전하고 쾌적하며, 거주하는 공간의 설비 등의 조작이 편리하여야 한다. 또한 아동 및 노인, 기능저하를 보이는 사람들의 편리성을 위하여 융통성 있게 대응할 수 있어야 한다.

특히 장애인이나 노인의 생활공간을 위한 유니버설 디자인(보편적 디자인) 개념 적용은 환경 평가 과정에서 반드시 고려하여야 한다. 과도한 개조 없이 노인, 장애인, 운동성이 제한되거나 기능장애를 가진 사람들을 위한 기능적 환경을 제공하기 위하여 장애물 없는 생활환경에 대한 이해 및 유니버설 디자인에 대한 개념을 이해하고 있어야 한다.

3) 주거환경 개조 원칙

편의시설 설치 및 주거환경 개조는 장애를 가지고 있는 사람이 가정 내에서 생활할 수 있도록 환경을 수정 · 개조하거나 보조기기 등을 적용하여 발생할 수 있는 불편감이나 장애를 감소시키거나 제거해야 한다. 편안하고 안전하게 생활하기 위해서는 누구나 이용 가능한 환경, 누가 이용해도 불편하지 않은 환경이 될 수 있도록 하는 것이 중요하며 이를 위해서는 장애물이 없는 환경을 만들거나 기존 시설물에 있는 장애물을 제거하는 방법, 주거환경을 개조하거나 보조기기를 적절하게 적용하는 방법 등이 있다.

주거환경 개선 시 고려할 원칙은 아래와 같다.

정주성	• 자신이 살던 집에 계속 거주할 수 있도록 지원함
독립성	• 최대한 독립적으로 일상생활을 수행할 수 있도록 함
유니버설 디자인	• 거주자 및 주택을 왕래하는 사람들의 사용성을 고려하도록 함
안전성	• 노화나 질병, 장애로 인한 인지기능이나 신체기능의 저하로 인하여 발생할 수 있는 사고를 예방할 수 있도록 함
쾌적성	• 물리적 요건(채광, 통풍, 환기, 냉난방 등) 및 심리적 요건(사생활 보호, 과밀 등)을 고려하여 개조하여야 함
편리성	• 쉽고 편리하게 사용할 수 있도록 함 • 물품의 교체나 설치가 용이해야 함

4) 주거환경의 과정(평가와 중재)

주거환경 평가 및 개조의 중재과정은 거주자가 본인의 주거환경에서 보다 안전하게 생활하고, 장애 발생을 최소화하며, 일상생활활동의 수행이 독립적으로 되도록 사람-환경-기기를 연계하여 환경적 압박을 줄이고 자립생활을 가능하도록 하는 것이다.

주거환경 평가 및 중재의 전체 과정은 다음과 같다.

① 상담 및 의뢰 내용 확인
② 사전 평가
③ 주거환경 개선 중재
④ 사후 평가

(1) 상담 및 의뢰 내용 확인

사전 평가를 시행하기 전에 아래와 같은 기본적인 내용을 확인하도록 한다.

① 대상자 확인 및 상담 목적 및 내용 확인
② 거주자의 욕구 및 우선순위, 요구사항 등 확인
③ 거주형태, 거주지 등에 대한 기본내용 확인
④ 경제상황 및 사회적 지지 체계 확인
⑤ 주거 문제 및 주거환경 개선에 대한 기본적 상담 실시
⑥ 현 주거환경에서의 불편감 및 활동수행의 어려움 등을 확인

(2) 사전 평가

대상자의 주거환경에 대한 평가 및 일상생활활동 수행에 대한 평가를 시행한다. 주거공간에 대한 평가는 각각의 공간에서 어떤 활동을 수행하며, 수행하는 동안 발생하는 어려움 및 환경의 제약점 등을 체크한다. 또한 수행을 하지 못한다면 어떠한 이유 때문에 수행이 어려운지를 확인한다.

대상자나 대상자의 가족들의 경우 오랫동안 주거환경에서 생활해왔기 때문에 실제 주거환경에서 문제점이 있더라도 이를 잘 인식하지 못하거나, 비효율적인 방법으로 활동을 수행하거나, 위험요소가 발생할 수 있는 방식으로 활동을 수행할 수 있다. 따라서 이러한 부분들을 고려하면서 평가를 하도록 한다.

주거환경과 관련하여 국내에서 개발된 평가도구는 다양한 평가도구들이 사용되고 있는데 주로 미국이나 캐나다, 호주의 평가도구를 번안한 것을 사용하는 경우들이 많다. 주거환경 관련 평가도구들은 낙상을 유발하는 환경 및 기능적 특성과 관련한 평가도구가 대부분이고 일부 평가도구는 주거환경 내에서 일상생활 수행능력을 평가하는 도구가 보고되고 있다. 주거환경 평가도구의 유형들은 아래와 같다.

① 주거환경 평가

② 낙상과 관련한 가정환경 위험요인 평가
③ 주거환경에서 필수적으로 이루어지는 일상생활활동의 수행수준 평가

가정환경 수정과 관련한 평가도구를 사용하는 경우 주의할 점이 있다. 일부 평가도구들은 평가항목 중 일부 항목에서 국내 주거환경과는 문화적, 물리적 환경에서 차이가 있는 항목들이 있을 수 있다. 따라서 평가자는 이러한 부분들을 잘 고려하여 평가도구를 선택하고 결과를 해석해야 할 것이다.

다음은 국내에서 사용할 수 있는 주거환경 평가도구 중 일부 평가도구를 소개한 것이다.

주거환경위험평가 (Checklist for Home Fall Hazard, CHFH)	• 내부위험요인 19문항, 외부위험요인 10문항의 총 29문항으로 구성 • 낙상 관련 주거환경 평가도구
한국어판 가정안전 자가 평가도구 (K-HSSAT)	• 가정에서의 낙상 위험인자 식별 및 해결책을 제시하기 위한 한국어판 평가도구 • 외부 위험요인 20문항, 내부위험요인 47개 문항의 총 67개 문항으로 구성
Assessment of Home based Activities (AHA)	• 노인의 주거환경에서 이루어지는 일상생활활동 수행수준을 독립성, 어려움, 안전성의 3개 측면에서 평가
한글판 낙상 위험 주거환경 평가 (HOME FAST)	• 호주에서 개발된 낙상을 유발하는 환경요인 25개를 평가하는 도구를 한글판으로 개발한 것

(3) 주거환경 개선 중재

주거환경에 대한 사전 평가를 시행한 후에는 확인된 문제점을 해결하기 위한 적절한 방법을 검토한다. 개조에 대한 내용을 확인할 때에는 미래에도 계속적으로 접근 및 사용이 가능한지를 고려하여 보편적 디자인으로 구상하여야 한다. 이러한 내용을 진행할 때에는 대상자를 포함한 관련한 여러 분야의 전문가들과 함께 논의할 필요가 있으며 개조와 관련하여 여러 기관이나 전문가 사이의 협조를 요청할 수 있다.

주거환경 개조 시 주택 유형, 규모, 사용 층수 및 층고, 주택 연한, 주택 형태(자가 혹은 임대), 대지 및 구조물이 리모델링이나 재건축이 가능한지, 건물 개조 비용이 합리적인지, 개조 방식이 미래지향적인지, 건물 개조가 후에 집을 매매하거나 임대할 때 어떤 영향을 줄 수 있는지 등을 고려하여야 한다. 또한 물품의 배치나 제거와 같은 환경

수정, 보조기기나 복지용구의 사용 여부 고려 등을 동시에 생각해보아야 한다.

주거환경 개조 시 고려사항은 아래와 같다.

① 주거환경 개조 시 고려사항

- **인구학적 특성** : 대상자의 연령, 성별, 가족 구성원의 특성(가족 관계, 동거 여부, 건강상태, 연령, 성별, 기타 고려사항)
- **경제적 특성** : 소득수준 및 개조 관련 지출 가능 금액 등
- **신체기능** : 감각기능(시각, 청각, 후각, 촉각 및 고유수용성감각 등), 신장 및 체중 등 신체 특성 등을 포함한 신체 전반적 기능 확인
- **일상생활활동 수행 능력**(이동 수단 : 보행, 휠체어, 자동차 등)
- **인지기능** : 기억력, 지남력, 집중력 등 활동을 수행하는데 요구되는 인지기능
- **심리적 특성** : 정서 상태, 성격, 동기 등
- **사회적 특성** : 생활양식, 사회적 활동 등

신체기능, 인지기능 및 일상생활수행 능력 등은 진단명 및 시간의 경과에 따라 변화 가능성 여부 등을 고려해야 한다.

② 주거환경 개조 과정

- 주거개조 범위, 규모, 요건 확인
- 주거개조 구체화
- 주거개조 계획 결정
- 주거개조 시행
- 주거개조 완료

(4) 사후 평가

장애인 및 가족 등 거주자의 만족도, 목표로 하는 활동 수행의 개선 여부, 개선사항이나 불편감 등을 확인하도록 한다.

5) 주거환경 개선 시 고려할 장애인 거주자 유형 및 특성

장애물 없는 주거환경 및 생활환경을 구축하기 위해서는 주거환경에 거주하는 거주

자의 장애 유형을 확인할 필요가 있다. 한국장애인개발원에서는 장애인거주자를 대상으로 'Barrier-Free 주거 매뉴얼'을 제작하였는데, 장애인 거주자 유형을 휠체어사용자, 입식 단독보행자, 좌식 생활자, 와상 생활자, 기타장애 등으로 분류하였다(한국장애인개발원 자료 11-4).

다음은 장애인 거주자 유형의 정의 및 특성을 설명한 것이다.

장애인 거주자 유형	특성
휠체어 사용자	• 휠체어를 사용하는 자 • 휠체어에 주로 앉아 생활하기 때문에 눈높이와 상체 도달 범위가 낮고 좁음 • 손이 닿는 위아래 범위가 제한적이기 때문에 바닥에 놓인 물건을 집거나 스위치나 조작기를 사용하는 것이 어려움 • 휠체어를 사용하여 이동 · 접근하기 때문에 바닥의 높이 변화, 통과 유효폭 등에 따라 활동의 제약이 심함
입식 단독보행자 (실내 단독보행가능)	• 실외 이동 시에는 다른 보행수단(휠체어나 보호자 동반 등)으로 이동하지만 실내에서는 자립 보행이 가능한 자 • 간단한 편의시설(손잡이, 지팡이 등)이 필요할 수 있음 • 실내 각 공간의 단차 제거 및 안전한 보행을 위하여 외부에서 주거공간까지의 접근성 확보가 우선적으로 이루어져야 함
입식 단독보행자 (실외 · 실내 단독보행가능)	• 타인의 도움 없이 자립생활이 가능한 자 • 안전하고 효율적인 일상생활을 위하여 수행에 제한이 되는 장애물 제거가 중요할 수 있음 • 단차 제거, 논-슬립 바닥 재질, 안전손잡이 부착 등 고려
좌식 생활자	• 앉은 자세로 생활하며 손과 무릎으로 이동하는 자 • 눈높이와 상부 도달 높이가 낮아져 각종 스위치, 가구 및 생활용품 사용 시 손잡이 등의 사용에 제약이 발생함
와상 생활자	• 중증 장애로 인하여 주로 누운 상태로 지내는 자 • 주된 생활공간인 침실이 쾌적한 환경(온도, 습도 및 환기 등)이 되도록 해야 함 • 의료용 침대, 욕창 예방 매트리스 등의 사용 고려
기타장애 (정신, 지적, 자폐)	• 일반적인 행동장애는 없으나 질환의 특성에 따른 행동특성을 파악하고 이를 반영하여 안전성 등을 확보해야 함
기타장애(청각)	• 위험상황에 대한 정보 접근 및 안내와 관련한 부분 고려 • 소리를 빛으로 바꾸는 것 설치 고려
기타장애(시각)	• 안전성을 가장 고려하여야 함 • 위험상황에 대한 정보 접근 및 안내와 관련한 부분 고려 • 주거 내 장애물을 제거하고 실내이동 동선을 단순화해야 함

6) 주거환경 설계

(1) 주출입구까지의 접근로

주출입구 접근로와 관련하여 단독주택은 대문에서 현관까지의 경로를 의미하며, 공동주택은 주택단지 입구에서부터 각 동의 출입구까지를 의미한다. 주출입구 접근로는 장애인을 포함한 모든 사람들이 안전하고 편리하게 주거공간까지 이동할 수 있어야 한다.

대문 단차는 2㎝ 이하로, 유효폭은 80㎝ 이상을 확보하여야 한다. 바닥 재질은 평탄하고 승차감이 좋으며 미끄러지지 않는 단단한 바닥재를 사용하여야 한다. 경사진 경사로 기울기에 대해 직각방향의 줄눈을 설치하면 휠체어 및 보행자의 미끄러짐을 감소시킬 수 있다.

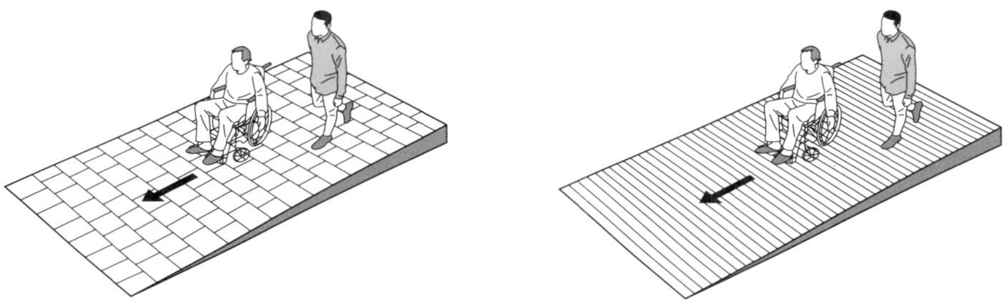

[그림 6-13] 보행방향의 직각 방향의 줄눈이 많으면 미끄럼 감소

접근로 유효폭은 휠체어사용자 및 보행자가 함께 통과할 수 있도록 최소 1.2m 이상으로 하고, 휠체어가 상호간에 교행할 수 있도록 길이 50m 이내마다 1.5m×1.5m 이상의 교행구역을 설치한다.

휠체어 이동 시에는 2㎝ 이상의 단차가 있으면 안 되며, 2㎝ 이상의 단차가 있을 경우에는 반드시 1/12 이하의 경사로를 설치하여야 한다. 단차가 있을 경우 색채, 재질 등의 변화를 통해 쉽게 인식하여 안전하게 이용할 수 있도록 한다.

경사로의 기울기는 1/18 이하로 하여야 하며 최소 1/12까지 완화할 수 있다. 접근로상의 계단 높이는 15㎝ 이하로 낮게 설치하고, 계단 측면에는 가능한 양측에 손잡이를 설치하도록 한다. 계단의 끝과 시작 부분에 풋라이트를 설치하여 어두울 때에도 계단을 쉽게 인지할 수 있도록 하는 것이 좋다.

휠체어사용자의 경우에는 경사로 등과 같은 방법으로 높이 차이를 제거해야 하지만, 노인이나 입식 단독보행이 가능한 보행자는 단이 낮고 완만한 계단 설치가 더 편리할 수 있다.

경사진 대지의 접근로 손잡이 및 바닥 마감과 관련하여 좌우로 떨어질 수 있는 위험성이 있기 때문에 양측에 손잡이를 설치하고 손잡이 하단에 추락방지턱을 설치하여 휠체어 바퀴나 목발이 접근로 밖으로 넘어가지 않도록 하는 것이 좋다.

(2) 현관

현관은 내·외부 공간을 구분 짓고 연결하는 것으로 거주자의 출입 및 외부자의 출입을 통제할 수 있는 기능을 가지고 있다. 문단속이 간편하고 안전해야 하며 신발을 신고 벗기가 편해야 하는 등 외부 및 내부에 필요한 사항들을 세밀하게 확인하여야 한다. 현관은 모든 사람들이 이용할 때 불편을 느끼지 않는 장애물 없는 생활공간이 되어야 하므로 단차, 기울기, 조명, 마감재 재질 등을 고려하여야 한다.

※ 현관의 주거환경 개조 시 고려사항

- 문 상부에 캐노피를 설치하여 날씨로부터 보호
- 명확하고 인식성이 높은 싸인
- 적은 힘으로 열릴 수 있는 무겁지 않은 문
- 사용하기 쉬운 손잡이
- 초인종 설치 부분에 조명 설치
- 초인종 버튼은 읽기 쉽고 조작이 편리하도록 설치
- 주출입문 앞 평탄한 활동 공간 마련
- 출입문 단차 제거
- 가능한 출입문은 자동문 형태로 설치
- 출입문 앞 0.3m 전면에 점형블록 설치 또는 바닥재 질감을 달리함(시각장애인이 감지할 수 있도록)

① 단차 제거

현관의 문턱은 단차 없이 접근이 가능하여야 하며, 불가피한 경우 2㎝ 이하나 경사로 또는 휠체어리프트 등을 이용해 높이 차이를 제거하여야 한다. 현관문 문턱 앞에 자연 경사로는 1/24 이하로 완만히 설치하는 것이 바람직하다.

② 현관 앞 계단

보행이 불편하지만 입식 단독보행이 가능한 사람은 작은 단차는 오르내릴 수 있다. 한 단의 높이는 10㎝ 이내로 계단을 분할하고 양측에 손잡이를 설치하는 것이 좋다. 손잡이 굵기는 3.2㎝~3.8㎝가 적당하다.

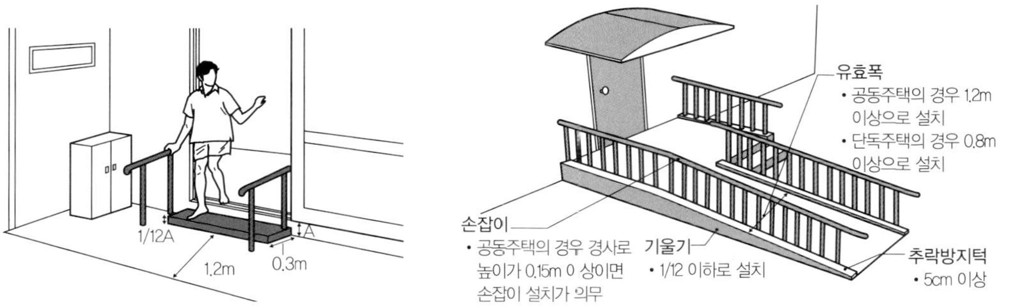

[그림 6-14] 현관 입구 구조 및 설계

③ 현관 앞 경사로

공동주택 주동출입구나 단독주택 현관 앞에 계단을 설치할 수밖에 없는 경우, 휠체어사용자는 주동출입구 또는 현관 앞에 설치된 계단으로 이동할 수 없으므로 반드시 경사로를 함께 설치해야 한다. 경사로 유효폭은 1.2m 이상으로 하고 경사로 기울기는 1/12 이하로 한다. 경사로 측면에는 추락방지턱을 설치하여야 한다.

④ 출입문

현관 출입문의 유효폭은 최소 0.8m 이상이어야 하며 공동주택의 경우 통행량이 많으므로 1.2m 이상으로 설치하는 것이 바람직하다. 출입문 전 · 후면에는 휠체어가 문을 여닫기 위해 대기할 수 있는 1.2m~1.5m의 공간이 확보되어야 한다.

회전문은 휠체어가 통과하기 어렵기 때문에 회전문을 제외한 다른 형태의 문을 설치한다. 문이 밖으로 열리는 경우에는 들어가는 사람이 문을 몸쪽으로 당겨 열기 위해 문의 궤적의 바깥으로 피할 수 있는 공간을 확보할 필요가 있다. 휠체어사용자가 문을 당겨 열고 현관에 들어갈 경우, 문의 궤적을 피하면서 문을 당기고 난 후 휠체어를 이동시켜야 하므로 문이 개폐되는 방향에 1.5m 공간이 확보되어야 한다. 문은 가볍고 조작하기 쉬운 것이 바람직하고 문 주변에 여유 공간이 있는 것이 필요하다. 현관문 손잡이는 바닥면으로부터 0.8m~0.9m 위치에 설치하고, 손잡이 형태는 레버 핸들이나 수평 또는 수직막대형 형태가 바람직하다.

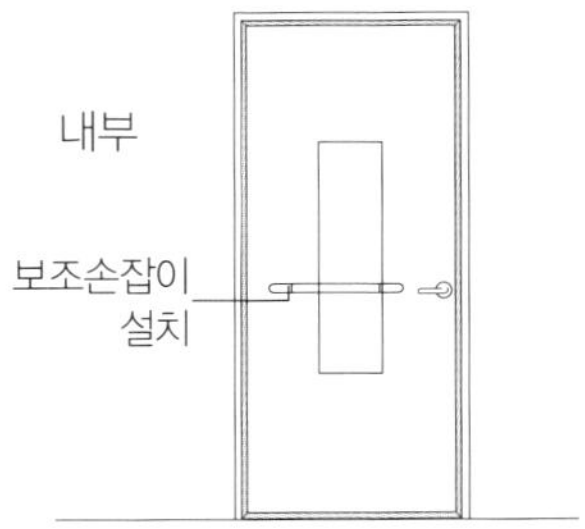

[그림 6-15] 보조손잡이 설치

⑤ 출입구 부착물

각종 문패 등 표시물을 양각으로 제작하면 입체적으로 보여 인지하기 용이하다. 글씨 크기는 최소 1.5㎝×1.5㎝ 이상이 되게 하고 배경과 글씨색은 선명도가 높아야 한다. 초인종 스위치는 바닥면에서부터 0.85m 내외에 설치하고, 현관 조명은 센서 작동 및 스위치를 눌러 충분한 밝기의 불이 켜지도록 해야 한다.

청각장애인을 위하여 화상 및 음성 등으로 방문객의 신원을 확인할 수 있는 비디어폰이 설치되어야 하며, 또한 신분확인을 위하여 외부 방문자를 직접 눈으로 확인할 수 있는 도어뷰(door view) 등이 설치되어야 한다. 차임벨 소리를 빛으로 바꾼 후 자동으로 점멸되는 등이 기본으로 갖추어져야 한다.

현관 전후면 측벽에는 적당한 높이(0.8m 정도)에 선반을 설치하여 물건을 놓고 문을 열 수 있도록 하는 것이 유용하다.

⑥ 현관 내부 턱 낮추기 및 현관 내부 안전손잡이

실내에서도 실외용 휠체어로 생활하는 경우에, 현관 바닥과 실내 바닥의 분리대를 2㎝ 이하 높이로 설치하고 현관 바닥에 먼지털이용 매립형 매트를 설치하는 것이 바람직하다. 단독 입식보행자는 손잡이를 벽면에 설치하는 것이 좋으며 이는 저시력인에게도 도움이 될 수 있다. 또한 단차 인식을 위하여 풋라이트 설치하면 저시력인과 가족 모두에게 도움이 될 수 있다.

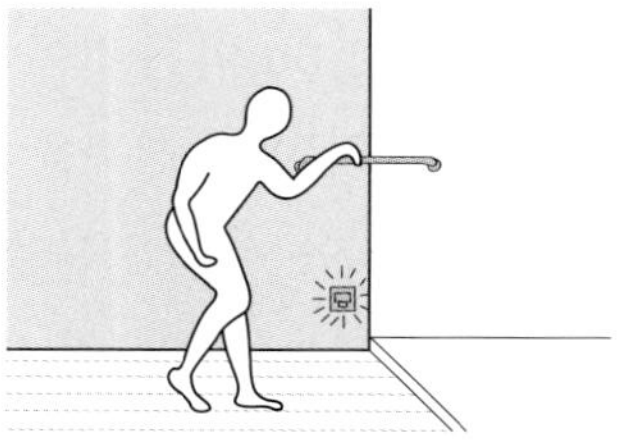

[그림 6-16] 현관 내부 구조

편마비가 있는 사람의 경우에는 손잡이는 세로 형태가 바람직하다.

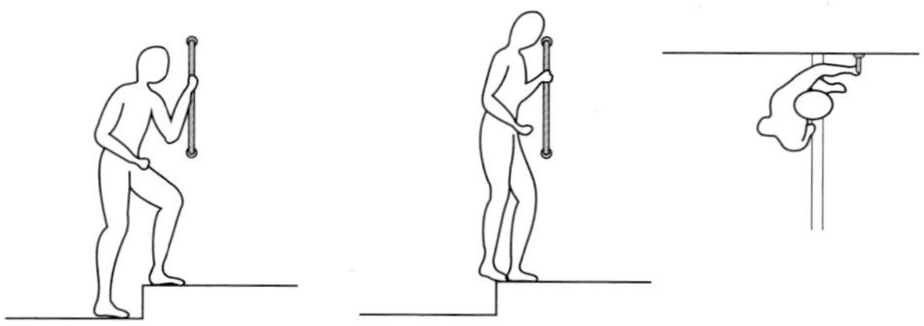

[그림 6-17] 편마비가 있는 사람을 위한 손잡이 형태

단독보행이 가능한 사람일지라도 다리 사용이 불편한 사람과 노인 등은 신발을 갈아 신을 때 의자에 앉아서 신는 것이 편안하다. 좁은 현관일 경우 접이식 의자를 설치하여 공간 활용도를 높일 수 있고, 손잡이의 위치는 이용자의 불편 정도를 고려하여 적절한 위치에 설치하는 것이 바람직하다.

실외용과 실내용 휠체어를 구분하여 이용하는 경우 현관 내부에서 휠체어를 갈아타야 하는 공간 및 휠체어 보관 공간이 필요하다. 이 경우에 보관함의 소요폭은 최소 40㎝ 이상인 것이 유용하다. 단독입식 보행자의 경우 목발이나 지팡이 등을 보관할 장소도 고려해야 한다. 현관에 전동휠체어를 보관하는 경우에는 가까운 장소에 충전할 수 있는 전기콘센트를 설치한다.

※ 현관에서 적용 가능한 보조기기(예시)

• 리모콘식 출입문 잠금장치	• 도어클로저
• 단차 해소장치	• 안전손잡이
• 미끄럼방지매트	• 센서등, LED 전등
• 리프트	

(3) 거실 · 복도

복도와 거실은 현관 및 각 방들을 연결하는 통로 역할을 하므로 유효폭이 충분하여야 하고 이동 시 단차나 장애물이 없어야 한다. 거실은 많은 가구가 배치되어 있기 때문에 안전한 사용을 위하여 가구 등의 모서리는 날카롭지 않도록 하고 가구 주변에 충분한 활동 공간이 있어야 한다.

① 유효폭

복도의 폭은 1.2m 이상을 유지하여야 휠체어사용자 및 다른 가족이 자유롭게 교행할 수 있다. 복도를 포함한 모든 실들의 활동공간은 폭 1.2m 이상으로 한다. 휠체어 회전공간은 1.5m×1.5m가 필요하며 거실 곳곳에 활동공간을 확보하는 것이 바람직하다. 만일 회전공간이 좁다면 바퀴달린 가구 등을 배치하여 자유롭게 움직일 수 있도록 하는 것이 도움이 될 수 있다.

② 벽

시각장애인이나 입식보행이 가능한 사람이 거주하는 주택에는 벽면에 손잡이를 설치하는 것이 이동에 도움이 될 수 있다. 부착 높이는 이용자의 대퇴골 끝의 높이 정도가 적당하며 증상에 따라 손잡이 설치 높이가 변하기 때문에 0.6m~0.9m 범위에서 설치하는 것이 적절하다.

약시가 있는 시각장애인의 경우 거실을 인지할 수 있도록 허리선 높이에 벽과 대비되는 색으로 몰딩을 두르는 것이 도움이 된다. 이는 방의 형태 인식을 돕고 동선유도의 효과도 가지고 있다. 약시인의 경우 바닥과 벽의 색상을 달리하는 것이 거리감을 느낄 수 있어 도움이 된다. 벽면은 둥글게 마감하거나 코너비드 등을 설치하여 다칠 위험을 줄이도록 한다.

시각장애인이 이동 시 벽면은 부딪히지 않도록 요철이 최소화된 구조여야 하고, 마감재는 때가 잘 타지 않고 감촉이 좋은 재질로 하는 것이 유지관리에 도움이 된다.

③ 바닥 재질

좌식생활자의 경우 이동에 안전하고 불편함이 없으며 차갑지 않은 바닥 재질을 설치하는 것이 좋다. 좌식생활자의 경우 다소 미끄러운 재질은 이동에 도움이 될 수 있다. 반대로 보행의 불편함이 있는 가족이 있을 때에는 미끄러질 가능성이 있는 바닥 재질은 피하도록 한다.

시각장애인의 경우 바닥의 촉감 변화를 통해 공간을 인지할 수 있도록 마감재는 콜크계, 고무계, 목재계 등을 사용하는 것이 적절하다. 약시인의 경우 바닥의 색과 벽면의 색을 구분하면 공간을 구분하고 쉽게 이동할 수 있다.

④ 바닥 단차

거실에서 각 공간으로 접근할 때에는 반드시 단차 없이 접근할 수 있도록 해야 한다. 부득이하게 단차가 있는 경우에는 2cm 이하로 하거나 경사로를 설치하며, 경사로 기울기는 1/12 이하(최소 1/8 이하)로 하는 것이 바람직하다.

주택 내 계단과 같은 단차가 있는 경우에는 계단을 확실히 구별할 수 있도록 풋라이트를 설치하는 것이 바람직하다. 풋라이트는 올라가는 단과 내려가는 단의 첫 번째 단 바로 위 0.2m~0.3m 정도 위치에 설치하고 손잡이를 측면에 설치하여 안전하게 오르내릴 수 있도록 한다.

⑤ 스위치 및 콘센트

휠체어사용자의 경우에는 벽면 가까이에 접근하는 것이 발판으로 인하여 어렵기 때문에 벽면 스위치는 벽 모서리로부터 0.5m 이상 거리를 두고 설치한다. 휠체어사용자의 전면 도달 적정 높이는 1.2m, 최저 높이는 0.35m이므로 이 범위 이내에 모든 조작기 및 스위치를 설치하도록 한다.

※ 바닥으로부터의 스위치 높이

- 휠체어사용자 : 0.85m
- 입식단독보행자 : 0.8m~1.2m
- 좌식생활자 : 0.45m~0.8m

⑥ 조명

시각장애인의 경우 비장애인의 거실보다 3배 정도 더 밝은 조명이 좋으나 눈의 상태에 따라 눈부심을 느끼는 정도가 다르고 가족들에게 불편을 줄 수 있으므로 조도조절기를 설치하는 것이 좋다.

⑦ 창문

창문 높이는 휠체어사용자 및 좌식생활자가 앉아서 밖을 볼 수 있을 정도가 적당하다. 창문 손잡이는 자동 버튼식이나 레버식으로 하는 것이 좋으며, 설치 높이는 바닥면으로부터 0.9m~1.2m 범위에 설치하는 것이 이용하기 편리하다.

⑧ 기타

청각장애인이 있는 경우 점멸등 형식의 신호장치를 설치하여 전화나 초인종 소리 등을 시각적으로 확인할 수 있도록 하는 것이 바람직하다. 비상경보장치는 주거 내 시각경보 경광등과 연결되어야 하며 화장실과 침실에 필수적으로 설치되어야 한다. 거실에는 청각장애인이 시각을 통해 정보를 획득하기에 충분한 조명이 확보되어야 한다. 일반주택의 표준조도는 300lx-600lx이지만 청각장애인 주거공간은 600lx-900lx 정도가 바람직하다.

(4) 침실

침실은 최대한 안락하고 휴식을 취할 수 있는 편안한 공간이어야 하며, 휠체어를 탄 채로 이동을 해야 하는 경우에는 휠체어 활동공간을 확보해야 한다.

① 문

주택 내 모든 출입문의 유효폭은 0.8m 이상으로 하고, 문턱은 제거하거나 높이 1㎝를 넘지 않도록 한다. 출입문의 전 · 후면에는 휠체어가 문을 여닫기 위한 대기공간이 있어야 하며, 대기공간은 1.2m~1.5m의 유효공간을 확보하고 특히 문이 개폐되는 방향은 1.5m의 공간을 확보하는 것이 좋다. 문 하단의 일부분은 휠체어 등의 충격에 견딜 수 있는 견고한 재질을 부착하는 것이 좋으며, 손잡이는 바닥면으로부터 0.8m~0.9m 위치에 설치하여야 한다. 손잡이는 레버형, 수평 또는 수직막대형과 같이 잡기 쉬운 형태로 하고, 좌식생활자의 경우에는 문의 하단에 보조손잡이를 바닥면에서부터 0.45m 이내로 설치하는 것이 좋다.

② 내부 공간

출입문 안과 밖 모두에서 접근이 가능하도록 활동공간을 확보해야 한다. 장애인이 사용하기 위한 침실크기는 최소 12㎡ 이상인 것이 바람직하다. 휠체어사용자의 경우에는 1.2m×1.2m의 공간(이상적 공간은 1.4m×1.4m)이 필요하며 통행에 방해되는 장애물은 제거하여야 한다.

③ 가구

모든 가구 및 수납공간은 둥글게 마감하고 거칠지 않은 재질을 사용해야 한다. 침대 높이는 바닥면에서부터 0.4m~0.45m 이하로 하며 측면에는 깊이 1.2m의 활동공간을 확보하도록 한다. 서랍 속 물품을 확인하거나 기억하기 용이하도록 서랍장 내부가 가능한 보이거나 표식을 하는 것이 좋다. 작업 수행 공간에는 보조조명을 설치하여 고조도를 유도할 수 있도록 한다.

※ 침실에서 적용 가능한 보조기기(예시)

- 체위변환 침대
- 의료용 전동침대
- 이동식 변기
- 욕창 예방 매트리스
- 페이지터너

(5) 화장실 · 욕실

화장실 및 욕실은 침실 가까이에 있는 것이 좋고 미끄러짐 및 부딪힘에 의한 사고가 발생하지 않도록 계획하여야 한다. 욕조, 세면대 및 변기 등은 누구나 사용할 수 있도록 설치하는 것이 좋고, 비상벨을 설치하여 가족, 관리사무실, 경비실, 119 등에 연락될 수 있도록 하는 것이 좋다.

욕실의 급격한 온도변화는 고령자나 만성질환이 있는 가족에게 위험을 초래할 가능성이 있으므로 욕실온도가 다른 공간의 온도와 비슷하게 유지되도록 할 필요가 있다. 욕실 및 화장실 바닥은 바닥 난방이 되는 것이 여러 가지 측면(미끄럼 및 곰팡이 방지 등)에서 좋다.

약시가 있는 거주자가 있을 경우 그림자가 생기는 것을 예방하고 안전한 활동 수행을 위하여 세면대 위의 거울에 조명을 좌우로 설치하고 수납장 위에 부분조명을 설치하는 등 두 개 이상의 조명기구를 설치하는 것이 바람직하다.

① 화장실 구조 및 변기

화장실 문턱은 턱과 단차가 없도록 하며, 턱이 있는 경우에는 2㎝ 이하로 설치한다. 화장실 바닥은 미끄러지지 않도록 미끄럼방지 타일 등과 같은 재질로 마감한다. 휠체어사용자를 위해서는 화장실 내부 공간은 1.4m×1.4m이어야 하며, 욕실에서 사용하는 위생용품들은 날카로운 모서리가 없는 것을 사용하는 것이 좋다. 화장실 문은 미닫이문이 바람직하나, 여닫이문인 경우에는 바깥쪽으로 문이 열리도록 하는 것이 좋다.

시각장애인이 사용하는 경우에는 명확하게 공간이 구분되도록 하는 것이 좋다. 휠체어의 기울어짐을 방지하기 위해 휠체어사용자가 거주하는 곳의 욕실 바닥면의 물빠짐을 위한 기울기는 1/30 이하로 한다.

안전손잡이 설치 시 종류, 설치 위치, 높이 등은 거주자의 특성을 고려하는 것이 바람직하다. 수평손잡이는 바닥면으로부터 0.6m~0.7m 높이에 설치하고, 한쪽 손잡이는 변기 중심에서부터 0.4m 이내 지점에 고정하고 반대편 손잡이는 회전식으로 설치한다. 손잡이 두께는 3.2㎝~3.8㎝가 잡기에 적당하다.

② 세면대 및 욕조

휠체어사용자를 위한 세면대 하부는 무릎 및 휠체어발판이 들어갈 수 있도록 바닥면으로부터 0.85m 이상에 위치하도록 한다. 세면대 손잡이는 변기측면의 손잡이와 동시에 이용할 수 있도록 설치하면 좁은 공간에서의 효율성을 높일 수 있다. 수도꼭지는 레버식이나 광감지식 손잡이가 편리하며, 욕조 높이는 바닥면으로부터 0.4m~0.45m 내외로 설치한다.

욕조 옆에 손잡이를 설치하면 가족 구성원이 모두 편리하게 사용할 수 있다. 설치 높이는 욕실 바닥면으로부터 0.7m 높이에 수평으로 길게 설치하면 미끄러짐을 방지할 수 있다. 욕실 바닥면 기울기는 1/30 이하로 하며 미끄러지지 않는 재질로 마감한다.

욕조로의 접근성을 위하여 다양한 형태의 보조의자를 사용할 수 있으며, 이때 의자 높이는 욕조와 동일한 높이로 한다. 의자는 하단부에 미끄럼방지고무가 부착된 것이 안전성을 높일 수 있다.

※ 화장실 및 욕실에서 적용 가능한 보조기기(예시)

화장실	욕실
• 안전손잡이 • 자동 물내림 비데 • 긴급연락장치 • 단차해소장치 • 낮은 변기	• 목욕용 의자, 샤워 의자 • 미끄럼방지 매트 • 레버형 수도꼭지 • 높낮이 조절 세면대 • 욕조제거 • 욕조형 리프트

(6) 주방

주방은 모든 거주자가 안전하고 쉽게 활동할 수 있도록 공간이 설계되어야 하며 휠체어 사용자가 있는 경우에는 휠체어를 타고 사용하기 위한 최소한의 활동 공간이 필요하다. 접근 시 장애가 될 수 있는 것은 제거하고 식사공간과 주방공간은 근접하여 설치하는 것이 바람직하다.

① 주방 공간

활동을 위한 작업대는 ㄷ자형이나 ㄴ자형 배치가 이상적이고, 작업대 사이의 활동공간은 휠체어 회전이 가능하도록 1.5m×1.5m 이상이어야 한다. 가전제품들은 주방에서의 작업동선을 고려하여 배치하도록 한다.

작업대 배치 순서는 준비대, 개수대, 조리대, 가열대, 배선대 순으로 하고, 수납장은 사용빈도 및 사용목적에 따라 수납하기 쉬운 구조로 하는 것이 좋다. 하부 수납장은 슬라이딩(서랍식) 방식이 더욱 실용적이며, 공간이 협소하여 작업면적이 부족한 경우에는 서랍식으로 잡아당겨 쓸 수 있는 작업대를 설치하는 것도 바람직하다.

② 수납장

수납장은 사용빈도 및 용도별로 수납하기 쉬운 구조가 좋다. 자주 사용하는 것들은 수납장 전면에 배치하고 무거운 물건은 낮은 쪽 선반에 두며 하부 수납장은 슬라이딩 방식으로 설치하는 것이 좋다.

③ 개수대, 작업대, 가열대

작업대 상부에는 별도의 조도 조정이 가능한 직접조명을 설치하는 것이 바람직하다. 가스레인지 높이는 싱크대나 작업대 높이와 동일한 높이로 설치하고 전기레인지는 가스레인지보다 화재 및 안전사고 위험성이 낮기 때문에 설치를 권장한다. 가열대, 작업대 및 개수대는 휠체어 사용 시 하부공간을 비워야 하며, 하부공간의 하단높이는 0.65m, 깊이는 0.45m 이상이어야 한다.

주방에서 사용하는 스위치 및 조작기는 사용자가 도달 가능한 범위에 위치하여 조작이 간편하고 이해하기 쉬운 것이어야 한다. 시각장애인이 사용하기 좋은 조작기는 레버형 조절기가 가장 이상적이며, 화재, 가스, 현관의 차임벨 소리 등에 대한 정보는 청각정보뿐 아니라 점멸등이나 전동기기 등을 통한 시각정보로 인지할 수 있도록 한다.

※ 주방에서 적용 가능한 보조기기(예시)

- 높낮이 조절 싱크대
- 낮은 싱크대
- 벽걸이형 식탁
- 압착형 손잡이
- 레버형 수도꼭지

(7) 베란다 및 다용도실

실내에서 베란다 및 다용도실로의 접근이 가능하고 쉬워야 한다. 단차가 없고 조망 및 안정성이 보장되어야 한다. 베란다는 세탁과 건조도 이루어지는 공간이므로 이에 대해서도 고려해야 한다. 거실에서 베란다로 이동 시 문턱이 장애가 된다면 베란다 바닥 높이를 높여서 동일하게 한다. 단차를 높일 경우(베란다 바닥 높이를 높이는 경우)에는 세탁기 사용으로 인해 물이 바닥에 고이지 않는지 확인한다.

세탁 공간 조성 시 세탁기 근처에 건조대를 두어 동선을 효율적으로 하는 것이 좋고, 베란다 건조 공간 확보가 어려우면 바퀴달린 건조대, 접이식 건조대나 천장에 설치된 자동식 빨래건조대를 설치할 수 있다. 휠체어사용자가 문을 열기 위해서 잠금장치 높이는 1.2m 이하에 설치하도록 한다.

※ 베란다 및 기타 공간에서 적용 가능한 보조기기(예시)

• 무선전등리모컨 • 이동용 바퀴의자 • 높낮이 조절 책상 • 긴팔 집게(리처) • 자동커튼	• 전동 빨래 건조대 • 보일러 스위치 변경 • 밝은 조명 • 자바라문

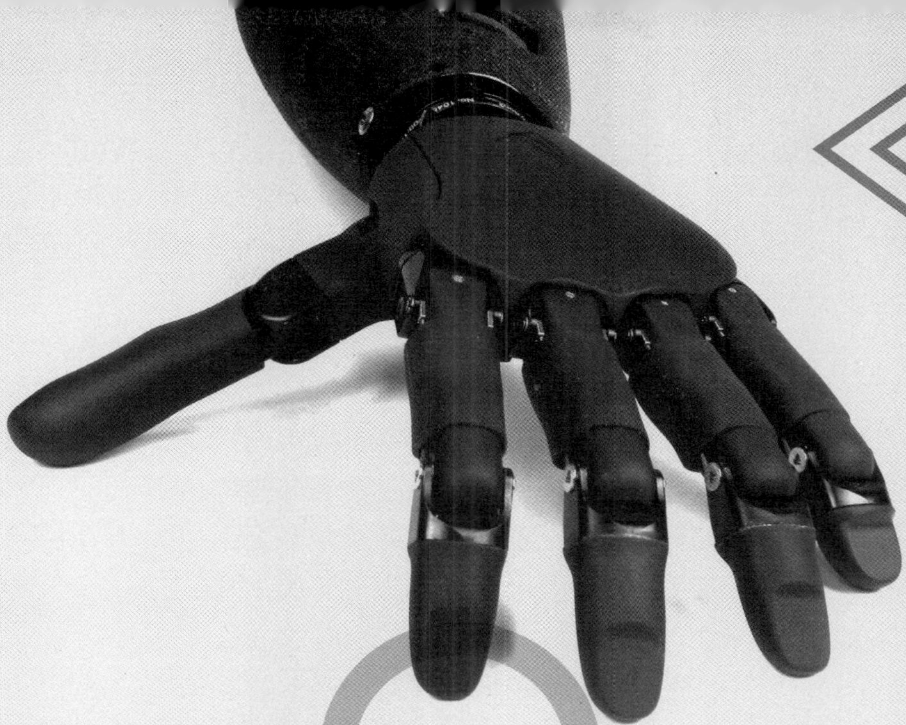

7

시각과 청각

제7장

시각과 청각

시각장애와 청각장애의 진단과 분류에 대해 파악하고 관련 보조기기에 대한 소개와 활용법을 알아본다. 각 장애와 관련된 보조기기의 분류는 잔존기능 유지와 대체감각을 사용하는 보조기기로 나뉘어 학습한다.

시각 및 청각장애를 포함한 웹 사용과 관련된 웹접근성에 대한 규정과 관련 내용을 학습한다.

1. 시각 및 청각장애를 위한 보조기구 지원제도

1) 정보통신 보조기기 보급사업

정보격차를 해소하기 위해 장애인 및 국가유공자 등에게 정보통신 보조기기를 지원해주는 제도로 2004년 시작되었다.

지원제도는 국가정보화기본법 제32조에 근거하여 시작되었다.

(1) 국가정보화기본법 제32조(장애인 · 고령자 등의 정보 접근 및 이용 보장)

① 국가기관등은 정보통신망을 통하여 정보나 서비스를 제공할 때 장애인 · 고령자 등이 웹사이트와 이동통신단말장치(「전파법」에 따라 할당받은 주파수를 사용하

는 기간통신역무를 이용하기 위하여 필요한 단말장치를 말한다)에 설치되는 응용 소프트웨어 등 대통령령으로 정하는 유선 · 무선 정보통신을 쉽게 이용할 수 있도록 접근성을 보장하여야 한다. 〈개정 2018. 2. 21., 2019. 12. 10.〉

② 정보통신서비스 제공자는 그 서비스를 제공할 때 장애인 · 고령자 등의 접근과 이용의 편익을 증진하기 위하여 노력하여야 한다. 〈개정 2013. 5. 22.〉

③ 정보통신 관련 제조업자는 정보통신기기 및 소프트웨어(이하 "정보통신제품"이라 한다)를 설계, 제작, 가공할 때 장애인 · 고령자 등이 쉽게 접근하고 이용할 수 있도록 노력하여야 한다. 이 경우 장애인 · 고령자 등이 별도의 보조기구 없이 정보통신제품을 이용할 수 없는 경우에는 정보통신제품이 보조기구와 호환될 수 있게 노력하여야 한다. 〈개정 2018. 2. 21.〉

④ 국가기관등은 정보통신제품을 구매할 때 장애인 · 고령자 등의 정보 접근과 이용 편의를 보장한 정보통신제품을 우선하여 구매하도록 노력하여야 한다.

⑤ 과학기술정보통신부장관은 장애인 · 고령자 등의 정보 접근 및 이용 편의 증진을 위한 정보통신서비스 및 정보통신제품 등의 종류 · 지침 등을 정하여 고시하여야 한다.

(2) 시각, 청각/언어, 지체/뇌병변 등 장애유형에 따라 정보통신보조기기 제품가격의 80%(기초생활수급권자 90%)를 정부가 지원해준다.

① 신청방법은 거주지 주민센터를 방문하거나 온라인(www.at4u.or.kr)에서 신청이 가능하다.

② 지원제품은 시각장애인을 위한 보조기기 40종, 청각장애인을 위한 보조기기 16종으로 독서확대기, 책마루, 골전도 보청기 등이 있다.

㉠ **시각장애 :** 화면낭독소프트웨어, 독서확대기 등

㉡ **지체 · 뇌병변장애 :** 특수마우스, 특수키보드 등

㉢ **청각 · 언어장애 :** 영상전화기, 의사소통보조기기 등

(3) 지원대상자는 장애인복지법 제32조의 규정에 따라 등록된 장애인 및 국가유공자 등 예우 및 지원에 관한 법률 제6조에 의거하여 등록된 장애인이다.

① 지원대상자 선정기준은 중증장애인 우선, 저소득층 우선, 구직자, 학생, 취업자 순으로 보조기기 사용 적합도 및 활용도가 높은 자이다.

2. 시각 및 청각장애

1) 시각장애의 정의

시각장애의 의학적 정의는 시력, 시야 등 물체를 식별하는 기능 및 눈의 여러 가지 기능장애를 말한다. 시각장애가 있으면, 시기능의 저하 또는 소실에 의해 일상생활과 사회생활에 제약이 생긴다. 시각장애의 법률적 정의는 장애인복지법(시행규칙)에서 아래와 같이 분류된다.

(1) 장애인복지법(시행규칙)

① 장애의 정도가 심한 장애인
- ㉠ 좋은 눈의 시력이 0.06 이하인 사람
- ㉡ 두 눈의 시야가 각각 모든 방향에서 5도 이하로 남은 사람

② 장애의 정도가 심하지 않은 장애인
- ㉠ 좋은 눈의 시력이 0.2 이하인 사람
- ㉡ 두 눈의 시야가 각각 모든 방향에서 10도 이하로 남은 사람
- ㉢ 두 눈의 시야가 각각 정상시야의 50% 이상 감소한 사람
- ㉣ 나쁜 눈의 시력이 0.02 이하인 사람

  (공인된 시력표로 측정한 것을 말하며, 굴절이상이 있는 사람은 최대 교정시력을 기준으로 한다.)

2) 시각장애를 유발하는 질환

시각장애를 유발하는 질환은 백내장, 황반변성, 녹내장, 당뇨병성 망막병증 등으로 나뉘며 그 사회의 생활수준 및 환경, 시대적인 변화에 따라 양상이 다르며, 질환에 따라 시력 및 시야결손의 특징과 위치가 다르다.

(1) 백내장

백내장은 눈의 수정체가 혼탁해져 명확했던 시야가 흐려져 눈에 손상과 염증, 안질환 후에 발생하기도 하지만 백내장의 주 원인은 노화이다. 백내장은 근거리, 원거리 모두 점차적으로 시력이 감퇴되고, 안개가 낀 것처럼 뿌옇게 보인다. 일상생활에서 사물이 이중으로 겹쳐보이는 복시, 밝은 곳에서 눈을 뜨기 힘든 눈부심, 빛번짐까지 나타나게 되며, 실명에 이르는 경우도 있다. 백내장은 수술을 통해 치료될 수 있지만 눈의 상태에 따라 그 예후가 다르다. 일상생활에서 물건의 글씨나 가격, 핸드폰 문자보기의 어려움 등의 어려움을 겪으며 가정환경 내에서 작은 턱이나 바로 앞 유리에 부딪히는 경험이나, 계단을 오르내리다 낙상을 경험하는 등의 어려움이 있다.

(2) 녹내장

녹내장은 시신경의 이상으로 인한 시신경의 기능의 저하로 시야의 결손이 생기는 질환이다. 녹내장의 주 위험 요소는 나이와 유전적인 영향이 큰 비중을 차지하며, 안압상승으로 인한 시신경의 손상이다. 안압상승으로 눈이 충혈되며, 빛번짐을 동반하고 물체가 흐리게 보이기 시작하다가 점차 진행될수록 일부 흐리게 보이고 나머지 부분은 보이지 않게 되며 실명에 이르게 된다. 녹내장의 시야감소는 서서히 진행되는데 일상생활에서의 어려움보다 주변이 점차 보이지 않게 되어 운전 시 교통사고 발생의 원인이 된다.

(3) 황반변성

황반변성은 시야의 중앙부분의 시력이 상실되는 것을 말한다. 망막에서 퇴행성 병변이 생길 때 발생하며,'황반'은 망막의 중심부로 시력의 대부분을 담당한다. 황반변성에 대한 치료법은 현재 없으며, 진행을 늦추는 목적으로 치료를 시행한다. 황반은 사물이 구부러져 보이는 증상을 시작으로 물체의 가운데가 검게 보이고 대비감(색, 명암을 구분하는 능력)이 감소한다. 일상생활에서 욕실의 타일이 구부러져 보이거나 글을 읽을 때 중심이 까맣게 보이지 않아 어려움을 느끼며, 사람의 얼굴을 알아보기 어려워진다.

(4) 당뇨병성 망막병증

당뇨병에 의한 망막의 병변으로 인한 변화로, 초기에는 혈관의 폐색 및 확장이 나타나며 특별한 선행증상이 없을 수 있다. 시력이 점점 저하되며, 시야가 흐려지거나 어둡게 보인다. 혈당을 조절하여 정상 범위로 유지하는 집중치료를 통해 망막병증의 진행을 감소시킬 수 있다. 황반변성에 의한 시야 변화와 중심 시야에 암점이 생기는 경우, 독서를 하거나 사람을 알아보는 것에 어려움을 느낀다.

위의 질환으로 인해 시각장애의 증상 중 주요한 시력, 시야의 결손에 따른 장애의 특징과 일상생활에서의 제한점을 나누어 보았다.

3) 시각기능 결손에 따른 증상

(1) 시력(visual acuity)

시력이란 물체의 존재나 형상을 인식하는 능력으로 시력의 결함은 근시, 원시, 난시로 나뉜다. 근시는 물체의 상이 망막의 앞에 맺혀 가까운 물체는 또렷하게 보이지만 멀리 있는 물체는 또렷하게 보이지 않는다. 원시는 물체의 상이 망막의 뒤쪽에 맺혀 가까이 있는 물체를 뚜렷하게 보지 못한다. 난시는 눈의 굴절이상으로 상이 흐릿하게 보인다.

시력저하는 일상생활에서 색과 대조를 구분하거나 읽기, 쓰기 등의 어려움을 초래한다. 예를 들면 돈 구분하기, 물건의 라벨을 읽을 때 어려움을 겪고 이동 시 장애물을 못 봐서 넘어지는 경우나 보행을 안전하게 하는데 제한이 있을 수 있다.

중재방법은 대조를 증가시키는 것이다. 배경색과 물체를 대조되도록 배치하여 명확하게 보는 것을 도울 수 있다. 검은색의 책상에 흰 종이를 두어 명확하게 보는 것을 도울 수 있다. 두 번째, 빛의 강도와 양을 증가시켜 물체의 특징이 더 쉽게 보이게 해준다. 단 눈부심을 최소화하여야 한다. 세 번째, 주요 대상을 확대한다. 정보를 제공하는 대상을 확대하는 것인데 예를 들어 달력 글자의 크기를 크게 하거나 설명서의 크기를 확대하는 것이 있다.

(2) 시야(visual field)

시야는 눈으로 볼 수 있는 범위, 시력을 통해 볼 수 있는 범위를 뜻한다. 목표를 주시하는 주시점인 중심시야와 그 부분을 제외한 주변시야가 동시에 보이는데, 중심부 시야의 결손은 일상생활에서 직접적으로 영향을 준다.

시야 결손에 의한 스캐닝의 좁은 범위, 보지 못하는 부분에 의해 이동성에 제한이 생기며 물체를 볼 때 놓치거나 잘못 인식하는 경우가 발생한다. 글을 읽을 때도 특정 글자를 읽지 못하여 잘 못 해석하는 경우도 발생한다.

중재방법은 시야 결손을 보완할 수 있는 훈련이 필요하다. 결손이 있는 것을 인지하고 이용하는 장소에 특정 표시를 해두고 주변을 탐색할 때 환경 내에서 표시가 있는 부분이 보일 때까지 이동하거나 고개를 돌려 결손된 시야를 체크할 수 있도록 하는 방법이 필요하다.

3) 청각장애의 정의

시각장애는 귀와 청신경을 통해 전달되는 과정에 이상이 생겨 청각 민감도가 감소한 경우(난청)와 청각이 완전히 상실하는 경우(농)로 나눌 수 있다. 보통 40dB 이상 들을 수 없는 경우를 청각장애라고 한다. 청각장애의 법률적 정의는 장애인복지법에서 아래와 같이 분류된다.

난청	• 청각을 통한 언어적 정보의 활용이 일부 가능 • 잔존 청력을 가진 경우
농	• 잔존 청력이 거의 없는 농의 경우는 청각을 통한 정보 획득이 불가

(1) 장애인복지법(시행규칙)

① 청력을 잃은 사람

㉠ 장애의 정도가 심한 장애인

두 귀의 청력을 각각 80dB 이상 잃은 사람

(귀에 입을 대고 큰소리로 말을 해도 듣지 못하는 사람)

㉡ 장애의 정도가 심하지 않은 장애인

ⓐ 두 귀에 들리는 보통 말소리의 최대의 명료도가 50% 이하인 사람

ⓑ 두 귀의 청력을 각각 60dB 이상 잃은 사람

(40cm 이상의 거리에서 발성된 말소리를 듣지 못하는 사람)

ⓒ 한 귀의 청력을 80dB 이상 잃고, 다른 귀의 청력을 40dB 이상 잃은 사람

② 평형기능에 장애가 있는 사람

㉠ 장애의 정도가 심한 장애인

양측 평형기능의 소실로 두 눈을 뜨고 직선으로 10m 이상을 지속적으로 걸을 수 없는 사람

㉡ 장애의 정도가 심하지 않은 장애인

평형기능의 감소로 두 눈을 뜨고 10m 거리를 직선으로 걸을 때 중앙에서 60cm 이상 벗어나고, 복합적인 신체운동이 어려운 사람

4) 청각장애의 종류

(1) 난청

난청의 경우 잔존청력이 남아있는 경우로 발병기전에 따라 몇 가지로 분류된다.

구분	내용
전음성 난청	• 외이, 고막, 중이 등의 손상으로 음파의 전달이 정상적으로 되지 않는 경우 • 큰 소리는 소리의 크기(dB)가 일부 들을 수 있어 보청기를 통해 보완 가능
감각신경성 난청	• 달팽이관의 소리를 감지하는 기능에 이상이 생기거나 소리에 의한 자극을 뇌로 전달하는 청신경 또는 중추신경계의 이상으로 발생 • 이명이 동반되는 경우가 많음 • 증폭기가 도움이 되는 경우도 있음
혼합성 난청	• 전음성 난청과 감각신경성 난청이 모두 나타나는 청력 손실상태
편측성 난청	• 한쪽 귀에만 난청이 있는 상태

난청은 음성언어에 의한 의사소통 기능에 영향을 주기 때문에 의사소통 방법에 대한 교육이 추가적으로 필요하며 잔존청력을 이용하여 보조기기를 사용하여 의사소통이 가능하다.

(2) 농

구분	내용
언어습득 전 농	• 언어발달이 이루어지기 전에 농으로 진단 • 유전이나 임신기간의 합병증으로 인해 발생
언어습득 후 농	• 뇌막염, 중이염 등으로 인해 언어발달 후 농으로 진단 • 의사소통 변경 방식에 대한 교육이 필요

농의 경우 의사소통이 필요한 교육 및 사회참여 활동에 매우 제한적으로 청각을 대체할 수 있는 다른 감각을 이용한 보조기거를 통해 의사소통을 보완할 수 있는 중재가 필요하다.

5) 시각 · 청각장애의 접근성

유엔의 장애권리협약에서는 접근권(accessibility)이란 장애인이 다른사람과 동등하게 자립적으로 삶의 모든 영역에 완전히 참여할 수 있도록 물리적 환경, 교통, 정보, 의사소통, 시설, 서비스에 접근하는 것을 보장하기 위한 적절한 조치를 취하는 것으로 규정(9조 1항)하고 있다. 환경에 대한 접근, 정보접근, 의사소통 접근성이 포함된다.

환경에 따른 접근성에 대한 접근성은 우리가 살고있는 생활환경을 포함한 물리적인 환경을 의미하며 이동과 일상생활, 활동의 참여가 포함된다. 정보에 대한 접근은 얻고자 하는 정보에 대해 얼마나 유연하게 접근할 수 있는지를 의미하며 최근에는 컴퓨터와 스마트폰을 이용한 정보접근을 초점으로 연구와 보조기기 개발이 진행되고 있다. 의사소통에 대한 접근성은 타인과 접촉하여 대화하고 정보를 교류하는 것에 대한 접촉을 의미하며 청각장애인에 초점을 맞추어 고려한다.

각 영역에 대한 접근에 따라 접근성이 증가할수록 참여할 수 있는 활동이 다양해지고 효율성이 증대하여 삶의 질에 긍정적인 영향을 미친다. 우리나라의 경우 장애인복지법에서 시각/청각장애인의 정보 접근에 대한 내용이 명시되어 있다.

(1) 장애인복지법

제22조(정보에의 접근)

① 국가와 지방자치단체는 장애인이 정보에 원활하게 접근하고 자신의 의사를 표시할 수 있도록 전기통신 · 방송시설 등을 개선하기 위하여 노력하여야 한다.

② 국가와 지방자치단체는 방송국의 장 등 민간 사업자에게 뉴스와 국가적 주요 사항의 중계 등 대통령령으로 정하는 방송 프로그램에 청각장애인을 위한 한국수어 또는 폐쇄자막과 시각장애인을 위한 화면해설 또는 자막해설 등을 방영하도록 요청하여야 한다.

③ 국가와 지방자치단체는 국가적인 행사, 그 밖의 교육 · 집회 등 대통령령으로 정하는 행사를 개최하는 경우에는 청각장애인을 위한 한국수어 통역 및 시각장애인을 위한 점자 및 인쇄물 접근성바코드(음성변환용 코드 등 대통령령으로 정하는 전자적 표시를 말한다)가 삽입된 자료 등을 제공하여야 하며 민간이 주최하는 행사의 경우에는 한국수어 통역과 점자 및 인쇄물 접근성바코드가 삽입된 자료 등을 제공하도록 요청할 수 있다.

④ 제2항과 제3항의 요청을 받은 방송국의 장 등 민간 사업자와 민간 행사 주최자는 정당한 사유가 없으면 그 요청에 따라야 한다.

⑤ 국가와 지방자치단체는 시각장애인과 시청각장애인(시각 및 청각 기능이 손상된 장애인을 말한다)이 정보에 쉽게 접근하고 의사소통을 원활하게 할 수 있도록 점자도서, 음성도서, 점자정보단말기 및 무지점자단말기 등 의사소통 보조기구를 개발 · 보급하고, 시청각장애인을 위한 의사소통 지원 전문인력을 양성 · 파견하기 위하여 노력하여야 한다. 〈개정 2019. 12. 3.〉

⑥ 국가와 지방자치단체는 장애인의 특성을 고려하여 정보통신망 및 정보통신기기의 접근 · 이용에 필요한 지원 및 도구의 개발 · 보급 등 필요한 시책을 강구하여야 한다.

(2) 시각장애의 접근성

시각장애인에게 시각적 과제를 수행하는 것에 제한은 일상생활뿐만 아니라 이동성, 정보에 대해 고려해야 한다. 시각장애인의 접근성은 보통 청각을 이용하며, 청각을 통해 거리와 방향에 대한 방향을 인지하며 또한, 촉각을 이용해 크기, 형태, 공간을 파악한다.

정보에 대한 접근의 예로 이전 연구에 따르면 시각장애인의 33.1%가 컴퓨터 이용능력을 보유하고 있고, 대부분 경도 시각장애(저시력)가 대부분을 차지한다. 컴퓨터를 통한 접근성이 전체 시각장애인의 1/3로, 매우 적음을 알 수 있다.

컴퓨터/인터넷 사용은 일주일 동안 2시간 이내 80% 사용으로 평균 컴퓨터 사용 빈도에 비해 매우 적음을 알 수 있다. 자주 사용하는 컴퓨터 분야는 60%가 문서작성 및 편집 프로그램으로 한 가지 한정된 용도로만 사용하고 있으며, 한정된 시간과 이용용도, 시각장애인이 컴퓨터를 이용하지 않는 큰 이유는 사용의 불편함(36.4%) 때문이다.

(3) 청각장애의 접근성

청각장애인은 가장 큰 어려움은 의사소통의 제한으로 이로 인해 학교생활, 사회활동, 가정생활 등에 제약이 생기는 것이다. 이 외에도 영화나 연극을 보는 여가활동 등에도 제한이 있다. 청각장애인은 대체감각인 시각적 정보를 통해 주로 정보를 받아들이며 학습에 보조적 역할뿐만 아니라 의사소통의 하나의 매개체 역할을 한다.

청각장애인의 컴퓨터/인터넷에 대한 정보접근성은 시각장애인보다 좀 더 용이하지만 비장애인에 비해 정보접근성은 현저히 적은 편이다. 인터넷과 컴퓨터 사용을 위한 보조기구 공급, 보조프로그램이 제공되어야 한다.

6) 시각 및 청각장애의 보조공학 접근

시각, 청각장애와 같은 감각장애에 의한 보조공학의 접근은 2가지 주요한 방법으로 기준을 나눈다. 위의 두 가지 방식은 접근 방향의 차이일 뿐 명확하게 구분지어 접근하지 않는다. 잔존감각과 대체감각을 동시에 활용한 접근도 가능하다.

1. 잔존감각의 활용 – 잔존감각을 보조기구를 통해 극대화시키는 법
   예) 시각장애인–시각기능 보완

2. 대체감각의 활용 – 다른 감각을 통한 방법
   예) 시각장애인–청각기능을 활용

(1) 잔존감각의 활용

잔존감각의 활용은 시각, 청각의 감각이 남아있는 경우 그 감각정보를 극대화 할 수 있는 방안으로 보조기구를 사용하는 것을 말한다.

남아있는 시각기능을 보조기기로 활용하여 기능 수준을 극대화하는 접근이다. 전맹인 경우 잔존감각 활용을 위한 접근은 어려우며, 저시력을 가진 사람에게 잔존시력을 최대한 유지하고 향상시킬 수 있도록 접근하는 것이다. 또한 시각적 정보를 구분하기 어려운 경우(예–색깔, 전경–배경구분)에도 대비를 조절하여 시각적 정보의 접근성을 높일 수 있다. 예를 들어 글자 확대기 등을 이용하여 시각적 정보인 글자를 크게 하여 글자를 읽을 수 있도록 하는 방법이다.

청각장애인의 경우 보청기와 같은 음성증폭을 통해 주변의 배경소음을 줄이고 필요한 청각정보를 명확하게 들을 수 있어, 청각기능을 유지 또는 향상할 수 있도록 접근할 수 있다.

(2) 대체감각의 활용

대체감각의 활용은 장애가 있는 감각을 이용하는 것이 아닌 다른 감각을 이용한 보조기기를 통해 접근하는 방법이다. 시각장애인은 청각, 촉각자극을 이용하며 청각장애인은 시각, 촉각자극을 대체하여 사용하게 된다. 촉각은 사물의 형태나 재질을 파악할 수 있는 중요한 역할을 하며 감각기관이 몸 전체에 있다.

시각장애인의 촉각자극 활용은 손으로 물체를 간져서 물체의 질감, 모양을 분별한다. 전맹인 경우 촉각을 통해서 공감감각을 인지할 수 있으며, 시각기능이 일부 남아있는 시각장애인의 경우 시각을 통하여 사물을 일차적으로 파악한 뒤, 촉각을 통하여 형태나 질감, 온도 등을 파악하게 된다. 대표적인 예는 점자를 활용한 방안이 있다.

시각장애인의 청각자극 활용은 시각적 이미지를 청각적 이미지로 전환하는 방식을 통해 제공되기도 하며, 청각정인 정보를 통해 주변환경에 대한 피드백을 제공받을 수 있다. 청각정보의 한계는 다른 청각정보와 혼란을 일으키기도 하며, 청각정보를 인지하기 위해 집중해야 하는 노력이 필요하며, 제공된 이전의 청각정보에 대해 기억하여 정보를 해석해야 하는 제한점이 있다.

청각장애인의 촉각자극 활용은 청각적 입력을 촉각적으로 변환하여 전달하기 때문에 시간이 지연되며 여러 가지 제약이 있다. 청각장애인의 촉각자극 활용의 방법은 헬렌켈러가 사용한 타도마법을 예로 들 수 있다. 타도마법은 말하는 사람의 얼굴과 입술을 만지며 촉각감각을 통해 의사소통하는 방법이다. 청각장애인보다는 청각 및 시각장애가 모두 있는 중복감각장애인이 주로 사용한다.

청각장애인은 촉각자극을 이용하기보다 시각자극을 활용하여 청각감각을 대체하는데, 여러 가지 유형이 있다. 가장 대표적인 것으로 손의 움직임과 표정, 몸짓을 이용한 수화와 상대의 입술 움직임을 보고 대화하는 구화가 있다. 또한 스크린을 두고 그림을 그리거나 텍스트를 이용한 방법이 있다.

7) 시각장애를 위한 보조공학

(1) 잔존감각을 활용한 보조기기

① 읽기 보조기기

화면을 확대하거나 시력을 교정하는 방법으로 시각기능을 보조하여 남아있는 시각기능을 보조기기를 통해 시각기능을 보완할 수 있다. 광학보조기구의 종류로 확대경, 확대안경, 망원경, 확대 독서기 등이 있다. 목표하는 대상을 확대하여 글자를 읽을 수 있는 보조기기이다.

확대기는 근거리 시력의 개선을 위해 주로 사용되며 휴대용 확대기(그림 7-4)와 스탠드형 확대기(그림 7-2)로 나뉠 수 있다. 휴대용 확대경은 휴대성이 좋아 장소를 이동하여 사용할 수 있고 원하는 위치에 확대경을 위치시킬 수 있지만, 화면이 작아 한 번에 제공되는 정보의 양이 적다. 주로 영수증을 확인하거나, 가격표를 확인하는 등의 외부에서 간단한 목적으로 사용이 가능하다. 스탠드형 확대기는 확대기를 고정하여 읽고자 하는 물체를 맞추어 사용하며 보통 휴대용 확대기보다 화면이 커서 한 번에 제공되는 정보의 양이 많은 장점이 있다. 확대경(그림 7-3)은 물체를 확대시켜 볼 수 있는 렌즈이며, 확대안경(그림 7-1)은 안경(렌즈)에 부착하여 간편하게 사용할 수 있다.

구분	로우테크놀로지	하이테크놀로지
읽기 보조기기	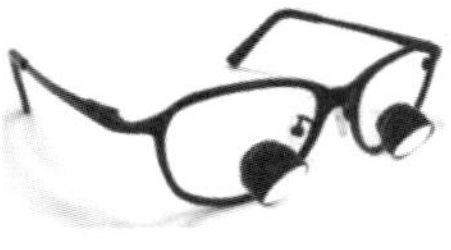 **[그림 7-1] 확대안경-맞춤형 Loupe 3배** 출처 : 헨디인터네셔날	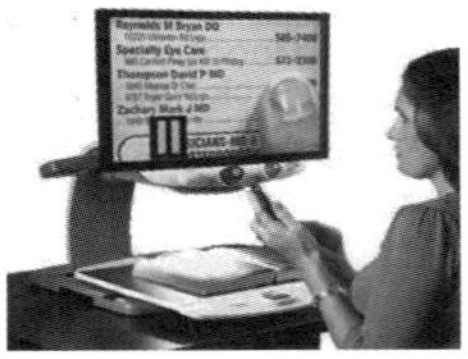 **[그림 7-2] 스탠드형 확대기-토파즈XL HD** 출처 : 헨디인터네셔날
	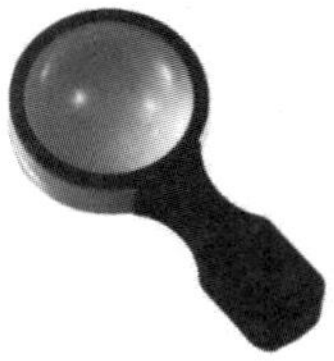 **[그림 7-3] 확대경-Mizar Desk Loupe 9006** 출처 : 헨디인터네셔날	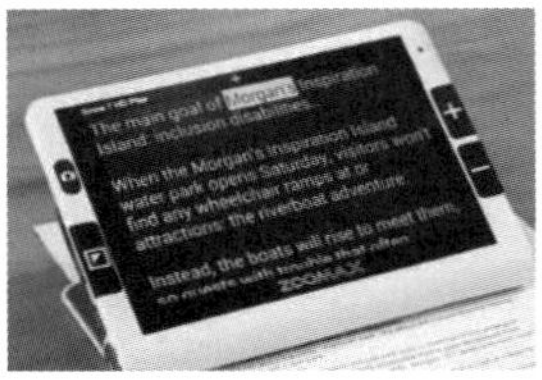 **[그림 7-4] 휴대용 확대기-Snow 7** 출처 : 헨디인터네셔날
	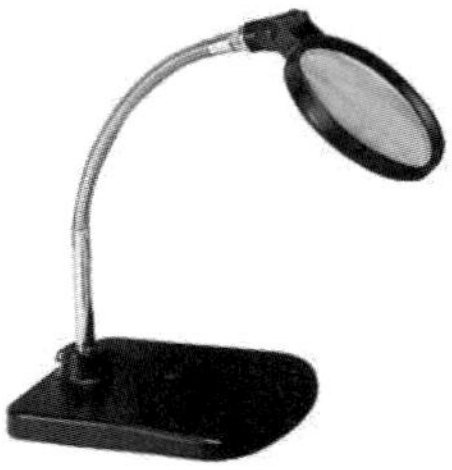 **[그림 7-5] 스탠드 확대경** 출처 : 헨디인터네셔날	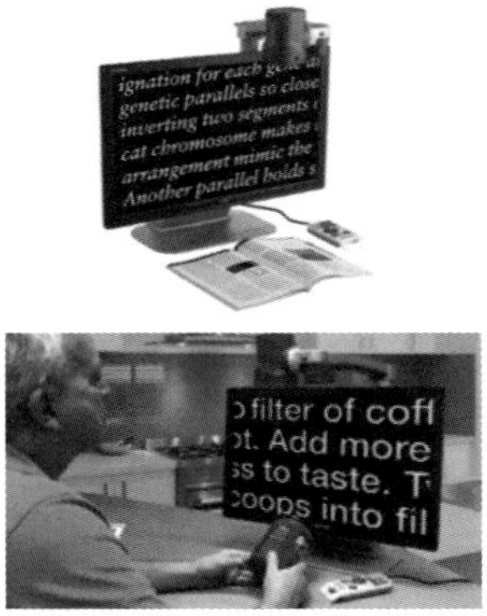 **[그림 7-6] 전자 독서확대기-센스뷰 비전** 출처 : 힘스코리아

읽기 보조기기 중 전자 독서확대기(그림 7-6)는 스탠드 아래 자료를 두고 카메라를 이용해 자료를 확대해준다. 또한, 색 대비 조절이 가능하여 흰바탕의 검정글씨를 검정바탕의 흰글씨로 변경하거나 다른 색으로 변경하여 글자를 읽을 수 있도록 한다. 요즘에는 스마트폰 어플리케이션을 통해 독서확대기 기능을 사용할 수 있다.

② 컴퓨터 보조기기

컴퓨터 보조기기 중 화면확대 소프트웨어는 독서확대기의 기능을 컴퓨터에서 사용할 수 있도록 해주는 프로그램이며, 모니터에 출력되는 화면을 확대해주고 화면을 분할하여 원하는 확대하고 있는 부분과 읽고자 하는 부분을 나누어 볼 수 있고, 화면의 대비를 통해 컴퓨터 화면의 글자를 쉽게 읽을 수 있도록 한다(그림 7-7).

화면확대 프로그램	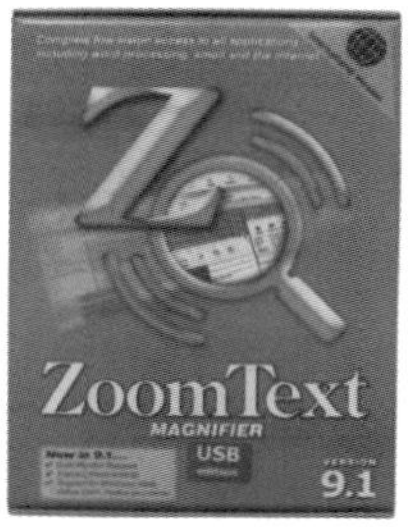 **[그림 7-7] 화면 확대 소프트웨어-줌텍스트** 출처 : 헥스온	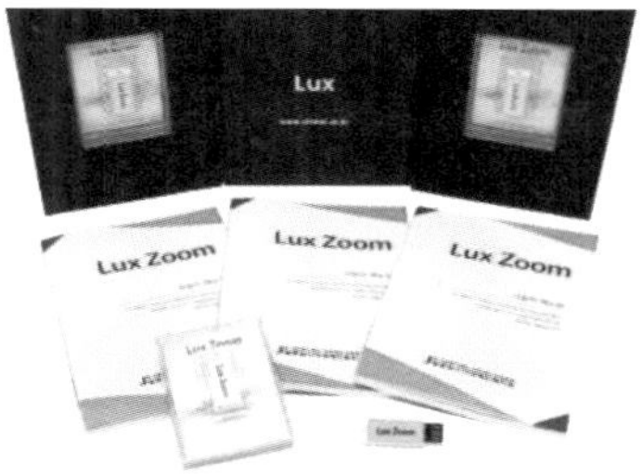 **[그림 7-8] 룩스줌 화면확대 소프트웨어 및 하드웨어** 출처 : 실로암 시각장애인복지관

③ 시야확대 보조기기

시야결손이 있는 경우 시야를 확대하거나 시각을 변경시킬 수 있는 보조기기로 누운 상태에서도 사용할 수 있어 상체의 움직임이 제한된 사람에게도 사용가능하다. 대표적인 예로 프리즘 안경이 있다.

(2) 대체감각을 활용한 보조기기

① 청각자극을 이용한 읽기 보조기기

청각자극을 이용한 읽기 보조기기는 텍스트를 음성으로 읽어주는 것을 말한다. 사전에 녹음된 자료를 통해 음성으로 정보를 제공받을 수 있다.

다른 방법 중 하나는 데이지(DAISY; Digital Accessible Information System)는 시각장애인을 위한 디지털 음성도서 포맷을 말하며 텍스트를 음성으로 변환하여 제공한다. 데이지 플레이어를 통해 기존의 녹음보다 원하는 페이지의 내용을 바로 찾을 수 있도록 구성되어 있어 내용탐색이 용이하다. 컴퓨터를 통해 작성된 파일을 데이지 문서형식 XML로 저장하면 쉽게 데이지 플레이어에서 재생 가능한 문서로 변경된다. 데이지 도서들은 국회도서관 서비스를 통해 접근이 가능하다. 데이지 플레이어는 과거 일부 데이지를 지원하는 하드웨어에서 가능했으나 현재는 컴퓨터, 스마트폰을 통해 이용이 가능하다.

보이스아이는 소프트웨어를 통해 인쇄물의 텍스트를 자동으로 추출하여 보이스아이 코드를 생성하여, 생성된 코드를 통해 음성으로 출력된다. [그림 7-11]과 같이 스캐너를 통해 코드를 인식하면 음성으로 문자 정보를 접근할 수 있다. 최근에는 스마트폰으로 '보이스아이' 어플을 다운로드 받아 이용 가능하다.

구분	음성출력기	컴퓨터 소프트웨어
청각자극(음성 지원) 읽기 보조기기	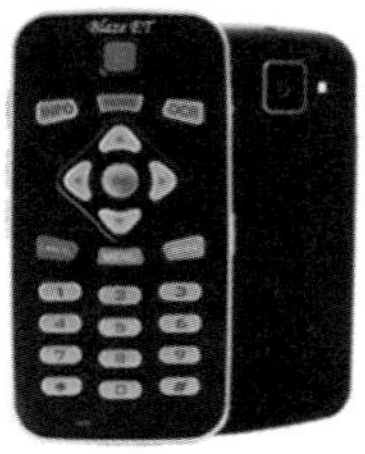 [그림 7-9] 데이지리더-책마루2 출처 : 힘스코리아	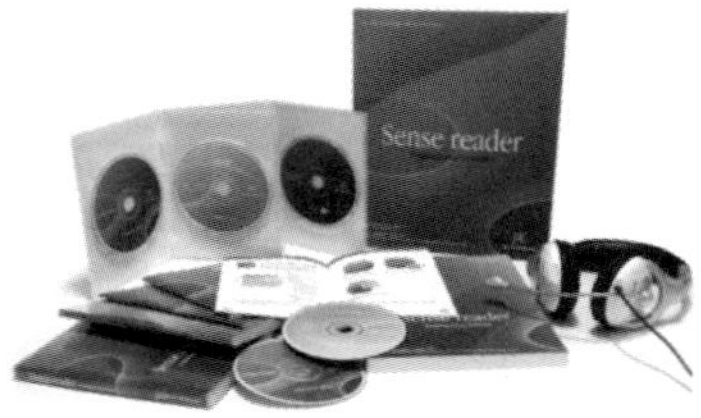 [그림 7-10] 스크린리더-센스리더 출처 : 헥스온
	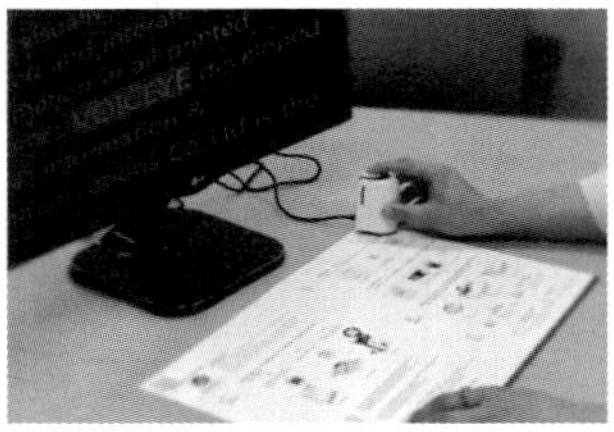 [그림 7-11] 보이스아이 출처 : 실로암 시각장애인복지관	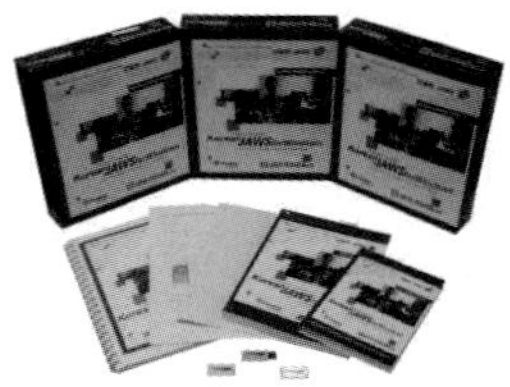 [그림 7-12] 스크린리더-Korean JAWS 2019 출처 : 실로암 시각장애인복지관

컴퓨터를 활용한 인터넷, 문서작업 등을 가능할 수 있도록 소프트웨어 음성출력(낭독) 프로그램(screen reader)은 컴퓨터의 시각적인 정보를 음성으로 읽어주며(text to speech) 키보드로 입력한 메시지 작성, 마우스의 위치 등을 음성으로 정보를 제공한다. 유사한 프로그램으로 JAWS 소프트웨어(그림 7-12)는 전문직 응용프로그램을 사용하는 전문직 종사자도 사용할 수 있도록 개발된 소프트웨어로 센스리더와 비교하여 MS Office, SPSS 등의 전문 프로그램도 이용가능하도록 구성된 소프트웨어이다.

② 촉각자극을 이용한 읽기 보조기기

촉각자극을 이용한 읽기방법은 점자(그림 7-13)를 활용한 방법이다. 점자는 시각장애인이 사용하는 '문자'로 6개의 점으로 구성되어 양각을 통해 기호화되어 표현할 수 있다. 점자는 가로 2점, 세로 3점으로 총 64개의 점형을 만들고 점형에 따라 초성, 종성, 문자부호, 숫자를 사용할 수 있다. 점자는 학습하기 위한 인지기능 및 장시간 훈련이 뒷받침되어야 한다.

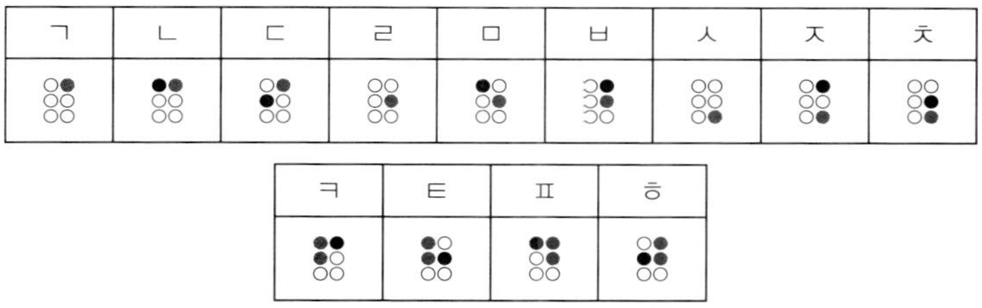

[그림 7-13] 점자

출처 : 국립국어원

점자를 찍을 때 점자판(그림 7-14)과 점필(그림 7-16) 도구를 통해 점지(종이) 점자를 쓸 수 있다. 점필을 통해 점자를 찍는데 점필 촉의 굵기에 따라 점의 굵기가 달라진다. 점자를 찍는 다른 방법은 컴퓨터 출력을 통해 가능하며, 텍스트와 이미지를 점자로 변환시켜주는 점자 프린터(그림 7-15)로 가능하다.

점자정보단말기(그림 7-17)는 점자를 이용한 시각장애인용 노트북으로 점자를 이용한 입력과 출력이 가능하며 문서작성, 메일 보내기 등을 할 수 있으나 가격이 높아 사용이 제한적이다.

구분	로우테크놀로지	하이테크놀로지
점자출력	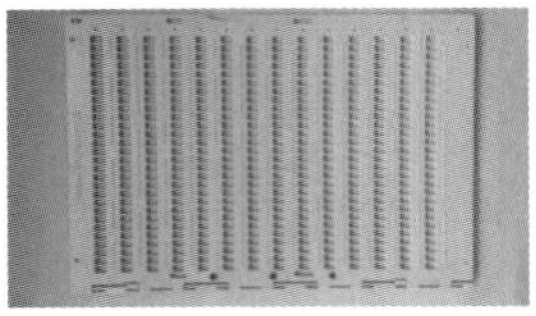 **[그림 7-14] 노트형 점자판** 출처 : 한국시각장애인복지관	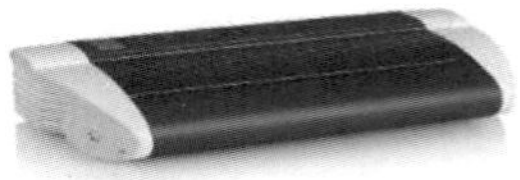 **[그림 7-15] 점자프린터-베이직D V5** 출처 : 헥스온
	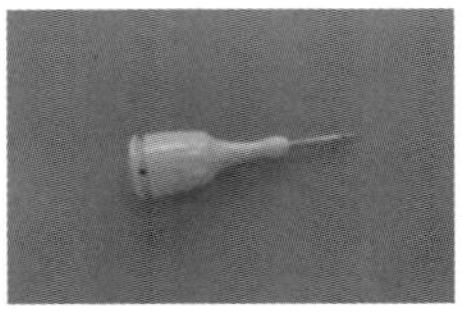 **[그림 7-16] 점필** 출처 : 실로암 시각장애인복지관	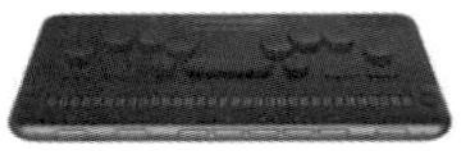 **[그림 7-17] 점자정보단말기-한소네5** 출처 : 힘스코리아

③ 촉각자극을 이용한 일상생활/이동 보조기기

시각장애인의 이동 시 보편적인 보조기기는 지팡이로, 지팡이를 이용하여 청각-촉각 정보를 통해 경로를 파악할 수 있도록 한다. 지팡이는 저렴하고 특정 기술을 요구하지 않지만 이동 시 매우 좁은 반경의 장애물만 파악할 수 있으며, 아래쪽에 있는 장애물만 인지할 수 있는 단점이 있다. 이러한 지팡이의 단점을 보완하여 초음파 지팡이(그림 7-18)로 초음파를 통해 주변의 장애물과 경로를 파악하여 진동을 통해 장애물 여부를 전달한다.

촉각을 이용한 일상생활 보조기구는 점자를 이용한 시계, 온도기 등이 있다.

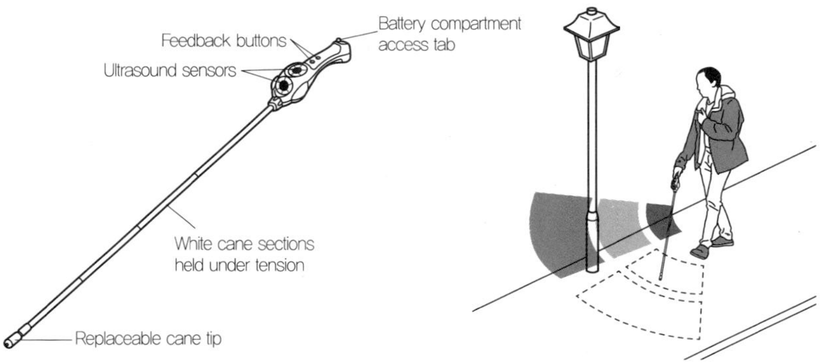

[그림 7-18] 초음파 지팡이

④ 청각자극을 이용한 일상생활/이동 보조기기

청각자극을 이용하여 시각적 정보를 음성으로 전환하여 이용하는 보조기기로는 음성 나침반, 음성 시계, 음성체중계, 음성혈압계 등이 있다.

청각자극 보조기기	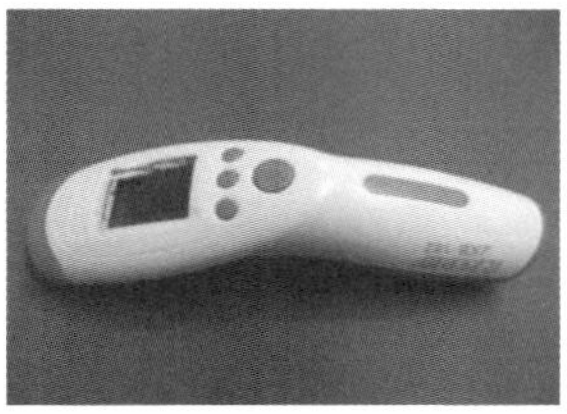 **[그림 7-19] 음성체온계-영어** 출처 : 한국시각장애인복지관	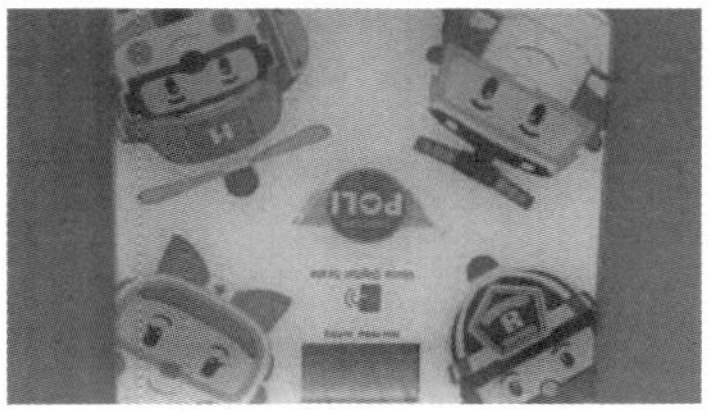 **[그림 7-20] 음성체중계-한국어** 출처 : 한국시각장애인복지관

8) 청각장애인을 위한 보조공학

(1) 잔존감각을 활용한 보조기기

① 보청기

보청기는 난청인 경우 소리를 증폭하고 주파수를 형성하여 청각정보를 전달하는 기기이다. 보청기는 증폭기, 스피커 등으로 구성되어 있으며 소리가 보청기의 마이크로폰이 감지하여 증폭기에서 소리가 증폭되고 수신기로 전달된다. 보청기를 착용하지 않을 때 청각정보를 받을 수 없어 잠을 잘 때나 씻을 때 청각정보를 대체할 다른 보조기기 사용을 고려해야 한다.

② 인공와우

달팽이관의 손상이 있을 때 인공와우(인공달팽이관) 장치를 이식하여 전극을 제공하여 청각 자극을 제공한다. 보청기는 소리를 증폭하는 기구이면 인공와우는 소리 정보를 청신경으로 전달하여 소리를 들을 수 있도록 하는 구조이다. 인공와우는 체외부에 마이크로폰, 신호처리기, 송신기로 구성되어 있고, 체내부에는 수신기와 전극으로 구성되어 있다.

③ 골전도전화기

귀로 소리를 듣는 것을 대신 머리의 뼈를 통해 청각신경을 자극하여 소리를 들을 수 있도록 설계된 전화기로 청각기능이 남아있는 경우 가능하다. 수화기 부분을 귀가 아닌 머리에 대고 통화하면 머리의 뼈를 통해 소리가 증폭되어 전달된다.

④ 음성증폭기

보청기와 청각정보를 주파수에 따라 소리를 다르게 증폭시키는 방법이 아닌 청각정보(소리)를 증폭시키는 기기이다. 주변 환경에 따라 소리를 증폭하고 음색을 변환하여 소리를 들을 수 있도록 한다.

<table>
<tr><td rowspan="3">잔존감각
보조기기</td><td>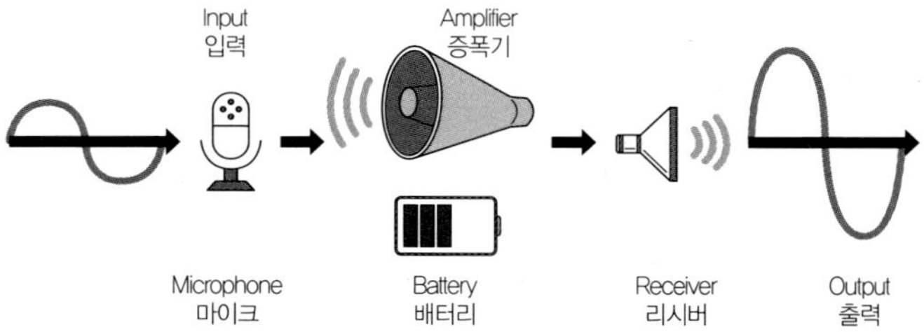

[그림 7-21] 보청기 구조</td></tr>
<tr><td>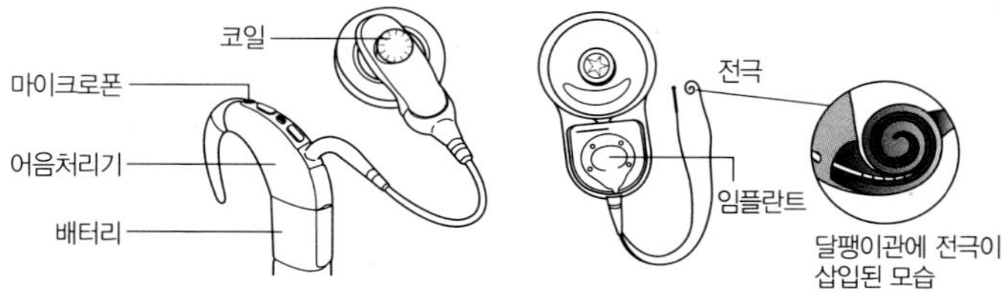

[그림 7-22] 인공와우 구조</td></tr>
<tr><td>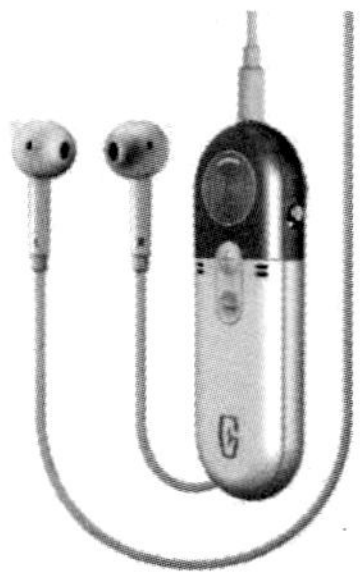
[그림 7-23] 음성증폭기-지니소리2 스마트증폭기
출처 : 유위컴</td></tr>
</table>

(2) 대체감각을 활용한 보조기기

① 시각자극을 활용한 일상생활 보조기기

청각장애인의 대체감각으로 시각자극을 이용하여 필담을 하거나 영상전화를 이용하여 의사소통을 한다. 필담은 문자를 통해 의사소통하는 방식으로 종이에 글을 써서 대화하는 것을 말한다. 또한 스마트폰, 영상전화를 통해 수화나 구화로 의사소통이 가능하다.

아기모니터는 아기가 있는 청각장애인 부모에게 유용하게 사용되며, 카메라로 아기의 모습을 비추고 모니터로 실시간 확인할 수 있어 시야에서 벗어났을 때도 아이의 상황을 청각정보가 아닌 시각정보로 파악할 수 있다. 이전에는 주파수를 이용한 아기모니터를 많이 사용했으나 최근에는 스마트폰을 이용하여 아기의 모습을 확인할 수 있다.

신호알람장치(경보기)는 벨소리, 노크소리와 같은 특정 소리나 청각정보 알람을 불빛으로 변환하거나, 촉각자극을 이용한 진동으로 전달하는 기기도 있다.

9) 웹접근성(Web Accessbility)

웹 접근성은 누구나 인터넷(웹)을 이용 시 제한 없이 접속할 수 있도록 보장하는 것을 말한다. 장애인뿐만 아니라 특별한 노력 없이 이용할 수 있도록 텍스트 파일, 자막, 동영상 파일 등을 이용하여 서비스를 제공한다. 국가정보화기본법과 장애인차별금지법에 의거하여 웹접근성 준수를 의무화하였다.

(1) 국가정보화기본법 제32조(장애인 · 고령자 등의 정보접근 및 이용 보장)

① 국가기관 등은 인터넷을 통하여 정보나 서비스를 제공할 때 장애인 · 고령자 등이 웹사이트와 이동통신단말장치(「전파법」에 따라 할당받은 주파수를 사용하는 기간통신역무를 이용하기 위하여 필요한 단말장치를 말한다)에 설치되는 응용소프트웨어 등 대통령령으로 정하는 유선 · 무선 정보통신을 쉽게 이용할 수 있도록 접근성을 보장하여야 한다.

(2) 장애인차별금지법 제21조(정보통신 · 의사소통 등에서의 정당한 편의제공의무)

① (중략) 행위자 등이 생산 · 배포하는 전자정보 및 비전자정보에 대하여 장애인이 장애인 아닌 사람과 동등하게 접근 · 이용할 수 있도록 한국수어, 문자 등 필요한 수단을 제공해야 한다.

시각장애인뿐만 아니라 노인, 장애인을 포함하여 인터넷에 쉽게 접근할 수 있도록 사이트 구성뿐만 아니라 센스리더와 같은 화면확대 소프트웨어를 활용하고, 이미지 파일은 대체 텍스트를 제공하는 등의 방법이 명시되어 있다.

웹접근성은 4가지 주요 범주로 나뉘어 표준지침이 구성되어 있다. 첫째, 인식의 용이성은 웹사이트에서 제공하는 모든 콘텐츠를 동등하게 인식할 수 있도록 제공하는 것을 말한다. 정보의 명료성, 멀티미디어의 자막, 대본, 수화 등의 대체 수단이 이에 포함된다. 둘째, 운용의 용이성은 웹사이트에서 제공하는 모든 기능을 사용자가 운용할 수 있는 것을 말한다. 접근성, 충분한 시간 제공 등이 포함된다. 셋째, 이해의 용이성은 웹사이트에서 제공되는 컨텐츠를 이해할 수 있도록 가독성, 콘텐츠의 논리성 등이 포함된다. 마지막 견고성은 사용자가 콘텐츠를 이용할 수 있도록 접근성과 오류의 최소화 등의 내용이 포함된다.

웹접근성 연구소(https://www.wah.or.kr)에서 관련 교육 및 지침을 확인할 수 있다. 지침을 바탕으로 한국 웹접근성 인증평가원(사단법인 한국장애인단체총연합회), 웹와치, 사단법인 한국시각장애인연합회(한국 웹접근성 평가센터)로 총 3개 기관에서 웹접근성 품질인증을 받을 수 있다. 웹접근성 품질인증이란 웹접근성 표준지침을 준수한 사이트에 대해 웹접근성 수준을 인정하고 상징하는 마크를 부여하는 제도이다. 웹사이트를 운영하는 정부, 공공기관, 민간 사업장 등이 그 대상이다.

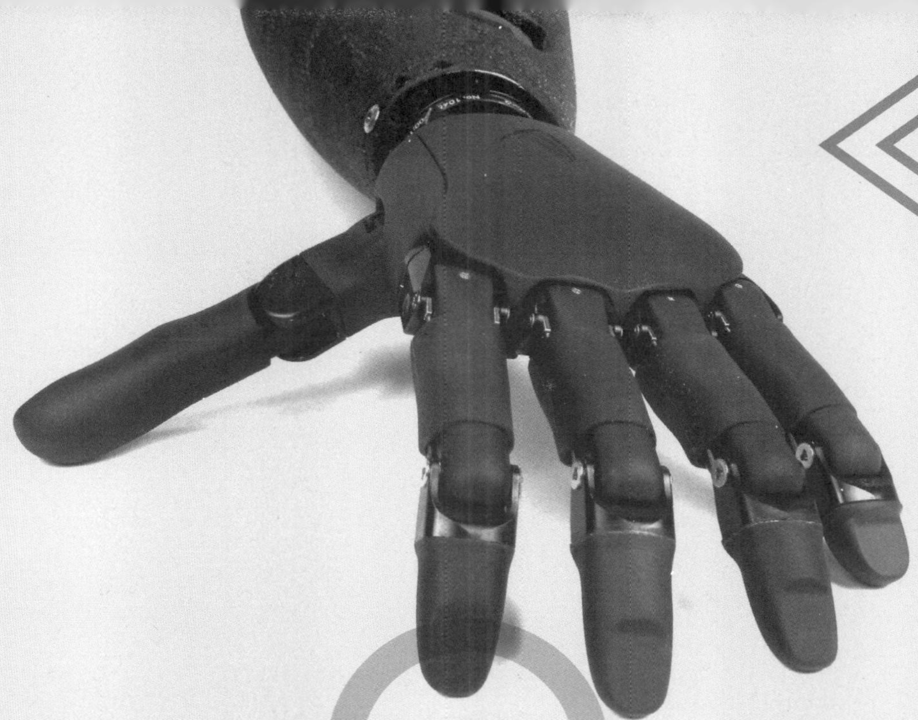

8

학습 및 직업

1. 학습을 위한 보조공학
2. 직업을 위한 보조공학

제8장

학습 및 직업

이 장에서는 보조기기의 이론과 영역별 보조기기들에 대한 기본 배경을 바탕으로 보조기기가 중요하게 활용되는 두 가지 분야에 대해서 설명하고자 한다. 해당 작업 수행 영역은 학습과 직업 영역이다. 인간의 다양한 작업 수행 영역 중 학습과 직업은 전 생애에 걸쳐 수행하는 부분이며, 모든 대상에게 매우 중요한 의미가 있는 작업이다. 특히 학습과 직업은 특정한 물리적 공간과 시간 안에서 수행된다는 특수성이 있다. 또한 학습과 직업에서의 세부 활동 뿐만 아니라 이와 연결되는 이동, 일상생활, 조작과 제어, 의사소통 등 다양한 활동들이 함께 수행된다는 것도 고려해야 한다. 즉, 학습과 직업 수행 영역에서 사용되는 보조기기는 해당 활동을 위한 특수한 목적의 보조기기가 사용되는 경우도 있으나, 앞서 언급된 모든 영역의 다양한 보조기기가 대상자의 학습과 직업을 위해 통합되어 사용된다고 할 수 있다. 따라서 본 장에서는 이 중 직접적인 학습과 직업 영역에서의 세부 활동을 위주로 다루며, 이를 위한 보조기기 관련 제도, 고려해야 할 점과 사례 위주로 다루고자 한다. 사용하는 보조기기의 구체적인 내용과 세부 기능에 대해서는 앞서 언급된 영역별로 해당 장을 참조하면 될 것이다.

1. 학습을 위한 보조공학

학습이란 '배워서 익힌다'는 뜻으로 그 범위가 매우 넓으며, 시기 또한 태어나서부터 성인기까지 지속적이다. 유아와 아동기의 발달 과정에 따라 일상생활활동 기술을 배우는 것에서부터 학령기의 학습, 성인기에는 직업 및 취미와 관련한 평생 학습에 이르기까지 매우 다양한 형태로 이루어진다. 최근에는 학교나 교육기관 중심으로 이루어지던 학습에서 4차 산업혁명에 따른 시공간 제약이 없는 이러닝(e-learning) 등 더 많은 형태의 학습과 학습 방법이 존재하게 되었으며, 학습의 목표와 형태도 계속해서 변화해가고 있다. 이 장에서는 학교와 오프라인의 학습이 이루어지는 장소인 교실을 중심으로 하는 학습에서 보조기기의 사용으로 한정하여 언급하고자 한다.

1) 보조기기 지원제도

(1) 개요

학습을 위한 우리나라 보조기기 지원제도는 '장애인 등에 대한 특수교육법'을 근거로 하고 있다. 보조기기 지원은 동법 제2조에서 "특수교육 관련서비스"에 포함되어 있는데, 특수교육 관련서비스란 특수교육대상자의 교육을 효율적으로 실시하기 위하여 필요한 인적 · 물적 자원을 제공하는 서비스로서 상담지원 · 가족지원 · 치료지원 · 보조인력지원 · 보조공학기기지원 · 학습보조기기지원 · 통학지원 및 정보접근지원 등을 말한다. 또한 동법 제28조에서는 각급학교의 장은 특수교육대상자의 교육을 위하여 필요한 장애인용 각종 교구, 각종 학습보조기, 보조공학기기 등의 설비를 제공하여야 한다고 명시되어 있다.

(2) 보조기기 품목 및 지원 내용

지원하는 보조기기는 '장애인 등에 대한 특수교육법' 제28조 특수교육 관련서비스로 분류되어 '특수교육대상자의 교육을 위하여 필요한 장애인용 각종 교구, 각종 학습보조기, 보조공학기기 등의 설비'로 정의되어 있다. 즉 특수교육 장면에서 활용되는 교구, 학습보조기와 보조기기까지 광범위하게 보조기기를 지원하도록 되어 있으며 '각급 학교의 장'이 지원하도록 되어 있다. 또한 각종 교구, 학습보조기기, 보조공학기기를 제공할 수 있도록 특수교육지원센터에 필요한 기구를 갖추도록 하고 있다.

세부 품목으로는 화면낭독 소프트웨어, 화면확대 소프트에어, 영상확대기, 화면확대기, 음성출력기, 음성증폭기, 수화통역영상전화기, 골도음향청취기, 출력보조기, 의사소통보조기기, 이동보조기기, 앉기 및 자세 보조기기, 쓰기 보조기기, 특수키보드, 특수마우스 등이며 각 시 · 도 특수교육지원센터에 보유한 상황에 따라 달라질 수 있다.

(3) 대상 및 지원 절차

학교와 교실을 중심으로 학습을 위한 보조기기 적용 대상은 주로 학령기라고 구분되는 시기에 초등학교, 중학교, 고등학교 등의 교육기관에서 학습을 하는 대상 그리고 고등 교육기관인 대학과 취학 전 유치원 등의 교육기관에서 학습을 하는 대상이 포함된다고 할 수 있다. 보다 구체적인 대상은 법과 제도에서 정의되어 있는, 서비스 지원 대상을 기준으로 살펴볼 수 있다.

대상에 대해 살펴보면, '장애인 등에 대한 특수교육법' 제15조에서 특수교육 대상자는 만 3세부터 만 17세까지의 의무교육 기간과 진로와 직업 교육을 위한 특수교육 전공과, 만 3세 이전 무상교육 기간이 포함된다. 대학의 경우에는 의무교육 기간에 포함되지 않으나 대학의 입학전형절차에서의 편의 제공, 동법 제30조에 의한 장애학생지원센터 설치와 운영에 대한 내용을 고려하면 특수교육대상자에 대한 보조기기 적용은 대학까지 포함된다고 볼 수 있다. 그러므로 학습과 관련한 보조공학의 적용 대상은 '장애인 등에 대한 특수교육법' 제15조 특수교육대상자에 포함되는 대상이며, 기간은 출생 이후에서 대학 재학 기간까지라고 할 수 있다.

지원 절차는 대상 학부모와 학급에서 교육청으로 필요한 보조기기를 신청하면 선정위원회에서 대상자의 장애 종류와 등급 등을 기준으로 선정 회의를 통해 검토 후 특수교육지원센터에 보유하고 있는 보조기기 중 대상자 개별에 맞는 보조기기를 선정한다. 지원 방식은 선정 후 4주에서 6개월까지 대여하는 방식이며, 조건에 따라 대여 연장이 가능하다. 각 지역별 교육청마다 지원 품목이나 대여 연장 기간 등이 다르기 때문에 거주지 혹은 학교 소재지 관할 교육청을 통해 직접 문의하는 것이 필요하다.

> 특수교육 지원 >보조공학기기 지원

보조공학 기기 지원

○ 목적

- 개인별 장애 특성 및 교육적 요구 따른 교수 · 학습 자료 지원
- 장애영역별 보조공학기기 지원 통한 교수 · 학습접근으로의 물리적 환경제약 완화
- 교수 · 학습 교구 및 기자재 지원 통한 교수 · 학습 환경 질 제고

○ 신청 및 대여방법

- **대상** : 특수학교 및 고등학교 특수교육대상학생 및 학두모, 교사센터와 협력관계 기관(교육적 용도로만 대여 가능)
- **신청** : 방문, 전화 또는 인터넷 신청
- **제한** : 1회 3기기까지 학급, 개인 모두 대여 가능
- **자료 수령 및 반납** : 신청인이 지원센터로 직접 수령 및 반납
- 스마트러닝 지원은 별도의 계획에 의거하여 운영

[그림 8-1] 특수교육지원센터 보조공학기기지원 안내 내용

2) 학습을 위한 보조기기

보조기기의 적용 범위는 등하교와 학교 내에서의 이동, 밥 먹기와 화장실 가기 등의 일상생활활동, 다양한 학교 구성원들과의 의사소통 등 학교에서 일어나는 모든 활동이 범위라고 할 수 있다. 본 장에서는 교실 수업과 관련된 가장 협소한 범위를 중심으로 주로 수업과 관련한 읽기와 쓰기, 교과 활동으로 적용 범위를 한정하여 설명하고자 한다.

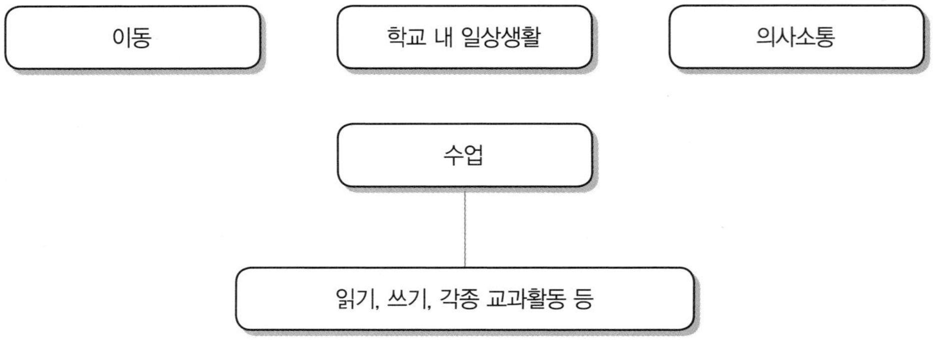

[그림 8-2] 학교 내에서 보조공학의 적용 범위

(1) 읽기

읽기는 단순히 음소 단위의 글자를 읽는 것만을 의미하지 않는다. 읽기를 통해 언어의 소리를 이해하고, 음성과 문자 사이의 관계를 이해하며, 이를 통해 어휘를 습득하고 언어의 유창성이 증진된다. 이러한 과정을 통해 전체적인 언어와 인지발달이 이루어지며, 연령이 높아짐에 따라 읽기 자체 보다는 읽기를 통한 지식 습득이 더욱 중요해진다. 즉 읽기는 학습에 있어 매우 중요한 영역 중에 하나이며, 초반부에는 읽기 그 자체가 학습이 필요한 영역이지만 점차 다른 학습의 기본 바탕이 되는 부분이라고 할 수 있다.

보조기기를 통해 읽기에 도움을 받을 수 있는 대상은 우선 시각장애를 가진 학생이다. 대상자의 볼 수 있는 영역, 일반적으로 보는 형태, 시각 관련 전달 경로의 상황에 따라 다양한 형태의 보조기기를 통해 읽기 과제를 수행할 수 있다. 저시력 장애 학생의 경우 독서확대기, 화면확대프로그램, 광학도구 들을 통해 글씨 자체를 확대하거나 전경 대 배경의 조정을 통해 읽기에 도움을 받을 수 있다. 또한 하이테크놀로지(high technology) 보조기기를 사용하지 않더라도, 수업 과정에서 구별이 잘되는 특정 폰트를 사용하거나 수업 자료의 확대 복사 등의 방법을 사용하면 읽기와 관련된 활동 들을 더 원활히 할 수 있다.

시야 장애 및 전맹 시각장애를 가진 학생의 경우에는 스크린리더 프로그램, 점자정보단말기, 스캔-리더 시스템 등을 통해서 읽기 활동을 수행할 수 있다. 또한 녹음 도서, 디지털정보접근시스템(Digital Accessible Information System : DAISY) 형식의 디지털 도서와 최근 보편화되고 있는 e-book이 수업 활동에서 읽기에 도움이 될 수 있다. 대상별 더 많은 보조기기의 종류와 세부 기능은 '시각과 청각' 장에서 참고할 수 있다.

시력과 시야 등 시각 관련 신체 기관의 구조적, 기능적 손상 때문이 아니라 학습장애 등의 증상으로 읽기에 어려움이 있거나, 난독증이라 불리는 증상을 보이는 학생의 경우에는 음성과 문자 사이의 연결과 해석에 어려움이 있어 읽기 작업 수행에 어려움을 보인다. 또한 발달 및 인지장애를 가진 학생은 문자 학습에 어려움이 있어 읽기 활동에 어려움을 겪으며, 주의력결핍장애 학생은 집중 문제로 읽고 있는 문장의 위치를 잃어버리거나 읽은 내용을 기억하지 못하는 등의 문제로 읽은 내용에 대해 이해 정도가 현저히 낮게 나타날 수 있다. 이러한 학생들을 위해서는 문자 및 읽기 학습 과정에서 다양한 전략과 보조기기를 사용하는 것이 도움이 될 수 있다. 우선 주요 단어에 마킹하기, 읽고 있는 줄만 나타나도록 종이를 접어서 사용하거나 읽기 자 등 로우테크놀로지(low technology)를 사용할 수 있다. 하이테크놀로지(high technology)로는 컴퓨터를 활용한 프로그램 사용이 도움이 된다.

Thinking Reader 프로그램과 같은 소프트웨어는 읽기 전에 먼저 스토리를 들려주고, 원하는 시각적 영상과 함께 읽어주며, 화면 속에서 캐릭터를 통해 읽기 이해도를 높일 수 있고, 의미나 개념을 잘 알지 못하는 어휘를 쉽게 찾아볼 수 있다. 또한 읽기 이후에 질문과 요약 등의 단계를 통해 이해 정도를 확인해 볼 수 있는 장점이 있다.

(2) 쓰기

쓰기는 종이에 필기구로 글자를 적는 것 이상의 의미를 갖는다. 단순히 기호를 그리거나 글자를 따라 쓰는 것에서부터 시작해서 자신의 생각과 의사를 결정해서 이를 쓰기 과정을 통해 표현하는 것, 그리고 쓴 것을 다시 재검토하여 평가하고 수정하는 모든 과정을 포함한다. 이 과정에는 단지 손으로 글씨를 쓰는 감각과 운동기관의 기능 뿐만 아니라 다양한 인지 및 사고 과정이 함께 필요하다. 따라서 쓰기 활동을 위해 보조기기를 적용할 때에는 보조기기가 단순한 의미의 쓰기 과정을 돕는데 활용될 수 있으나, 인지 및 사고 과정을 대신하는데는 한계가 있다는 점을 고려해야 한다.

뇌성마비, 편마비, 신경과 근육의 질환으로 인한 근력 약화 및 소근육 기능 저하, 시각운동 협응 능력의 어려움이 있는 대상은 우선적으로 쓰기 활동에 어려움을 겪게 되고,

보조기기가 쓰기 활동에 많은 도움을 줄 수 있다. 가장 쉽고 정확하게 보조기기를 사용하는 방법은 로우테크놀로지(low technology)를 사용해서 손과 팔에 착용하여 잔존하는 손과 상지의 기능으로 쓰기를 할 수 있도록 하는 필기보조도구이다. 대상자의 잡기 패턴과 근력, 가능한 관절가동범위를 고려하여 시중에 판매되는 것을 활용할 수 있고, 대상자에 보다 잘 맞도록 하기 위해 시중에서 구입한 제품을 개조하거나, 열가소성 플라스틱 등을 활용하여 대상자에 맞게 제작할 수 있다. 세밀한 잡기에 어려움이 있는 경우에는 필기구에 끼워서 잡기를 쉽게 해주는 간단한 보조기기들을 활용할 수 있다.

보조기기를 사용한다 하더라도 필기구를 이용하여 쓰기를 기대하기 어려운 경우에는 컴퓨터의 워드프로세스 프로그램이 매우 유용하게 활용된다. 최근 대부분의 문서 활동이 워드프로세서 프로그램으로 대체되기 때문에 학교 수업 활동 역시 워드프로세서 프로그램을 사용하면 종이에 직접 글씨를 쓰는 것을 대체할 수 있다. 자판을 치는 것이 글씨를 쓰는 것에 비해 훨씬 신체적 노력도가 적게 들고, 결과물이 보기 좋기 때문에 다른 사람들과의 공유가 쉽다는 큰 장점이 있으나 워드프로세서를 사용하기 위해서는 자판의 위치 기억, 글자에 대한 기본적인 인지, 타이핑 기술 등이 필요하다. 손가락을 사용한 타이핑이 어려운 경우에도 마우스스틱이나 타이핑 스틱 등을 통한 타이핑, 키 가드 및 팔받침대 등의 강화 장치 등을 사용할 수 있다. 하이테크놀로지(high technology)를 활용한 쓰기 보조기기는 '일상생활' 장에서 참고할 수 있다.

하이테크놀로지(high technology)는 대상자 특성에 따라 크기가 크거나 오히려 작은 특수 키보드, 배열 형태가 다른 특수 키보드 등을 사용할 수 있다. 신체적 운동 범위의 제약이 매우 큰 경우에는 일반적인 키보드가 아닌 마우스와 화면 키보드를 사용하여 타이핑이 가능하다. 헤드마우스나 안구마우스 등의 특수 마우스와 화면 키보드를 함께 활용하면 머리의 움직임이나 눈동자의 움직임 등 매우 적은 신체 운동 기능으로도 타이핑을 할 수 있다. 또한 음성인식 프로그램을 활용하면 신체적 움직임을 통한 입력 과정 없이 말하는 내용을 타이핑하여 쓰기 활동을 할 수 있다. 하이테크놀로지를 활용한 더 많은 보조기기에 대한 내용은 '정보접근 및 인터페이스' 장에서 참고할 수 있다.

학습 장애 및 인지적 장애를 가진 학생들의 경우에는 쓰기의 신체적 기능 보다는 철자 및 문장 구성에 어려움을 갖는 경우가 더 많다. 이런 경우에는 첫 글자 및 일정 글자를 타이핑하면 자주 사용하거나 그에 적합한 단어를 예측하여 타이핑하는 단어예측 소프트웨어가 도움이 된다. 단어예측 소프트웨어는 대상자가 타이핑한 첫 음절을 중심으로, 앞으로 사용될 것으로 예상되는 단어들을 선택 목록에 보여주고, 대상자는 선택 목록 중에 자신이 원하는 단어를 선택하여 타이핑 할 수 있다. 이렇게 타이핑되는 단어는 철자 및 문법 상 보다 적합한 단어가 선택되기 때문에 철자와 문장 구성 시 문법적 오류를 줄일 수 있다. 또한 글자 단위의 타이핑 보다 단어 단위로 타이핑이 가능하기 때문에 타이핑 속도를 빠르게 해줄 수 있어, 위에 설명한 신체적 기능에 제한이 있는 대상자에게도 유용하게 활용될 수 있다. 철자 및 맞춤법을 검사하여 자동으로 수정해주는 프로그램 또한 쓰기 활동에 활용될 수 있다.

(3) 교과 활동

읽기와 쓰기를 제외하더라도 장애 학생은 일반적인 교과 수업에서 여러 가지 어려움을 겪는다. 공교육 과정에 필수적으로 포함되어 있으며 많은 조작 능력과 반복적 학습을 필요로 하는 수학, 음악, 미술 과목이 특히 그렇다. 제한된 신체적 기능으로 인해 다양한 조작에 제한이 있는 경우 수학적 개념의 이해와 연산, 기하 등을 배우는 과정에서 구체물을 사용할 수 없거나 기록할 수 없다. 자, 컴퍼스, 각도기 등의 수학 관련 도구 사용에도 어려움을 겪는다. 음악과 미술 활동의 경우에는 악기를 다루거나, 오리고 그리고 색칠하는 작업 자체가 조작 및 협응 능력을 기초로 하는 것이기 때문에 활동 참여 자체가 어려운 경우가 많다.

그러나 최근 교육 과정에서 이러닝(e-learning)이 활성화 되고, 교육 매체 자체가 종이책이 아닌 디지털 파일과 인터넷 및 컴퓨터 기반으로 변화하면서 장애 학생들이 이러한 교과 활동에 더 많이 참여할 수 있게 되었다. 교육용 소프트웨어와 웹 기반 학습은 구체적인 사진과 영상 그래픽으로 실제적 경험을 제공하고, 다양한 방법의 접근성을 제공한다. 간단하고 명료하게 지시하고, 결과에 대해서도 명확하게 피드백할 뿐만 아니라 개인별 난이도 조정이 가능하며, 지속적인 반복도 가능하다. 이러한 특성은 장애를 가진 학생이 학습 활동에 좀더 쉽게 접근할 수 있도록 하고, 피드백을 받고 이에 대해 수정하는 과정을 쉽게 수용할 수 있도록 하며, 보다 완성도 높은 활동 결과물을 얻는 과정을 통해 학습을 원활하게 한다.

Riverdeep's mighty math 같은 프로그램은 수학 교육용 소프트웨어로 기본적인 연산과 기하, 확률 과정에 대한 학습이 가능하다. 학생은 키보드나 마우스 등의 컴퓨터 접근성을 높이는 보조기기를 활용해서 이러한 프로그램으로 수학 교과 활동에 참여할 수 있다. 음악과 미술 활동 또한 컴퓨터 기반 학습과 프로그램들이 활용된다. 간단한 그림판에서부터 미술 활동 전용 소프트웨어, 포토샵에 이르는 프로그램들을 사용하여 미술 활동이 가능하고, 다양한 미디 프로그램과 전자 건반 등이 음악 활동에 사용될 수 있다.

3) 고려 사항

학습을 위한 보조기기는 우선 공교육을 기반으로 교육 기회 형평성을 제공하는데에 중점을 두어야 한다. 교육의 목적과 형태는 다양할 수 있으나 교육에 대한 권리는 누구나 가지고 있으며, 특히 장애 학생에게는 교육의 결과가 이후의 활동과 사회참여에 큰 영향을 미치기 때문에 기본적인 공교육의 기회가 적절하게 제공되어야 한다. 보조기기 또한 공교육 과정 참여에 목적을 두고 이를 지원하기 위해 지원되어야 하며, 법적 및 제도적 근거에 의해 지원되어야 한다.

장애 학생의 학습을 위한 보조기기는 다양한 교육 환경을 고려하여 통합적으로 지원되어야 한다. 학습은 교실과 가정, 학년의 진급, 상급 학교 진학 등 다양한 상황에 따라 달라질 수 있으며, 이 과정에서 사용되는 보조기기들은 일관적이고 통일성 있는 기준하에 통합적으로 지원되어야 한다. 학교 교실에서 사용하는 컴퓨터와 학습용 보조기기를 가정 학습에서는 활용할 수 없다거나, 상급 학교 진학으로 인해 변화된 학습용 보조기기들이 반영되지 않는다면 지속적인 학습 과정에 참여하기 어렵다.

학습을 위한 보조기기 지원에 있어서는 학습 대상자 뿐만 아니라 교사 및 교수자, 부모 및 보호자의 욕구 또한 중요하게 다루어져야 한다. 교육 과정에서 학습 목표와 진행은 교사 및 교수자에 의해 결정되는 경우가 많고, 부모나 보호자의 욕구 혹은 대상자의 욕구와 다르거나 우선 순위의 차이가 있을 수 있다. 예를 들어, 학습 대상자와 보호자의 경우 다양한 보조기기를 학교 교실 장면에서 사용하여 학습 목표를 달성하고자 하는 것이 목표인 반면 교사의 목표는 보조기기를 사용하기 보다는 다른 학생들과 같은 방법으로 학습 목표를 달성하는데 중점을 두게 된다면 서로 간의 의사소통을 통한 중재가 반드시 필요하다.

또한 학생의 신체적, 인지적, 학습적 성장과 교과 과정의 변화, 상급학교 진학 등 학습 환경에는 다양한 변화가 언제나 발생한다. 이 과정에서 보조기기 서비스는 매우 지속적이고 다이나믹하게 대상자의 요구에 반영할 수 있도록 지원되어야 하며, 서비스 전문가와 대상자 주변 사이의 팀 접근과 원활한 의사소통을 바탕으로 이루어져야 한다.

4) 적용 사례

8세 여아인 김지원(가명)은 올해 초등학교에 입학했다. 지원이는 임신 후 30주에 태어난 미숙아로 미숙아 망막증에 의해 저시력 장애를 갖게 되었다. 안경을 착용한 교정

시력이 0.1 ~ 0.3 정도이며, 먼곳에 있는 물체는 알아보기 어렵고, 가능하면 눈에서 5cm 이내에 물체나 책을 가까이 가져다 놓고 도아야 구분할 수 있다. 학교에 가기 이전에는 어머니가 지원이의 대부분의 활동을 보조하거나 돋보기를 여러 개 사용하여 큰 어려움 없이 생활하였다. 학교 입학 후 칠판의 글씨 읽기, 수업 중에 활용되는 동영상 보기, 수업 시간에 사용하는 수학 익힘책이나 활동지에 글씨 쓰기 등에 어려움을 겪었다. 지원이의 담임 선생님은 부모님과의 상담을 통해 학습용 보조기기가 필요하다는 의견을 전달했다. 지원이의 담임 선생님과 부모님은 지역 특수교육지원센터의 도움을 받아 학교에서 사용할 수 있는 독서확대기를 우선 대여 받기로 하였다. 수업 중에 대형 모니터로 재생되는 동영상은 지원이의 어머니가 준비한 태블릿 PC에 미리 제공하여 다른 학생들과 같은 시간에 태블릿 PC로 시청할 수 있도록 하였다.

지원이는 독서확대기 사용 방법을 빠르게 익혔고, 독서확대기 기능을 조절하여 읽기와 쓰기에 적절하게 활용하였으며, 태블릿 PC를 통해 수업 중 매체들도 잘 활용하여 학습에 참여할 수 있게 되었다. 지원이의 부모님은 독서확대기의 대여 기간이 종료되면 1회 연장을 하면서 지원이가 필요한 독서확대기 기능에 대해 더 알아보기로 하였다. 또한 가정에서도 사용할 수 있도록 독서확대기를 구입할 예정이며, 구입 비용을 지원 받을 수 있는 제도나 기관이 있는 지에 대해 알아보기로 하였다.

2. 직업을 위한 보조공학

직업은 인간의 기본적인 활동 중에 하나로 생계를 유지하는 수단이자 일을 통해 소속감과 자존감을 느끼며 자아실현을 이루게 하는 중요한 영역이다. 장애인의 경우 비장애인보다 경제 활동 참여율이 더 낮으며, 여러 가지 제약으로 취업과 직업 유지 비율 또한 낮은 것으로 나타난다.

직업은 각 직무 마다 특정한 환경에서 일정 시간 동안 이루어지는 활동이라는 점에서 특수성을 갖는다. 특히 취업과 직업 유지를 위해서는 해당 직무별로 필요한 역량과 기능이 필요한데, 장애인의 경우 필요한 역량과 현저 기능 사이의 격차, 특정한 작업 환경이나 방법 등으로 인해 취업과 직업 유지 모두에 어려움을 겪게된다.

장애인의 직업과 관련하여 보조기기는 크게 두 가지 역할을 한다. 우선 보조기기는 장애인의 직업 활동에서 속도 및 편리성 증진시켜 생산성을 증가시키고 이를 통해 고용을 유지하는데 기여할 수 있다. 또한 장애인이 수행할 수 없는 직무를 수행할 수 있도록 하여 새로운 일자리를 창출하는 역할을 한다. 즉, 보조기기는 장애인의 새로운 직무 수행을 가능하게 하여 취업에 이르게 할 뿐만 아니라 직업생활 중에 생산성 증가와 고용 유지에 기여하여, 장애인의 성공적인 직업생활에 큰 역할을 한다고 할 수 있다.

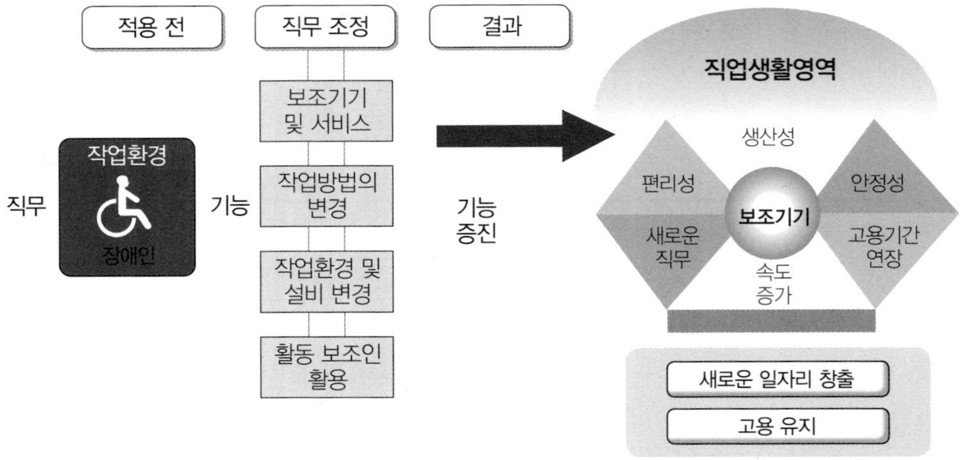

[그림 8-3] 직업에서 보조기기의 역할

장애인의 직업과 관련하여 활용되는 보조기기는 대상자의 장애 상태와 수행 직무, 작업 환경 등 다양한 요소에 의해 결정된다. 주요 목적은 직무 수행을 원활하게 하기 위한 것이지만 기본적으로 보조기기 사용 목적인 기능적 능력 향상과 보완, 대체 역할을 하며, 이를 위해 하나 이상의 다양한 보조기기가 사용될 수 있다. 또한 직업활동을 보조하는 인력, 주변 환경 및 직무 수행 방법의 변경 등이 보조기기와 함께 사용될 수 있다. 장애 상태와 상황별 보조기기의 종류와 세부 내용은 다른 장에서 이미 언급되었으므로, 본 장에서는 지원제도와 고려 사항, 사례를 통해서 직업생활에서 보조기기가 실제적으로 어떻게 활용되는가에 초점을 두고 기술하였다.

1) 보조기기 지원제도

(1) 개요

직업과 관련된 보조기기 지원제도는 다양한 법률에서 언급되고 있다. 우선 '장애인차별금지 및 권리구제 등에 관한 법률'에 나타난 보조기기는 동법 제11조 '정당한 편의제공'의 일부로서 적용된다. 해당 법률에 의하면 사용자는 장애인이 해당 직무를 수행함에 있어서 장애인 아닌 사람과 동등한 근로 조건에서 일할 수 있도록 다음 각 호의 정당한 편의를 제공하여야 한다고 정의하고 있다. 각 호는 다음과 같이 6개로 구성되어 있다. 1. 시설 · 장비의 설치 또는 개조, 2. 재활, 기능평가, 치료 등을 위한 근무시간의 변경 또는 조정, 3. 훈련 제공 또는 훈련에 있어 편의 제공, 4. 지도 매뉴얼 또는 참고 자료의 변경, 5. 시험 또는 평가과정의 개선, 6. 화면낭독 · 확대 프로그램, 무지점자단말기, 확대 독서기, 인쇄물음성변환출력기 등 장애인보조기구의 설치 · 운영과 낭독자, 한국수어 통역자 등의 보조인 배치. 즉, 장애인의 취업과 직업 유지를 위해 필요한 정당한 편의는 보조기기 뿐만이 아닌 직무 변경이나 근무 시간 변경, 시설과 장비 변경 등 다양한 물리적, 환경적 조정이 포함되어 있다.

동법에서 구체적인 '장애인보조기구 등'이란 '장애인복지법' 제65조에 따른 장애인보조기구, 그 밖에 장애인의 활동을 돕기 위한 자동차 기타 기구, '장애인고용촉진 및 직업재활법' 제21조 제1항 제2호에 따른 작업보조공학기기 및 '정보격차해소에 관한 법률' 제9조에 따른 정보통신기기 등으로 직업 생활에서 활용되는 전 범위, 모든 영역의 보조기기들이 대부분 포함되며, 해당 대상자의 작업 환경과 직업 및 직무에 따라 다르게 적용될 수 있다. '장애인차별금지 및 권리구제 등에 관한 법률'은 넓은 범위에서 보조기기를 다루며, 대상이 되는 장애인과 보조기기의 범위 역시 다른 여러 개의 법률에서 제시하는 범위를 아우르고 있어 가장 넓은 범위의 보조기기와 대상을 정의하고 있다. 그러나, 이러한 것들을 실질적으로 지원하는 제도는 해당 법률에 의해 이루어지지 않으며, 언급된 세부 법률들에 의해서 지원된다. 구체적인 직업 관련 보조기기는 크게 '장애인고용촉진 및 직업재활법'과 '산업재해보상보험법'의 두 축을 중심으로 지원되고 있다.

(2) 보조기기 품목 및 지원 내용

① 보조공학기기 지원 사업

'장애인고용촉진 및 직업재활법'을 근거로 하는 것은 '보조공학기기 지원사업'이다. 지원 품목은 총 32종 222개 품목으로 구성되어 있으며, 정보접근, 작업기구, 의사소통 보조기기, 사무보조기기, 차량용 보조공학기기로 나뉜다. 세부 제품과 사양 등은 한국장애인고용공단 홈페이지(https://www.kead.or.kr) 안내서에서 확인할 수 있다.

종류	품목
정보접근용	점자정보단말기
	점자프린터
	컴퓨터화면확대 S/W 및 H/W
	음성출력 S/W 및 H/W
	확대독서기
	문서인식 S/W 및 H/W
	대형 모니터
	특수 키보드
	특수 마우스
	입력 보조장치
	자세보조장치
	특수 S/W
작업기구용	높낮이 조절 작업테이블
	경사각 작업테이블
	특수작업기구 및 장비
	특수작업의자
	작업물 운송/운반장치
의사소통용	신호장치
	화상전화기
	소리증폭장치
	보완대체 의사소통장치
사무보조용	수화기홀더
	팔지지대
	물건집게
	필기보조도구
	원고홀더

종류	품목
운전보조	핸들봉
	확장 스티어링
	세컨더리 컨트롤
	조작력 저감장치
	핸드컨트롤러
	좌측엑셀페달
	페달 확장
	우측 턴 시그널
	경련방지플레이트
	주차브레이크 개조
	자동변속기
	족동장치
	벨트류
	자세유지
탑재보조	크레인
	도넛형 연료통
승 · 하차 보조	리프트
	이동(회전)시트
	사이드서포트
	멀티리프트
	자동문
	고정장치
	경사로(램프)
	보조발판
	하이루프

[그림 8-4] 보조기기 지원 품목

② 직무지원형 재활보조기구 지급사업

'산업재해보상보험법'을 근거로 하는 것은 '직무지원형 재활보조기구 지급사업'이다. 이 사업은 산업재해보상보험 요양급여 산정기준(고용노동부고시 제2019-80호, 2019. 12. 27., 일부개정)과 재활보조기구에 대한 요양급여의 범위 및 비용('국민건강보험법' 제51조 및 동법 시행규칙 제26조제1항 및 별표 7)에서 보다 구체적인 내용이 언급되어 있다.

산재장해인을 위해 지원하는 보조기구 품목은 5개 영역, 52종이 있다. 하지의 인공발과 무릎, 하지 관련 기능형 제품, 상지 전동의수 및 관련 기능형 제품 등 의수와 의족 관련 제품이 가장 많다. 그 이외에는 이동기기로 휠체어 및 관련 기능형 제품이 지원된다.

연번	종류	장해등급	지급 품목명
1	하지-인공발 (10종)	1급7호, 2급4호, 4급5호, 5급3호	1. 고기능 인공발
			2. 직무형 인공발
			3. 발목이단용 인공발(LP)
			4. 기능형 인공발(소형, 여성용)
			5. 싸임(Syme) 인공발
			6. 일체형 발목각도 조절 인공발
			7. 멀티 플렉스 인공발
			8. 고하중 작업용 직무형 인공발
			9. Toeflex 인공발
			10. 링크형 인공발
2	하지-인공무릎 (7종)	1급7호, 4급5호	11. 다축공압식 무릎관절장치
			12. 경량유압식 무릎관절장치
			13. 인공지능의지 II
			14. 슬관절이단 무릎관절장치
			15. 잠금식 무릎관절장치
			16. 6링크 유압식 무릎관절장치
			17. 고기능 고관절장치
3	하지-관련기능형 제품 (10종)	1급7호, 2급4호, 4급5호, 5급3호	18. 발목각도 조절장치
			19. 의족용 충격흡수 장치
			20. 지면적응형 발목관절 장치
			21. 맞춤형 라이너 및 슬리브
		1급7호, 4급5호,	22. 대퇴절단용 소켓라이너(핀타입)
			23. 자동정렬식 하지용 자석락시스템(기계식)
			24. 자석락용 대퇴 소켓라이너
			25. 자석락용 하퇴 소켓라이너
			26. 의지 충격흡수 장치
			27. 경량형 얼라이먼트 어댑터

[그림 8-5] 직무지원형 재활보조기구 지원 품목-계속

연번	종류	장애등급	지급 품목명
4	상지-전동의수 및 관련기능형 제품 (15종)	1급5호, 2급4호, 4급4호, 5급2호	28. 근전전동의수
			29. 손목회전전동의수
			30. 손목이단용 전동의수
		2급3호, 5급2호	31. 스마트폰 터치 의수외피
			32. 공부부착 손목모듈(일반작업용)
			33. 공부부착 손목모듈(정밀작업용)
			34. 농기구 부착 작업용 다기능 상지의지 개발
			35. 수중작업용 다기능 상지의지 개발
			36. 작업용 맞춤형 다기능 특수 상지의지 개발
			37. 전동형 그리퍼 작업의수
			38. 자동정렬식 상지용 자석락시스템(기계식)
			39. 자석락용 상지 소켓라이너
		3급5호, 6급8호, 7급6호 8급3호, 9급10호	40. 맞춤형 손의지
			41. 오염방지 코팅의수
			42. 작업용 맞춤형 다기능 특수 상지의지 Ⅱ
5	아동기기-휠체어 및 관련기능형 제품 (10종)	1급8호	43. 기립형 휠체어
			44. 수전동 휠체어
			45. 기립형 전동 휠체어
			46. 휠체어 부착형 작업용 테이블
			47. 작업장용 휠체어 충전시스템
			48. 고강도 포터블 경량경사로
			49. 경량 전동 휠체어
			50. 실내이동기기용 탑승보드
			51. 작업용 의자차 Ⅱ
			52. 작업장용 휠체어 경사로

[그림 8-5] 직무지원형 재활보조기구 지원 품목

(3) 대상 및 지원 절차

① 보조공학기기 지원 사업

지원 대상은 장애인을 고용한 사업주 또는 고용하려는 사업주, 국가 및 지방자치단체의 장 등 장애인 근로자를 고용하고 있거나 고용하려는 사업주이다. 다만 출퇴근을 위한 자동차 개조 및 차량용 보조기기는 장애인근로자가 지원 대상이 된다.

구분	지원한도	
보조공학기기	고용유지조건 지원	장애인 1인당 1,000만원(중증 1,500만원) 한도 지원
	무상지원	장애인 1인당 300만원(중증 500만원) 한도 지원
차량용 보조공학기기	고용유지조건 지원	장애인 1인당 1,500만원 한도 지원

[그림 8-6] 보조기기 지원 내용

지원 방식은 크게 고용유지를 조건으로 하는 지원과 무상 지원으로 나뉘는데, 무상 지원의 경우 보조기기의 취득가액이 100만원 미만인 기기들을 중심으로, 장애인 1인당 300만원까지 중증 장애인은 500만원 한도까지 지원가능하다. 고용유지를 조건으로 하는 지원은 보조기기의 취득가액이 100만원 이상인 경우 장애인 1인당 1,000만원까지, 중증 장애인은 1,500만원 한도까지 지원한다.

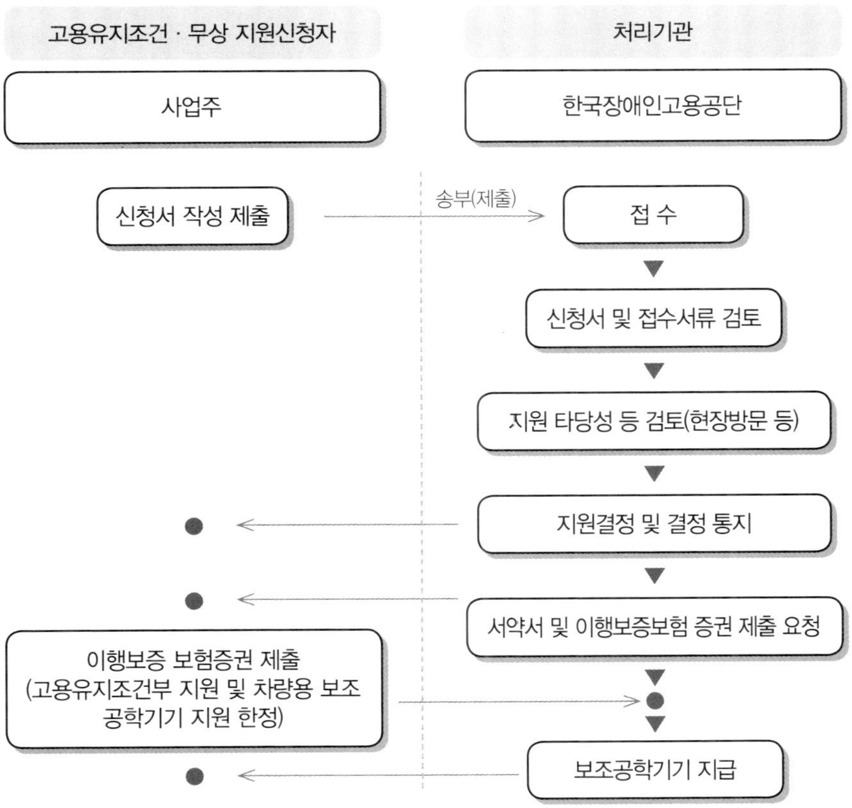

[그림 8-7] 보조기기 지원 절차

지원 절차는 해당 사업주나 국가 및 지방자치단체의 장 등이 한국장애인고용공단 지사에 신청서를 작성하여 제출하면 공단 지사에서 검토 후 상담과 평가를 통해 개인과 사업장에 적합한 보조기기를 선정 후 지원 결정을 한다. 결정된 보조기기는 한국장애인고용공단 본부에서 기기를 구매하여 지원 대상에게 직접 현물로 지급하며, 지급 받은 대상자는 기기수령 확인서나 이행보증증권, 서약서 등 그에 필요한 서류를 제출하여야 한다.

② 직무지원형 재활보조기구 지급사업

'직무지원형 재활보조기구 지급사업'의 지원 대상은 산재장해로 인해 직업 복귀에 어려움을 겪거나 직무 활동의 능률이 떨어지는 산재근로자이다. 이에 해당되는 대상자가 잡코디네이터 혹은 재활공학연구소에 직접 신청 서류를 작성하여 제출하여 자격 심사를 통해 현장 방문과 상담이 이루어지고, 선정위원회를 통해 지원 여부가 결정된다. 해당 결정에 따라 재활보조기기를 지급받게 되고 이후 사후 관리가 이루어진다.

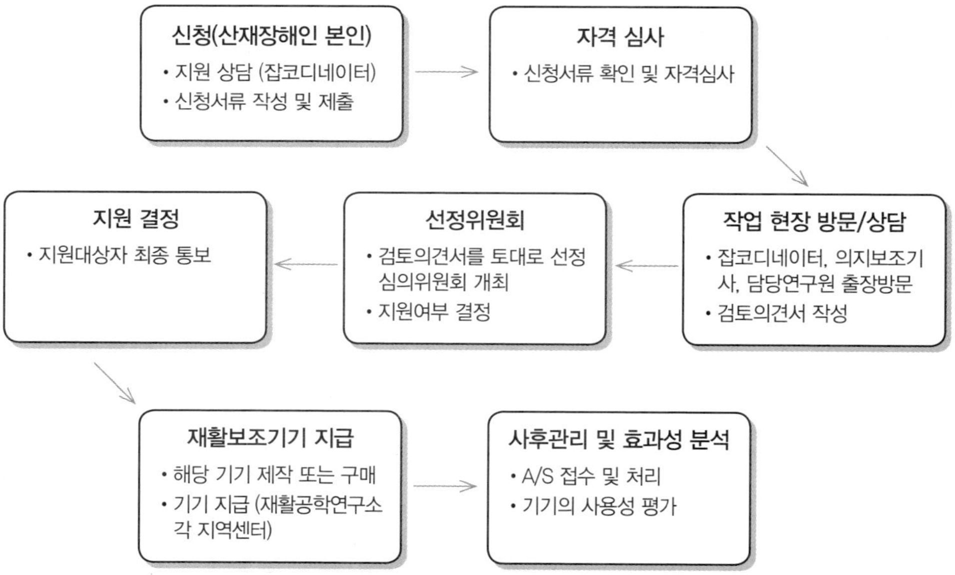

[그림 8-8] 보조기구 지원 사업 절차

2) 고려 사항

직업 생활에서 활용되는 보조기기는 우선 직업 및 직장 환경의 공간적 특성이 충분히 고려되어야 한다. 직장 내 환경은 작업물과 작업 과정 등에 따라 각기 다르게 설계 및 구성되어 있고, 근로자의 역할과 작업 과정에 따라 공간들이 연결 혹은 분리되어 있으며, 이에 따른 동선 또한 중요하게 여겨진다. 따라서 직업과 관련된 보조기기는 이러한 직장 내 환경에서 설치 및 사용이 가능한지에 대한 내용을 먼저 고려해야 한다.

또한 직장의 물리적 환경 뿐만 아니라 사회적 환경도 주요 고려해야 할 내용이다. 직업 활동은 개인 혹은 1인 작업 보다는 여러 사람들이 각자 맡은 직무를 수행하고 이러한 직무 수행의 결과물들이 통합되는 형태이기 때문에 특정 기업과 작업 환경에 따라 유사한 직무임에도 불구하고 적용할 수 있는 보조기기는 달라질 수 있다. 특히 사업주의 선호도와 욕구, 함께 일하는 동료와 직장 내 보조기기에 대한 수용 정도 또한 대상자가 보조기기를 선택하고 지속적으로 사용하는데 큰 영향을 준다. 직업과 관련된 보조기기 적용 시에는 대상자 뿐만 아니라 사업주 및 직장 상사, 동료들의 요구와 우선 순위 등도 충분히 고려되어야 한다.

직업을 위한 보조기기는 보조기기 사용 후, 대상자의 기능적 변화와 심리적 변화 뿐만 아니라 실질적인 생산성의 변화가 주요 효과로 고려되어야 한다. 왜냐하면 직업 장면에서 가장 중요하게 여겨지는 기준은 생산성 혹은 생산능률이며, 보조기기를 사용하는 장애인의 생산성은 대상자의 취업과 직업 유지에 우선적으로 영향을 미치며, 최종적으로 급여 및 보수에도 영향을 주기 때문이다. 그러므로 보조기기 적용 시에는 사람과 활동, 보조기기의 요소 뿐만 아니라 직무와 작업 환경에 대한 분석이 필수적이며, 해당 직무 수행에 있어 생산성 변화 또한 중요하게 평가되어야 한다.

3) 적용 사례

28세 이보조(가명)씨는 출생 시부터 소리에 대한 반응이 없었고, 1세때 청각 장애 진단을 받았다. 3세때 인공와우 수술을 받은 이후 지속적인 훈련과 치료를 통해 대부분의 소리를 듣고 이해할 수 있게 되었고, 발음에서 약간 차이가 있지만 다른 사람들과의 일반적인 의사소통이 가능해졌다. 초등학교와 중학교, 고등학교까지 정규 학교 과정을 마치고 그래픽디자이너 직업 훈련을 통해 그래픽디자이너로 한 기업에 취업했다. 해당 과정에서 보조기기를 사용한 경험은 없었다.

취업 후 회사에 적응하는 과정에서 이보조씨는 어려움을 겪었다. 우선은 회의 시에 동료 및 상사들의 회의 내용과 의견을 다 이해하지 못하는 경우가 많았다. 아이디어 및 작업 방향, 진행 사항 등에 대한 이야기들이 빠르게 오고 갔고, 전문적 내용이거나 해당 회사에서 많이 사용하는 표현들이 많았다. 그 결과 일부를 잘 이해하지 못해서 작업

결과물이 달라지거나, 자신의 업무 진행 사항이나 의사를 잘 표현하지 못하는 어려움이 나타났다. 이러한 일이 반복되자 이보조씨의 상사는 다른 방법이 필요하다고 판단하였다.

한국장애인고용공단의 지원을 통해 우선 전 직원이 청각 장애인을 중심으로 하는 직장 내 인식 개선 교육을 받았다. 이를 통해서 청각 장애인과 직장 내에서 보다 명확하게 의사소통하는 방법과 고려할 사항 등을 이해하게 되었고, 이후 회의 시에는 사전에 자료를 제공하거나, 사내 채팅창을 부가적으로 같이 사용하도록 회의 방법을 바꿨다. 또한 회의실에 보조기기 지원 사업으로 청취용 보조기 시설을 설치하여 이보조씨가 인공와우를 통해 회의 내용을 더 잘 들을 수 있도록 하였다.

이보조씨는 그 후 3년 이상 지속적으로 근무하며 경력을 쌓고 있으며, 동료들과 원활한 의사소통으로 직장 내 동료들과 친밀한 관계를 유지하고 있다.

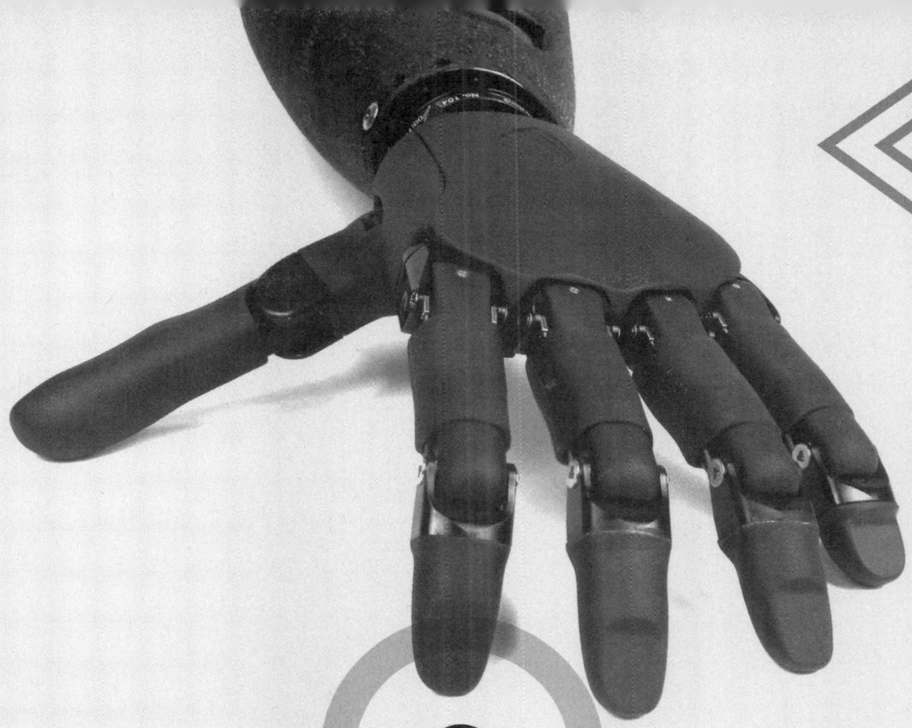

9

여가 및 스포츠

1. 장애인 스포츠 및 여가 보조기기 관련 국내 지원제도
2. 장애인 스포츠와 여가의 개념과 역사
3. 장애인 스포츠 및 여가를 위한 보조기기

제9장

여가 및 스포츠

이 장에서는 장애인들이 원하는 여가와 스포츠 활동에 참여할 수 있도록 돕는 로우테크놀로지와 하이테크놀로지의 보조공학기술을 소개하고자 한다. 교육학자 Dr. James A. Rimmer는 놀이와 여가 그리고 스포츠에 참여하는 것이 인간의 성장과 삶의 만족을 성취하는데 필수적인 요소라고 하였다. 모든 사람에게 여가활동을 유지하는 것이 중요한 이유이다. 그러나 장애인의 경우는 신체적 또는 정신적 이유로 활동에 제약이 있어 비장애인과 비교하여 상대적으로 정적인 생활을 하게 되고 활동참여가 제한된다. 이런 측면에서 장애인에게 스포츠와 여가활동은 신체적 불편함과 심리적 위축감을 완화하고 삶의 만족도와 자아존중감을 높이는 데 긍정적인 영향을 미친다. 보조공학은 장애인들의 활동을 제한하는 신체적, 사회적, 인지적인 장해요소들을 제거하고 원하는 활동에 적극참여할 수 있도록 기회를 제공한다.

1. 장애인 스포츠 및 여가 보조기기 관련 국내 지원제도

1) 법 또는 제도

우리나라 장애인 스포츠 및 여가에 대해서 보조기기를 지원하는 법과 제도를 알아보자. 장애인 스포츠와 여가에 대해서는 장애인 건강 및 삶의 질 향상이라는 측면에서 여러 법에서 단편적으로 다루고 있다. 하지만 그 중 보조기기 관련 내용은 많지 않다. 구체적으로 보조기기를 언급하고 있는 법으로는 장애인복지법 제65조(장애인보조기구)의 규정에 따라 2016년부터 시행된 「장애인보조기구 품목의 지정등에 관한 규정」의 보조기기 품목 및 분류체계에서 레크리에이션 보조기기를 언급하고 있다. 노인으로 범위를 확대하면 노인을 위한 「고령친화산업 진흥법」에서 고령친화제품의 정의에서 노인을 위한 여가를 언급하고 있다.

❖ 장애인보조기구 품목의 지정등에 관한 규정(2016년)

〈별표 1〉 장애인보조기구 품목 및 분류체계

– 30. 레크리에이션용 보조기구(게임, 취미, 스포츠, 기타 여가 활동을 위한 장치)

30. 03 놀이용 보조기구

30. 09 스포츠용 보조기구

30. 12 연주 및 작곡 보조기구

30. 15 사진, 영화, 비디오 제작용 보조기구

30. 18 수공예 공구, 재료, 장비

30. 21 원예 및 농작용 보조기구

❖ 고령친화산업 진흥법(2018년)

– 제2조(정의) 이 법에서 사용하는 용어의 정의는 다음과 같다.

1. "고령친화제품등"이라 함은 노인을 주요 수요자로 하는 제품 또는 서비스로서 다음 각 목의 어느 하나에 해당하는 것을 말한다

바. 노인을 위한 여가 · 광관 · 문화 또는 건강지원서비스

이처럼 법에서는 장애인의 스포츠와 여가에 대한 보조기기에 대해서 아직 명확하지 않은 실정이다.

2) 관련 단체 및 지자체의 사업

(1) 장애인 단체의 보조기기 지원활동

장애인 관련 단체에서는 단체 성격에 맞추어 개별적인 보조기기 지원사업을 실시하고 있다. 장애인 스포츠 단체에서는 장애인들의 생활체육 활성화를 위하여 단체의 사업

편성에 따라 관련 보조기기를 지원 또는 대여하는 사업이 이루어진다. 대표적으로 장애인 스포츠를 주도적으로 이끌며 지원하는 대한장애인체육회(각 시, 도 장애인체육회)가 있다. 대한장애인체육회 중심으로 전국에 다양한 장애인 스포츠 및 여가 단체들이 있다. 장애인 스포츠 단체에서는 스포츠 활동에 필요한 보조기기 대여 사업을 실시한다. 대표 단체들은 [표 9-1]과 같다.

[표 9-1] 장애인 스포츠 및 여가 단체

번호	단체 명	홈페이지 주소
1	대한장애인체육회(각 시, 도 장애인체육회)	https://www.koreanpc.kr/
2	국제패럴림픽위원회	https://www.paralympic.org/
3	한국스페셜올림픽위원회	http://sokorea.or.kr/
4	대한장애인축구협회	http://kofad.koreanpc.kr/
5	대한장애인골볼협회	http://kbgf.koreanpc.kr/
6	대한장애인농구협회	http://www.kwbf.or.kr/
7	대한장애인럭비협회	http://www.kwra.kr/
8	대한장애인론볼연맹	https://lawnbowl.co.kr/
9	대한장애인배드민턴협회	http://kbad.koreanpc.kr/
10	대한장애인보치아연맹	http://k-boccia.kosad.kr/
11	대한장애인사격연맹	http://ksfdnew.idasystem.co.kr/
12	대한장애인수영연맹	http://swimming.koreanpc.kr/
13	대한장애인스키협회	http://kpsa.koreanpc.kr/
14	대한장애인아이스하키협회	https://kpcsports.koreanpc.kr/3184/
15	대한장애인양궁협회	http://archery.koreanpc.kr/
16	대한장애인역도연맹	http://kpfd.koreanpc.kr/
17	대한장애인육상연맹	http://kafd.koreanpc.kr/
18	대한장애인컬링협회	http://대한장애인컬링협회.kr/
19	대한장애인탁구협회	http://tt.koreanpc.kr/
20	대한장애인테니스협회	http://ktad.koreanpc.kr/
21	대한장애인펜싱협회	http://wfencing.koreanpc.kr/
22	대한장애인조정연맹	http://kpra.koreanpc.kr/
23	대한장애인배구협회	http://www.kovad.or.kr/
24	대한장애인댄스스포츠연맹	http://kdsfd.kosad.kr/
25	대한지적장애인스포츠협회	—
26	대한장애인사이클연맹	http://c-kdcf.kr/
27	대한장애인요트연맹	http://kdsaf.koreanpc.kr/
28	한국시각장애인스포츠연맹	http://kbsa.koreanpc.kr/

대한장애인체육회에서는 2013년부터 다음과 같이 장애인과 비장애인을 위하여 스포츠 용품 및 보조기기를 제공하고 있다.

① **지원형태** : 스포츠 용품 및 보조기기 제공

② **대상** : 장애인, 비장애인

③ **지원품목** : 핸드사이클, 휠체어테니스, 휠체어컬링, 수상스키, 전동 스포츠 보드 등 스포츠 용품 (20종목, 45용품)

④ **신청방법** : 시 · 도장애인체육회

(2) 지방자치단체에서의 스포츠 및 여가를 위한 보조기기 지원

정부차원에서 장애인의 스포츠나 여가를 위한 보조기기 지원체계는 아직 부족하지만 지자체에서 장애인 이동권과 관련한 조례를 바탕으로 해변의 수상휠체어를 비치하거나 수영장에 호이스트 등을 설치하고 있다. 민간에서는 2010년대 들어서 기업의 지원을 받거나 사회복지단체의 지원을 통하여 스포츠 또는 여가 보조기기를 지원하는 행사가 이어지고 있다. 그 예로 경기도재활공학서비스연구지원센터에서는 2014년 장애인을 위한 '맞춤자전거 무상 대여 사업'을 실시하였으며 2015년에는 '장애인의 여행과 여가생활을 위한 이동보조기구'라는 테마로 휠체어에 부착하는 전동형 보조장치를 지원하였다. 스포츠 분야에서는 각 장애인 체육 단체별로 민간 자원을 통하여 맞춤형 보조기기를 협조 받고 있고, 엘리트 스포츠 분야에서는 재활공학 연구기관과 연계하여 새로운 형태의 보조기기나 맞춤형 보조기기를 개발하고 있다. 하지만 아직까지 지원폭이 좁고 종류가 한정되어 있어 더 많은 장애인이 스포츠 및 여가를 즐기기 위해서는 보조기기에 대한 다방면의 지원이 확대되어야 한다. [표 9-2]는 지자체와 민간단체의 스포츠 및 여가 보조기기 지원현황이다.

[표 9-2] 지자체와 민간단체의 스포츠 및 여가 보조기기 지원현황

사업	내용	시행기관	시행년도
장애인 수영장 리프트 설치	수영장 내에 장애인 전용 이동식 수중 리프트와 수중 휠체어를 설치	전국 지자체	2010년 ~
장애인 자전거 대여 사업	맞춤자전거 무상 대여 사업	경기도재활공학서비스연구지원센터	2014년
장애인 여가생활 이동보조기구 지원	휠체어에 부착하는 전동형 보조장치를 지원	경기도재활공학서비스연구지원센터	2015년

수상휠체어 운영	변산반도 해변 장애인을 의한 수상휠체어 대여	국립공원공단	2019년 ~
스포츠휠체어 보급	휠체어 농구, 휠체어 탁구, 휠체어 럭비 등 전국 장애인 체육시설 65개소에 '다종목에 활용할 수 있는 스포츠 휠체어' 170대를 보급	문화체육관광부가 대한장애인체육회	2019년
희망드림	포항 · 광양 지역의 장애인 체육선수들에게 맞춤형 보조기구 · 장비 지원	포스코1%나눔재단	2020년
'무장애 여행' 섹션 운영	노인 및 장애인 등 관광 취약계층의 관광여건을 위해 '대한민국 구석구석(www.visitkorea.or.kr)' 사이트 내에 '무장애 여행' 섹션 운영	한국관광공사	상시

2. 장애인 스포츠와 여가의 개념과 역사

1) 장애인 스포츠와 여가의 개념

장애인 스포츠란 장애인의 특별한 요구를 충족시키기 위하여 비장애인 스포츠종목을 변형하거나 새로 만든 스포츠를 뜻한다. 이와 관련한 분야는 특수체육(special physical education), 교정체육(corrective physical education), 재활체육(rehabilitation physical education), 생활 및 전문체육, 레저 스포츠 등으로 구분할 수 있다.

장애인 스포츠를 체육교육과 신체활동으로 분류하면 특수체육교육(Adapted physical education)과 장애인체육(adapted physical activity)으로 설명할 수 있다. 특수체육교육은 학령기 장애아동들에게 학교에서 실시하는 것으로 회복과 교정의 목적이 있는 반면 장애인체육은 자신이 원하는 신체활동을 평생 실시하는 것으로 삶의 질 향상을 목적으로 한다는 점에서 구분된다. 이 두가지 개념은 구분하여 사용하지만 장애인들이 평생 신체활동이나 스포츠 여가활동을 즐길 수 있게 하기 위해서는 학령기에 특수체육활동이 교육기관에서 꾸준히 그리고 다채롭게 수행되어야 성장 후에 지속해서 체육활동에 자연스럽게 참여할 수 있다.

장애인 생활체육은 개인의 건강관리 뿐간 아니라 사회 참여와 욕구 충족, 복지 수준 향상이라는 차원에서 비장애인의 생활체육과 더불어 중요한 영역이다. 장애인 여가는 사회, 가정 및 일의 의무로부터 벗어나 생계활동의 형태가 아닌 자신의 의지대로 하는 활동으로서 긴장에서 이완되고 자신의 창조적인 노력을 통하여 추구할 수 있다. 특히 휴식, 기분전환, 사회적 참여를 통하여 삶의 질 향상 측면에서 매우 중요한 의미를 가진다.

현대 사회에서 스포츠와 여가는 단순한 개인의 신체활동을 넘어 신체적, 정신적, 사회적 건강을 유지하고 증진시키는 복합적 활동에 속한다. 장애인 스포츠는 장애발생에서 오는 심리적, 사회적, 신체적인 상실감을 극복하고 개인의 건강과 여러 심리적인 변화를 가져와 건전한 사회의 구성원으로 참여할 수 있도록 한다. 보조기기의 발달은 장애인의 스포츠 활동에 많은 장벽을 제거하여 직접적인 참여의 기회를 제공하고 있다.

2) 장애인 여가와 스포츠의 역사

장애인을 위한 활동적인 운동과 여가활동은 유럽에서 시작하여 미국, 일본으로 확산되어 왔다. 초기의 장애인 여가활동은 장애를 회복하는 것을 목적으로 사용되었다. Georgia의 한 병원에서 소아마비 환자의 기능회복을 위해 수치료를 시작한 사례가 있으며, 2차 세계대전 이후에는 유럽과 미국에 절단과 척수 손상 병사들이 고향으로 돌아가 스키와 농구 같은 운동을 다시 시작한 것이 장애인 스포츠의 시작이었다. 미국의 재향군인회나 보훈병원에서는 장애인 스포츠를 병원에서의 재활과 퇴원 후 프로그램으로 연결하여 활용하였고 베트남 전쟁 이후에는 장애인이 된 병사들에게 '레크리에이션 치료'를 적용하기 시작했다. 레크리에이션 활동은 회복경험을 제공하고 사회복귀를 자극하는 역할을 하였다. 이러한 활동이 더욱 활발해지면서 미국 장애인 스포츠 협회(Disabled Sports USA)가 창립되었다. 현재는 미국 전역에 지부가 활성화되어 많은 장애인들이 스포츠 및 여가활동에 참여할 수 있도록 지원하고 있다.

2차 세계대전 이후 장애 병사들의 체육활동으로부터 이어진 장애인 체육대회는 올림픽 경기와 함께 열리는 패럴림픽을 탄생시켰다. 하계 패럴림픽은 1960년 로마에서, 동계 패럴림픽은 1976년 스웨덴에서 최초로 개최되었다. 장애인 스포츠 활동의 역사는 운동의 규칙과 오락적 요소를 가미하고 공학기술을 적용한 장비가 향상되면서 더욱 발전하고 있으며 이를 통해 엘리트 스포츠 장애인이 배출되고 있다.

3. 장애인 스포츠 및 여가를 위한 보조기기

대표적인 장애인 스포츠 및 여가 분류로는 구기종목 스포츠(ball games), 동계 스포츠(snowsports), 해양 · 수상 스포츠(water sports), 육상(racing) 그리고 여가 및 레저 스포츠(recreational sports)로 나눌 수 있다. 구기종목에는 농구, 테니스, 럭비, 축구 등이 있고, 동계 스포츠는 스키, 스노우보드, 아이스 스케이팅, 아이스하키가 있으며, 수상 스포츠는 스쿠버 다이빙, 수영, 수상스키, 카누 그리고 육상으로는 파라사이클, 산악 바이크, 마라톤, 여가 스포츠는 골프, 낚시, 등산, 승마, 사격, 자전거 등이 대표적이다. 과거에는 장애로 인하여 스포츠에 제한이 많았으나 과학기술과 이를 응용한 보조공학의 발달로 장애인들이 여러 스포츠를 즐길 수 있게 되었다. 과학기술의 발달과 관련분야 전문가들의 노력으로 장애인이 접근할 수 있는 분야는 더욱 확장되고 있다.

1) 구기종목

구기종목은 대표적으로 휠체어 농구, 럭비, 테니스 등이 있다. 이 종목들은 선수들이 휠체어를 타고 경기를 진행하는데 선수들의 골반 안정성이 매우 중요하다. 휠체어와 몸이 함께 움직여 안정성을 유지할 수 있도록 해주기 위해서 경사가 급한 시트를 설치한다. 무릎은 깊게 굴곡되어 있어서 무릎 뒤쪽 엉덩이 가까이에 발이 위치하게 된다. 몸 가까이에 발을 모으는 것은 몸의 축으로 무게중심을 옮겨 회전할 때 기민성을 더욱 높이는 효과도 있다.

구기종목의 휠체어들은 기본적으로 캠버의 각이 일반 휠체어와 달리 기울어져 있어 상대적으로 넓은 기저면(base of support)을 확보한다. 넓은 기저면은 과격한 방향회전이나 부딛힘으로부터 넘어짐을 최소화한다. 또한 기울어진 캠버는 푸쉬림을 통해 지면에 전달되는 힘의 방향이 바깥을 향하게 하여 방향전환시 일반 휠체어 보다 적은 힘을 요구하여 민첩한 회전을 가능하게 한다(그림 9-1).

좌석의 넓이는 다른 스포츠 휠체어와 마찬가지로 꽉 끼이는 형태로 선수의 골반이 좌석에 최대한 밀착되는 것이 좋다. 밀착 좌석은 선수의 몸통 안전성을 제공하여 다른 신체부위를 원활하게 사용할 수 있도록 지지면을 제공한다.

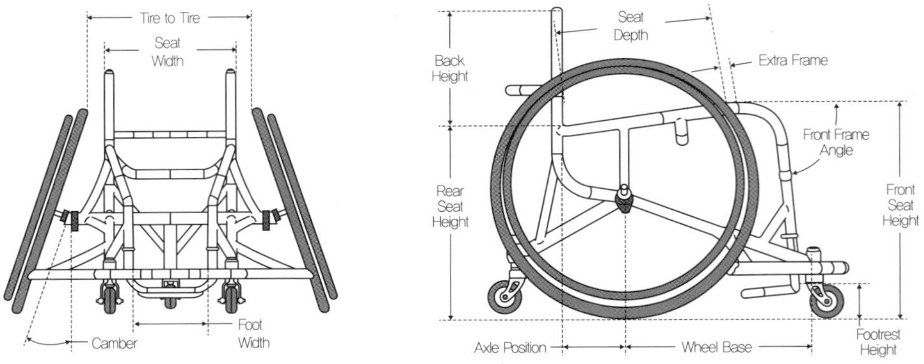

정면 옆면

[그림 9-1] 구기종목 휠체어 모습

출처 : https://dmeshoppe.com/home/top-end-t5-7000-series-tennis-wheelchair.html

(1) 휠체어 농구(Wheelchair Basketball)

① 휠체어 농구 개요

농구는 장애인에게 적응된 최초의 스포츠로 세계 2차 대전에 참전하여 장애를 입은 군인들에 의하여 1940년대에 시작되었다. 하반신 마비(paraplegia), 뇌성마비, 절단, 소아마비 등과 같은 휠체어를 이용하여 이동하면서 상반신의 기능을 활용할 수 있는 다양한 장애를 가진 사람들이 참여하고 있다. 휠체어 농구는 매끄러운 바닥을 자유롭게 이동하며 경기를 할 수 있어 비장애인 농구시합에서 느끼는 스피드와 역동적 경기의 매력을 경험할 수 있다. 참여하는 선수들은 상지 근력과 휠체어 프레임 활용 기술을 증진시키는 훈련을 하여야 한다.

시합에 사용하는 휠체어는 국제 규격을 준수해야 한다. 국제휠체어농구연맹(International Wheelchair Basketball Federation)은 공정한 경기와 사고를 예방하기 위해 농구 휠체어의 규격을 정하고 경기 시에 기준에 부합한 휠체어를 사용하는지 점검한다.

② 휠체어의 보조공학 적용

농구를 위한 휠체어는 수동 휠체어로서 안정성과 기동성을 높이기 위한 특징을 갖추고 있어야 한다. 빠른 속도와 가속 그리고 제동을 위하여 두랄루민과 카본같은 매우 가벼운 소재를 사용한다. 또한 접촉이 일어났을 때 선수와 휠체어를 보호할 수 있는 구성요소를 갖추고 있어야 한다. 농구 휠체어는 바퀴의 축, 캠버(camber)가 기울어져 있는데 이것은 휠체어 회전을 더욱 빠르고 기동성 있게 해주며 휠체어의 같은 면 충돌 시 손을 보호할 수 있다.

경기를 위한 휠체어는 4바퀴로 구성되어야 하며 두개의 추진바퀴와 두개의 방향회전을 위한 캐스터 바퀴를 갖추어야 한다. 캐스터는 지름이 5cm 이내이며 단단한 플라스틱 제품을 주로 사용한다. 추진바퀴는 지름이 66cm 보다 작으며 추진 손잡이(pushrims)를 갖추어야 한다. 발판은 11cm보다 낮아야 하며 경기장 바닥을 손상시키지 않을 만큼 높아야 한다. 선수들이 앉는 좌석은 골반 안정성을 높이기 위해 5°에서 15° 기울어져 있으며 꽉 맞는 형태의 버킷 구조로 되어 있다. 좌석 옆 가드는 휠체어 조종과 활동성을 높이기 위해 매우 낮은 형태로 제작되며 쿠션은 좌석의 폭과 같은 폭으로 제작하여 설치한다. 쿠션의 두께는 10cm를 넘지 않도록 하며 장애등급에 따라 쿠션의 두께가 다르게 적용될 수도 있다. 선수 장애등급은 운동성을 고려하여 기준을 정하는데 최하위 1.0에서 4.5까지 0.5 단위로 증가한다. 예를 들면 1.0 선수는 흉부 척수손상(thoracic spinal cord injury), 4.5 선수는 천골손상(sacral) 또는 한 발 절단 장애가 있음을 의미한다. 5명의 팀원의 장애 점수를 합산하여 14점이 넘지 않도록 하는 것이 규칙이다.

휠체어 농구는 다소 격렬한 장애인 스포츠 종목 중 하나이다. 따라서 게임의 규칙과 함께 휠체어 장비의 안정성이 선수를 보호하는데 매우 중요한 요소가 된다. 현재는 기술의 발달과 함께 향상된 선진 장비를 활용하는 선수들이 더 좋은 경기를 할 수 있게 되는 이점들이 나타나면서 경기에 참여하는 장비들을 공평한 조건이 될 수 있도록 규칙 또한 수정되고 있다.

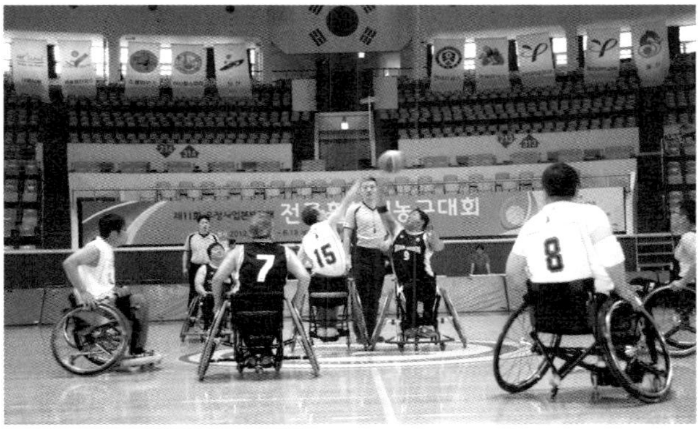

[그림 9-2] 휠체어 농구대회

출처: 대한장애인농구협회 페이스북

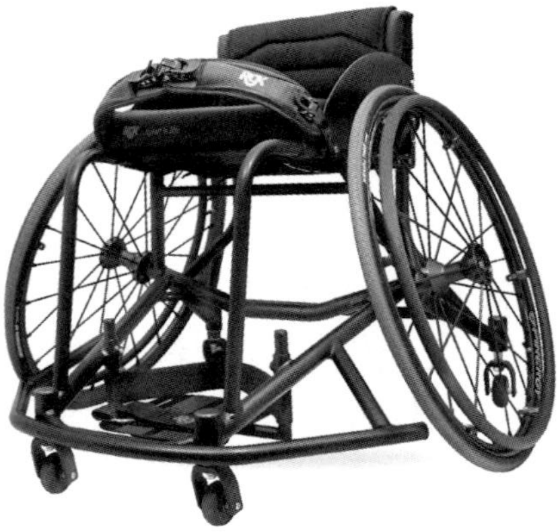

[그림 9-3] 농구용 휠체어

출처 : https://rgkwheelchairs.com/wheelchairs/sport-wheelchairs/allstar.html

(2) 휠체어 럭비 (Wheelchair Rugby)

① 휠체어 럭비 개요

휠체어 럭비는 1976년 캐나다에서 사지마비 휠체어 장애인들로부터 시작되어 초기에는 Quad Rugby로 불리기도 하였다. 이 후 1981년 미국에 소개되었고, 1988년 미국 쿼드럭비연합(USQRA: United States Quad Rugby Association)이 결성되어 세계 수준의 스포츠로 발전되어 왔다. 휠체어 럭비는 '쿼드'라는 이름처럼 상체 및 하체에 모두 장애를 갖고 있어야 참가가 가능하다. 이 점에서 휠체어 농구와 선수범위가 다르다고 할 수 있다. 농구와 비슷한 점은 0.5에서 3.5점까지 범위를 정하고 있으며 점수가 높을수록 가벼운 장애를 의미하여 네 명으로 구성된 한 팀의 장애 점수가 8점을 초과할 수 없다. 휠체어 럭비에서 사용되는 공은 일반적인 배구공이나 배구공에 표면을 거칠게 처리하여 잡기 좋게 만든 공을 사용한다.

② 휠체어의 보조공학 적용

럭비 선수들이 사용하는 휠체어는 수동휠체어로서 농구 휠체어와 유사하지만 앞쪽에는 충돌을 흡수하는 범퍼가 있는 것이 특징이다. 또한 반대쪽 휠을 추진하거나 멈출 수 있는 림이 설치되어 있는 것도 있고, 바퀴에는 바퀴살을 보호하는 바퀴살 보호대(spoke guard)가 장착되어 있다. 바퀴살 보호대는 바퀴를 보호하는 역할 뿐만 아니라 선수가 경기중에 이 보호대에 기대 공을 밀기도 하며 바닥으로부터 공을 밀어올리기도 한다. 또한 바퀴살 보호대는 바퀴살로 인해 발생할 수 있는 자신 또는 타 선수의 손가락 끼임을 예방하기도 한다. 휠체어 뒤쪽에는 경기중 휠체어가 뒤로 넘어가는 것을 방지하기 위한 넘어짐 방지 장치(anti-tip)가 부착된다.

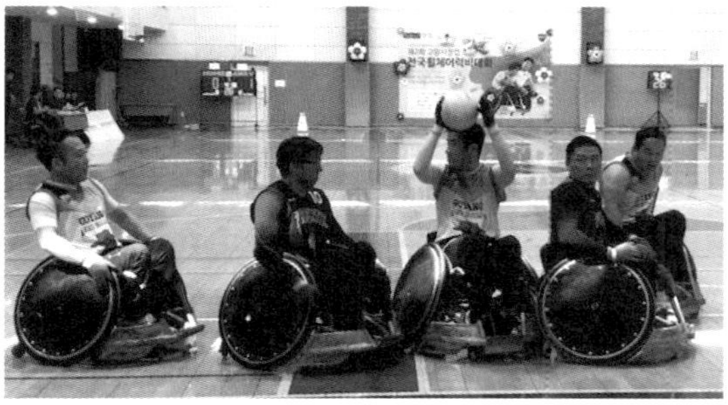

[그림 9-4] 휠체어 럭비 경기모습
출처 : 대한장애인럭비협회 페이스북

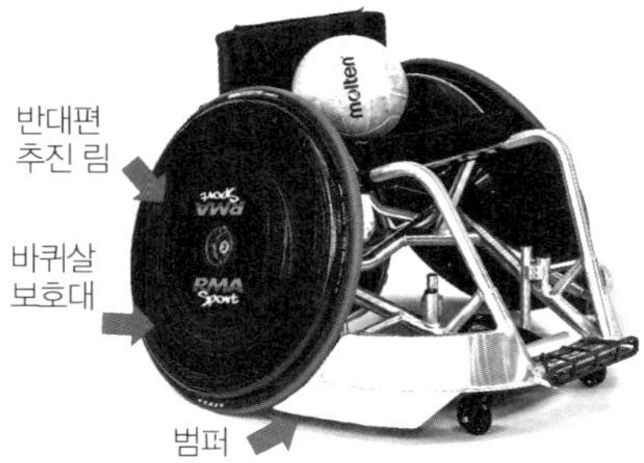

[그림 9-5] 럭비 휠체어
출처 : https://rmasport.com/rugby-landing/

(3) 휠체어 테니스(Wheelchair Tennis)

① 휠체어 테니스 개요

휠체어 테니스는 1976년 Brad Parks 라는 사람에 의하여 고안된 이 후 1982년 프랑스에서 처음으로 유럽 휠체어 테니스 대회를 개회하였다. 이 후 휠체어 테니스는 매우 빠르게 주목을 받게 되었다. 1988년 서울에서 열린 페렐림픽에 소개되었으며 1992년 바르셀로나에서 정식 패럴림픽 경기 종목으로 채택되었다. 휠체어 테니스의 경기장 규격은 일반 규격과 같으며 공이 넘어와 두 번 튕긴 후 치는 것을 허용하는 차이점 외에 나머지 규칙은 같다.

② 휠체어의 보조공학 적용

경기에 사용하는 휠체어는 앞 바퀴가 한 개 또는 두개로 구성된 것이 있으며 뒤쪽에 보조 바퀴를 두어 안정성을 높이고 회전이 용이하도록 설계된 것을 사용한다. 앞바퀴는 지름 5cm 미만의 캐스터를 사용하며 뒤의 큰 바퀴는 지름 61cm ~ 66cm 고압타이어를 사용한다. 이런 셋팅은 코트에서 기동력을 좋게 하기 위함이고, 캠버 각을 넓게 하여 공을 칠 때 안정성과 방향전환의 기민성을 높인다. 휠체어의 안장은 공을 치는 순간의 체간의 안전성을 제공하는데 매우 중요하기 때문에 선수의 골반에 잘 맞추는 것이 중요하다. 휠체어의 안장에서 바닥부분(seat)의 각도가 위로 향하는 예각과 아래로 향하는 둔각 안장이 있는데, 예각 안장은 고정(stability)을 높이는 반면

둔각 안장은 이동성을 향상시키는 특징이 있다. 선수의 손상정도에 따라 경기 취향에 따라 선택할 수 있다(그림 9-6).

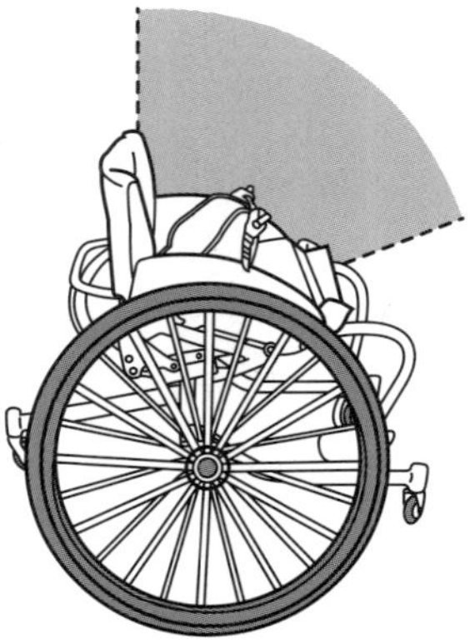

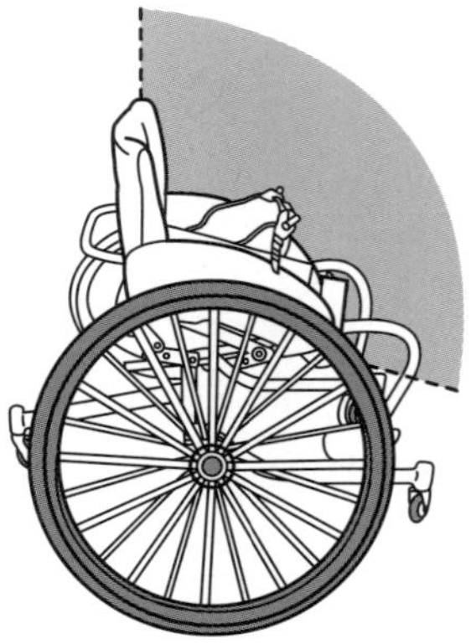

예각 안장은 고정향상으로 안정성을 제공 둔각 안장은 움직임의 활동성을 향상

[그림 9-6] 휠체어 안장각도

출처 : https://www.tennisfoundation.org.uk/wp-content/uploads/2017/04/Tennis-Wheelchair-Setup-and-Maintenance-Guide-4.pdf

테니스 휠체어의 주 바퀴는 24인치~27인치까지 사용하는데 24, 25인치의 바퀴는 추진력를 크게 하고 회전을 용이하게 하는 반면 순간 속력이 적게 나고, 26, 27인치의 바퀴는 순간 속력을 높이는 데는 용이하지만 추진력이 상대적으로 적은 특징이 있다. 캐스터의 경우 앞과 필요에 따라 뒤쪽에 있는 작은 바퀴인데, 약간의 저항감이 있는 것이 공을 칠 때 지지대 역할을 하게 되는 특징이 있다. 물론 너무 강한 저항은 회전을 방해함으로 선수의 힘과 특성에 맞게 적정한 저항값을 가질 수 있도록 해야 한다.

휠체어 바퀴의 기울임 정도를 캠버각이라고 하는데 20°~24° 정도 꺽인 것이 적당하다. 캠버각이 넓으면 발란스 잡기와 회전을 빠르게 하는 것에 용이하지만 직선 주행 속도를 떨어뜨리고 에너지를 더 많이 요구한다. 반면 캠버각이 좁으면 주행 에너지 효율이 좋지만 발란스를 감소시키며 회전이 느리다. 이 또한 선수의 신체적 특징과 선호도에 알맞게 조절해야 할 것이다. 다만 20°~24° 사이에서 조절할 것을 권고한다.

전동휠체어를 이용하는 휠체어 테니스도 있는데, 이는 경수손상과 같이 높은 레벨의 손상을 가진 선수들이 참가한다. 전동휠체어와 더 긴 라켓을 사용하고 손에 라켓을 감아 사용하는 특징이 있다.

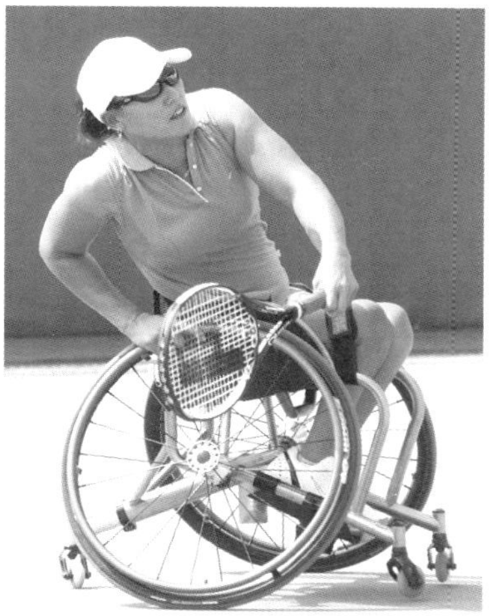

[그림 9-7] 휠체어 테니스 경기모습; 휠체어 테니스 국가대표(세계랭킹7위) 홍영숙 선수
출처 : 본인

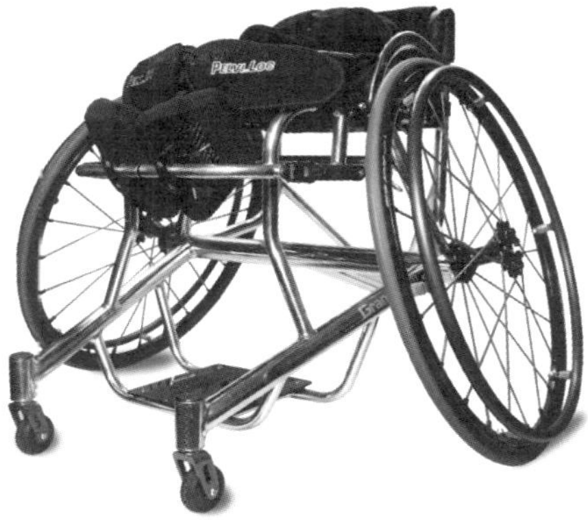

[그림 9-8] 테니스용 휠체어
출처: https://howirollsports.com/shop/rgk-grand-slam-tennis-wheelchair/

2) 경주(Racing)

(1) 휠체어 경주 (Wheelchair racing)

① 휠체어 경주 개요

휠체어 경주는 영국 참전용사들에게 스포츠가 필요하다는 루그 구트만(Ludwig Guttman)의 주장에 의하여 1944년 장애인 스포츠가 활성화된 역사와 함께 시작되었다. 현재는 페럴림픽의 정식 종목이기도 하며 세부종목으로는 단거리로 100m, 200m and 400m, 중거리로 800m, 1,500m, 장거리로 5,000m and 10,000m가 있고 릴레이 경기로 4×100m 와 4×400m가 있다. 또한 일반 도로에서 진행하는 휠체어 마라톤 종목도 있다. 참여할 수 있는 장애 유형은 절단, 척수장애, 뇌성마비, 신체일부 짧음(중복장애가 있는 경우)이 해당된다.

② 레이싱 휠체어의 보조공학 적용

레이싱용 휠체어는 큰 바퀴 두 개와 작은 앞 바퀴 1개의 모습이며 고압용 튜브 타이어를 사용하고 가볍고 단단한 소재 프레임과 림, 정밀한 허브, 카본 디스트나 포크휠, 보정 스티어링, 소형 푸쉬링 그리고 2도에서 15도의 캠버를 사용한다.

레이싱 휠체어에서 빼놓을 수 없는 중요한 요소 중 하나는 시트이다. 선수의 체형에 알맞은 시트의 선택은 선수의 근력을 효율적으로 휠체어 바퀴에 전달할 수 있도록 설계되어야 한다. 따라서 대부분의 경주용 휠체어는 개별적인 신체 치수에 맞도록 주문 제작된다. 시트제작 시 고려해야 할 신체 치수는 고관절 넓이, 가슴 넓이, 대퇴길이, 팔 길이, 몸통길이, 키, 중량 등을 포함한다.

휠체어 레이싱에 사용되는 휠체어 구조와 각 부품들의 위치는 선수의 장애유형에 따라서도 달라지며 선수의 강한 근육의 유형에 따라 다르게 되므로 매우 신중히 제작하고 부착물들을 고정해야 한다. 예를 들어 하반신 마비 선수들은 등받이에서 뒤축지지대(rear axles insert)까지 거리를 15cm에서 25cm를 선호하는 반면, 사지마비의 선수들은 5cm에서 20cm를 선호한다. 손상장애부위에 따라서 효율이 높은 자세도 다르다. 경수손상 선수들은 무릎을 몸통 쪽으로 더욱 당겨서 앉는 자세를 취하여 안정성과 평형능력, 호흡에 더욱 적합하도록 한다. 몸통조절이 가능한 낮은 손상레벨의 선수나 하지절단 선수들은 upright cage seat 형태로 몸통을 지지하여 미는 힘을 충분히 활용할 수 있는 앉는 형태를 선호한다.

레이싱 휠체어는 방향조절을 위하여 별도의 장치 없이 상체를 통해서 시트의 압력과 림에 전달하는 힘의 배분을 통하여 방향조절을 할 수 있고, 곡선주로를 달리기 위한 장치인 compensator라 불리는 스티어링 구성요소를 사용할 수도 있다. 휠체어 레이싱을 위해서는 장갑의 역할도 매우 중요하다. 추진을 가하기 위한 상체 스트록을 할 때에 바퀴에 근력이 정확하고 효율적으로 전달될 수 있도록 맞춤형 플라스틱이나 가죽을 결합한 구조의 장갑을 활용한다.

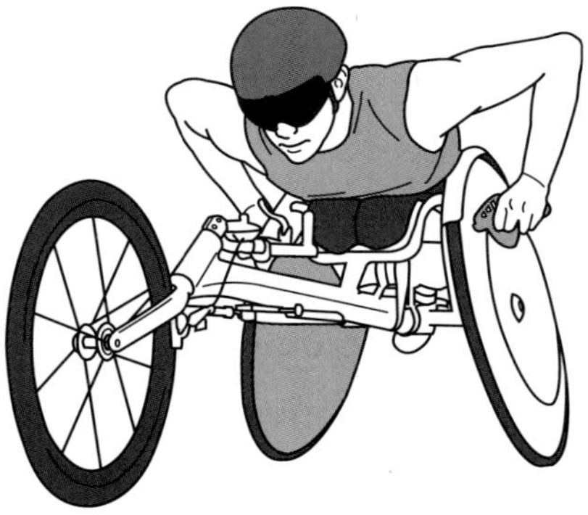

[그림 9-9] 휠체어 레이싱 경기모습

출처 : https://topendwheelchair.invacare.com/

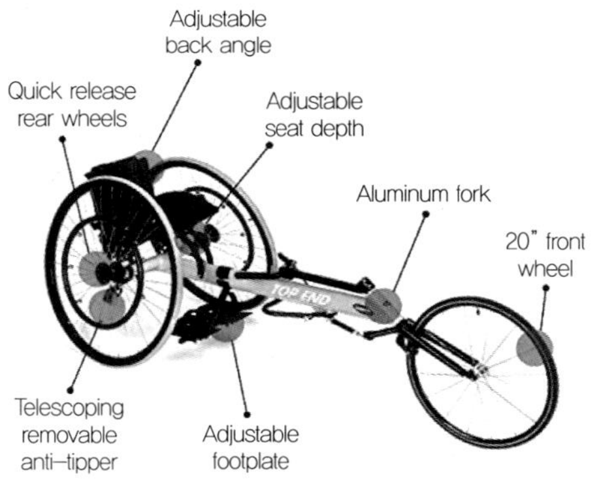

[그림 9-10] 레이싱 휠체어

출처 : https://topendwheelchair.invacare.com/preliminator-racing-chair/product/preliminator

(2) 핸드 사이클(Hand cycle)

하지마비 장애인을 위한 사이클은 다리를 사용하지 않고 손으로 패달을 돌려서 추진하는 방식의 핸드 사이클을 사용한다. 핸드 사이클은 안장이 바닥과 가깝고 3륜으로 되어 있어 안정성을 제공한다. 일반적으로 두 개의 뒷바퀴와 한 개의 앞바퀴 형태로 delta trike 형태라 불린다. 앞바퀴가 구동축이 되어 간단하게 손으로 돌려 동력을 전달할 수 있고 체인의 길이도 뒷바퀴에 연결할 때 보다 짧아진다. 다만 뒷바퀴 축을 사용할 때보다 코너와 오르막길에서 어려움이 있을 수 있다는 단점이 있다. 앞에 두 개, 뒤에 한 개의 휠이 있는 tappole trike는 안정성이 뛰어나 일반적으로 오프로드 바이크로 사용한다. 앞으로 기울여서 타야 하는 특징이 있다. 경기용에는 delta trike와 tapole trike 두 가지 형태를 모두 사용할 수 있다. 패달을 돌리는 방법은 일반 자전거처럼 교차하여 돌리는 것이 아니라 양팔을 함께 같은 방향으로 돌린다. 패달을 교차하여 구르지 않는 것은 패달을 구를 때 좌우로 방향이 틀어지는 것을 방지하기 위함이다.

핸드 사이클 이용시 손의 힘이 약할 경우 손을 고정하기 위하여 커프를 사용하기도 하며, 몸통을 고정하기 위하여 밴드를 사용하여 몸통과 좌석을 감싸 안정성을 높이기도 한다.

일반 장애인들이 운동용으로 또는 이동용으로 사용하는 사이클로 일반 휠체어에 앞에 부착하는 클립온(clip-on) 형태로 패달을 돌리면 앞으로 진행할 수 있는 것들도 상용화되어 있다.

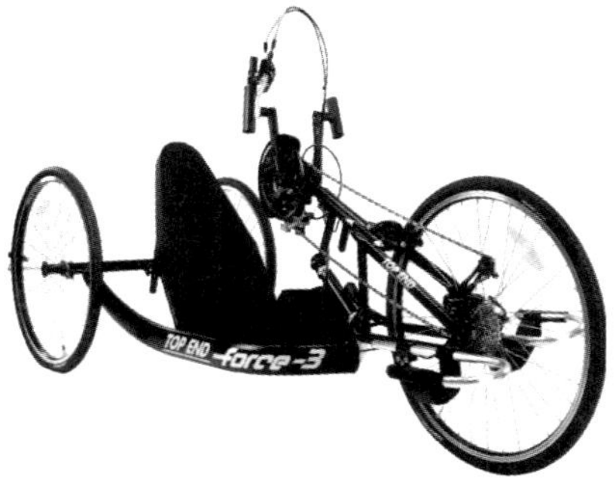

[그림 9-11] Top End 사의 Force 3 Handcycle

출처 : https://topendwheelchair.invacare.com/force-3-handcycle/product/force3

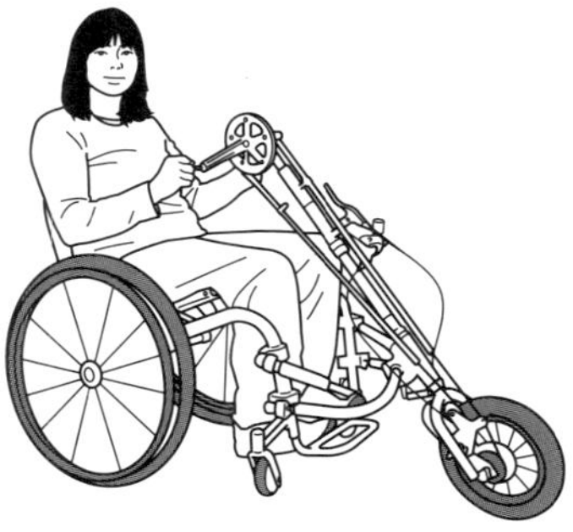

[그림 9-12] Rio mobility사의 dragon fly 클립온 핸드사이클

출처 : https://riomobility.com/

3) 동계 스포츠

(1) 스키

① 장애인 스키 개요

장애인을 위한 스키는 1940년대 퇴역한 군인을 위하여 호주에서 시작되었다. 1970년대 미국에서 인기를 얻으면서 확산되기 시작하였고 이때부터 장애에 따른 다양한 형태의 스키장비들이 개발되기 시작했다. 스키 장비는 앉아서 탈 수 있도록 되어 있어 좌식스키(sit-ski)의 형태이며, 모노스키(mono-ski), 바이스키(bi-ski)로 구분된다.

② 스키의 보조공학 적용

하지 장애인들을 위하여 고안된 스키는 기본적으로 안장, 스키판, 충격흡수 시스템, 스키 폴 대신 사용하는 아웃리거로 구성되어 있다. 모노스키는 스키날이 하나달린 썰매위에 안장을 올려 스키를 타는 형태이다. 모노스키를 타기 위해서는 자세를 유지하는 힘과 조정능력이 요구되므로 필요한 훈련을 해야 한다. 장애정도가 심한 경우에는 시도하기 어렵기도 하다. 바이스키는 모노스키와 유사하나 스키날이 두개로 더욱 안정적인 형태의 스키이다. 앉는 시트는 높이를 조절이 가능하도록 디자인 하기도 하며 눈 위의 충격을 흡수하기 위하여 스프링 등을 활용하여 충격흡수 장치를 사용한다.

장애인 스키는 앉은 자세에서 다리를 고정하는 장치가 필요하다. 여기에 사용되는 안장의 감싸는 정도가 높은 것과 낮은 것이 있는데 높은 것은 몸통지지의 안정성을 높여 주어 가장 많이 사용되며 낮은 형태는 활동성이 좋아 선수용으로 적합하다. 스키안장은 인체공학적으로 충격흡수와 안정성을 높이기 위하여 무릎쪽이 높도록 30-40도 각을 이루고 있다. 여기 몸통을 고정시켜주는 스트랩이 필수로 설치되어 있다. 발판은 하지를 높일 수 있도록 스트랩과 함께 설치되어 있으며 발판의 위치는 무릎의 각도를 높이고 낮출 수 있다. 무릎을 구부려 상체를 지지할 수 있도록 하는데 상체 조절이 어려운 장애인의 경우 무릎을 더 많이 구부릴 수 있도록 발판을 위치시켜 무릎이 상체를 보조할 수 있도록 한다. 스트랩은 단단히 고정하되 통증이나 상해가 발생하지 않을 수 있도록 두껍고 부드러운 재질을 사용하는 것이 좋다.

스키는 일반적으로 낮은 자세에서 눈 위를 미끄러져 추진하는 형태로 특별한 형태의 옆면 지지대가 필요하다. 스키의 폴과 비슷한 역할을 하는 장비를 아웃리거(out-rigger)라고 한다. 아웃리거는 스키 폴을 개조한 형태로 상지에 고정되도록 목발에서 사용하는 팔뚝 커프와 손잡이가 있고 끝부분은 짧은 스키형태로 되어 있어 미끄러지는 눈 위에서 지지가 가능하도록 디자인되었다.

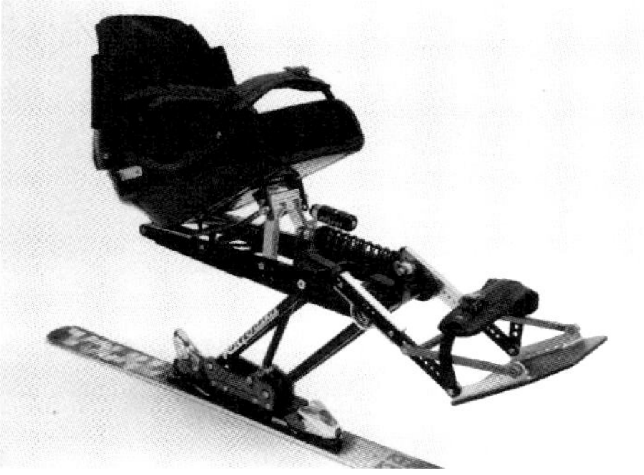

[그림 9-13] Enabling Technologies사의 KBG 모노 스키

출처 : https://enablingtech.com/products/kbg-lynx

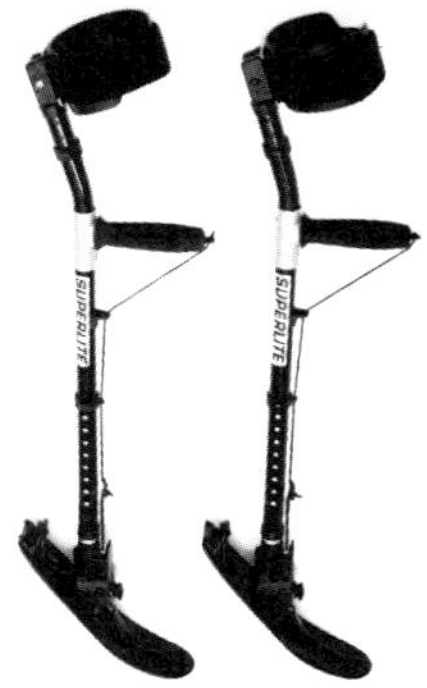

[그림 9-14] Enabling Technologies사의 모노스키 아웃리거

출처 : https://enablingtech.com/products/super-lite-outriggers-mono-ski

(2) 썰매하키(Sledge Hockey)

① 썰매하키의 개요

썰매하키(Sledge)는 노르웨이 언어로 썰매를 의미한다. Ice sledge는 스웨덴의 스톡홀름 재활센터에서 창안하여 1960년대 초 신체손상에도 불구하고 하키를 계속하고 싶은 사람들에 의하여 고안되었다. 기본적으로 얼음 위에서 하는 아이스하키의 형식을 유지하고 같은 규격의 퍽과 골대를 사용한다. 다만 장애 선수들이 즐길 수 있도록 규칙이 다소 수정된 수준이다.

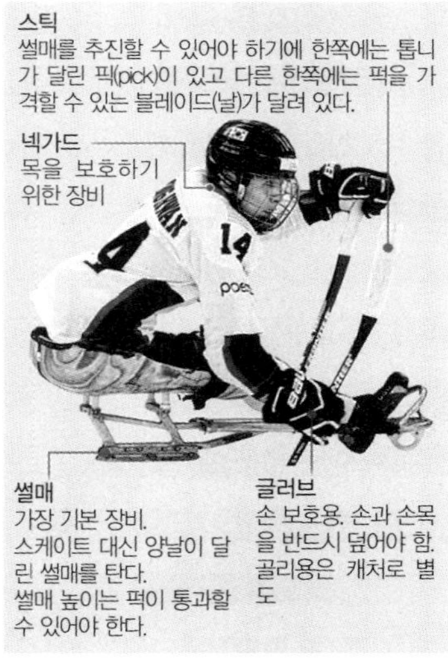

[그림 9-15] 설매하키의 도구

출처 : http://www.donga.com/en/article/all/20180310/ 1248028/1/What-to-watch-for-in-para-ice-hockey

② 썰매하키의 보조공학 적용

썰매하키는 기본적으로 썰매에 앉은 자세에서 하키를 하는 것이다. 썰매는 두 개의 금속날이 얼음위를 미끄러지면서 추진하는 형태이고 등받이와 의자, 다리를 고정하는 스트랩, 푸시 핸들

(push handle)로 구성되어 있다. 여기서 푸쉬 핸들은 기존의 하키 스틱을 짧게 개조해서 만든 것으로 한쪽에는 픽(pick, 4mm의 3개의 금속조각 포함)으로 구성되어 있고 다른 한쪽은 퍽을 치기 위한 블레이드로 사용한다. 퍽을 치는 순간 몸통의 흔들림을 고정하기 위하여 반대쪽 픽으로 얼음을 지지하는 방법으로 경기한다. 선수들이 앉는 시트는 모서리가 날카롭지 않아야 하고 요구에 따라 등받이를 장착할 수 있도록 되어 있는 특징이 있다.

선수는 경기중 발생하는 충돌로부터 몸을 보호하기 위해 넥가드, 헬맷을 사용하는데 이는 아이스하키의 것을 공유한다.

4) 여가활동

(1) 낚시

강이나 바다로 나가 몸과 마음을 편안하게 이완시키며 즐기는 낚시는 바쁘고 복잡한 일상에서 벗어나고픈 사람들에게 관심과 동경을 갖게 한다. 여러가지 이유로 제한이 많았으나 최근 장애인들의 낚시활동도 늘어나고 있는 추세이다. 자연환경에 인접할 수 있는 많은 곳이 베리어 프리 디자인(barrier-free design)을 적용하여 강가나 바닷가에도 휠체어의 접근이 가능하게 되었기 때문이다. 장애인들이 낚시를 하기 위해서 무엇보다 필요한 것은 물이 있는 곳으로 이동이 가능하도록 설계되어진 환경이며 신체적 제한이 있는 장애인들에게 맞춤형 보조기기가 필요하다. 예를 들면 휠체어에 낚시대를 고정할 수 있는 장치(rod mount)나 손의 쥐는 힘이 부족할 경우 손과 팔에 낚시대를 고정할 수 있는 장치, 또는 자동 릴, 매듭 묶기 보조도구 등이 있다.

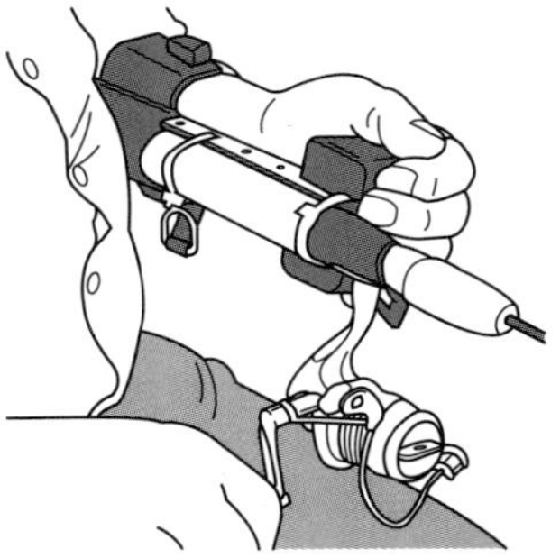

[그림 9-16] 낚시대 손목 고정 장치
출처 : https://accesstr.com/receive-all-arm-splint/

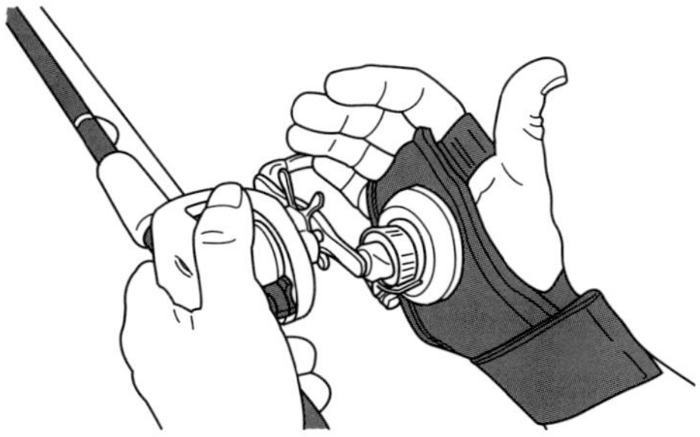

[그림 9-17] 낚시릴 손목 고정 장치
출처 : https://handiaccessories.com/products/reel-deal-fishing-cuff

(2) 수상스키와 서핑(surfing)

수상스키는 신체와 감각손상을 가진 사람들에게 인기 있는 수상 스포츠이다. 특히 시각손상이 있는 사람들도 예인선과 줄로 연결하여 안전하게 속도를 즐길 수 있기도 하다. 절단장애나 하지의 손상이 있는 사람의 경우도 강한 상체나 손상되지 않은 하지로 물위에서 스키를 즐길 수 있다. 몸통이나 상체의 근력이 약해 몸을 지탱할 수 없는 경우는 특수하게 고안되어 앉은 자세에서 수상스키를 즐길 수 있는 sit-waterski 가 있다. 또한 약한 상지를 보완하기 위하여 손을 지지물에 연결시킬 수 있는 장비들도 있다.

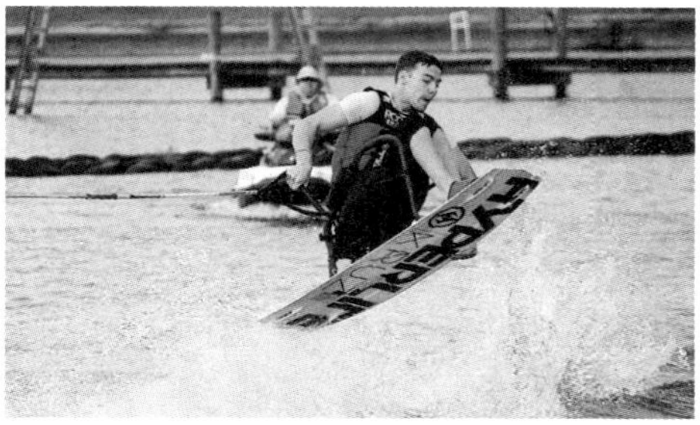

[그림 9-18] 좌식 수상스키 ; Connor Poggetto (미국 수상스키어)

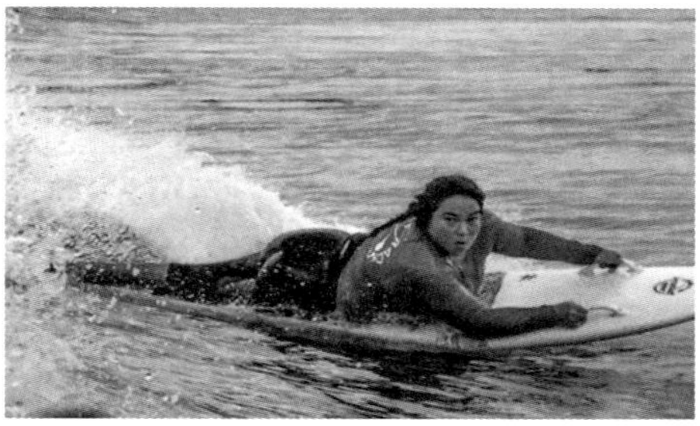

[그림 9-19] 손잡이가 있는 서핑보드 ; Ann Yoshida(하와이안 서퍼)

출처 : 본인

서핑은 동력을 활용하지 않고 바다에서 서핑보드로 파도를 타는 스포츠다. 일반적으로 서서 중심을 잡고 타지만 하지장애가 있는 경우 보드에 엎드려서 타게 된다. 중심을 잡을 수 있도록 보드 앞쪽에 손잡이가 설치된 특징이 있다. 파도를 타는 서핑은 다가오는 파도와 맞추어 추진하는 속도가 있어야 파도를 탈 수 있으므로 강한 상체 근력과 조절능력을 필요로한다.

(3) 패들 스포츠(paddle sports)

카약, 카누, 래프팅, 조정 등이 퍼들 스포츠에 포함된다. 패들 스포츠를 즐길 수 있는 곳은 잔잔한 호수나 계곡의 물살을 타는 등 배를 띄울 수 있는 곳이면 가능하다. 호수나 계곡의 바위나 바닥에 부딪히는 사고를 예방하기 위하여 구명조끼와 안전모를 필히 착용하여야 한다. 장애인이 즐기는 카약과 카누는 손기술과 안정성, 균형성 등의 적응이 쉽도록 보트를 개조한다. 패들을 사용하기 쉽도록 하고 손잡이 개조가 필요할 수 있으며 보트의 출입구를 장애 특성에 맞추어 개조하여 접근성을 높일 필요가 있다. 2인용 보트는 노를 젓는 힘이 제한된 사람이나 시각손상을 가진 초보자들에게 유용하다.

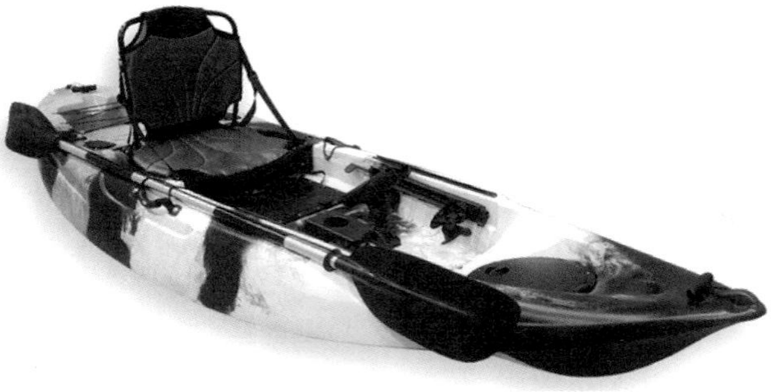

[그림 9-20] 카약의 패들과 안장

출처 : https://www.mydeal.com.au/findtm-mission-2-8-single-fishing-kayak-nordic-camo-with-pro-seat-paddle-adjustable-foot-rests-rails-large-rectangle-box-rod-holder-843329

(4) 물놀이

물놀이를 즐기기 위한 장비들은 물에 대한 접근성을 높이는 장치와 물에서 안전하게 몸을 띄울 수 있는 장비로 나눌 수 있을 것이다. 물로 접근성을 높이기 위한 장비로는 수영장에서 이동을 할 수 있도록 고안된 수영장용 휠체어나 바닷가에서 모래에도 이동할 수 있는 바퀴가 큰 휠체어 등이 있다. 수영장 안으로 들어가고 나오는 이동 장치인 호이스트도 중요한 장비이다. 물에서 뜨게 하는 장비들은 대부분 공기의 부력을 이용한 가벼운 제품으로 몸이나 팔 다리에 부착할 수 있도록 스트랩을 적용한 것들이 대부분이다.

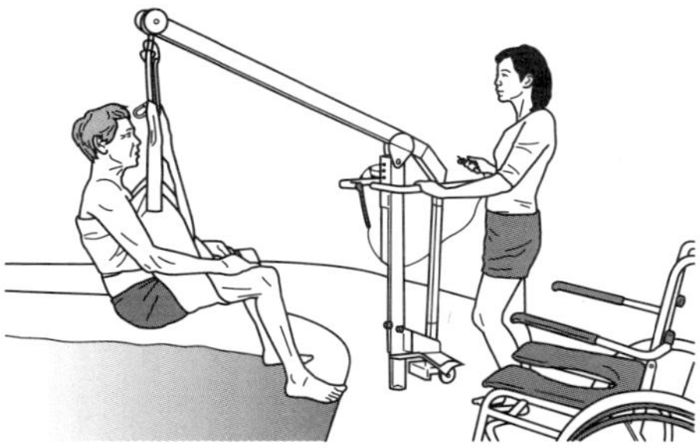

[그림 9-21] 수영장 호이스트

출처 : https://dolphinliftsnorth.com/products/pool-hoists/

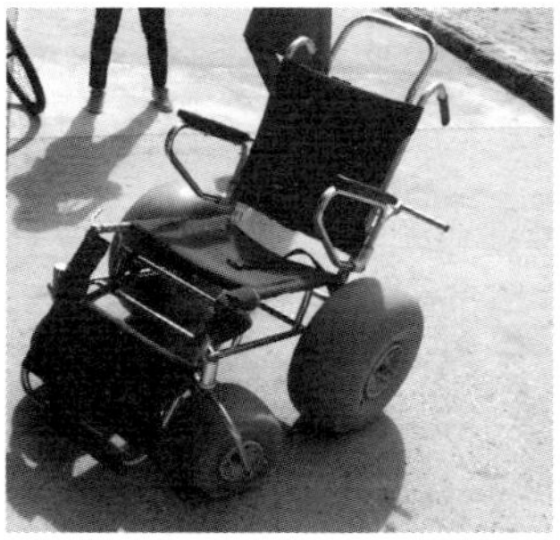

[그림 9-22] 해변 휠체어

(5) 캠핑

우리나라에서도 몇 년 전부터 캠핑이 유행하고 있다. 국립자연휴양림의 숙소에 휠체어 장애인들이 사용할 수 있도록 경사로를 설치하여 장애인 우선 예약제를 실시하고 있다. 또한 가족과 즐길 수 있는 자동차 캠핑장에 텐트를 칠 수 있는 나무 데크에 휠체어 접근이 가능하도록 경사로를 설치하고 주변에 장애인용 화장실을 설치하여 캠핑에 장애인들의 접근을 높이고 있다. 캠핑장에는 부대시설(개수대, 화장실)이 가까운 위치에 장애인 전용 데크를 설치하고 개수대의 경우 높이를 휠체어 사용자들도 알맞게 높이를 낮추거나 휠체어가 진입할 수 있게 개수대 아래쪽에 공간을 둘 필요가 있다. 또한 규격 장애인 화장실 설치가 필수적이며 이동 경로 확보를 위한 캠핑장 안의 편의시설도 지원이 필요하다.

참고문헌

강봉희, 김재일. (2015). 시야장애. 대한안신경의학회지, 5(1), 27-32.

경기도재활공학서비스 연구지원센터. (2015). 일상생활 보조기국의 활용(보조기구 서비스에서의 일상생활 보조기구 선택을 위한 가이드). 경기도, 한국: 경기도재활공학서비스 연구지원센터.

경기도재활공학서비스연구지원센터 http://atrac.or.kr/infomation/

과학기술정보통신부, 한국인터넷진흥원. (2018). 2017 인터넷이용실태조사. 한국인터넷진흥원.

구교만. (2020). 척수장애인에게 있어 휠체어럳비의 의미 분석. 한국사회체육학회지, 79, 385-394.

국가법령정보센터. (2018). 장애인·노인 등을 위한 보조기기 지원 및 활용촉진에 관한 법률, 시행령, 시행규칙. http://www.law.go.kr

국가법령정보센터. (2019). 장애인 등에 대한 특수교육법. http://www.law.go.kr

국가법령정보센터. (2020). 장애인고용촉진 및 직업재활법, 시행령, 시행규칙. http://www.law.go.kr

국립자연휴양림관리소 http://huyang.forest.go.kr/

국립재활원. (2009). 장애인의 자동차 운전. 보건복지부.

국립재활원. (2015). 장애인 운전능력 통합 평가도구 및 훈련 프로토콜 개발. 보건복지부.

국립재활원. (2016). 나에게 딱 맞는 휠체어. 보건복지부.

국립재활원. (2017). 휠체어 서비스 교육 교재-중급. 브건복지부.

국립재활원. (2019). 장애인보조기기교부사업 품목정보안내서. 보건복지부.

권혁철, 정동훈, 공진용. (2004). 재활보조공학. 영문출판사.

권혁철, 정동훈, 공진용. (역). (2004). 임상 적용을 위한 재활보조공학. 서울, 한국: 영문출판사.

근로복지공단. (2020). 직무지원형 재활보조기기 지원 안내. https://www.kcomwel.or.kr/kcomwel/reha/

김경진. (2004). 청각장애 대학생의 문화 실태 연구. 언어치료연구, 13(4), 23-39.

김동원. (2019). 휠체어테니스 운동이 지체장애인들의 여가열의 및 생활만족에 미치는 영향. 한국스포츠학회, 17(2), 221-227.

김민진. (2014). 발달장애아동 부모의 복지서비스 정보접근성이 가족 삶의 질에 미치는 영향(석사학위). 중앙대학교, 서울.

김영태. (2014). 말-언어장애 아동을 위한 보완·대체 의사소통(AAC) 활용을 위한 탐색. 보완대체의사소통연구, 2(1), 1-22.

김용국. (2019). 휠체어테니스 참여가 지체장애인들의 성취목표성향 및 스포츠자신감에 미치는 영향. 한국스포츠학회, 17(3), 729-736.

김정연, & 박은혜. (2003). 중도 뇌성마비아동의 의사소통 기술 증진을 위한 AAC 대화상대자 훈련. 특수교육, 2(1), 37-58.

김정호. (2008). 장애인의 정보격차 해소를 위한 정보통신 보조기기 활용방안(석사학위). 고려대학교, 서울.

김종배, 김완호, 정지홍, 정민예, 임신영, 장경배, ... 장별순. (역). (2010). 행복한 기술 재활공학. 그린: 서울.

김주연, 구정아, 이설희, & 박은혜. (2013). 의사소통장애 성인을 위한 국내외 보완대체의사소통 연구 동향. 재활복지, 17, 199-227.

김지숙, & 김영욱. (2001). 시각자료와 설명자막의 활용이 청각장애 학생의 과학 개념이해에 미치는 효과(석사학위논문). 단국대학교, 경기.

김태균. (2006). 시각장애인의 정보접근성 현황 및 요인 분석. 시각장애연구, 22, 183-206.

남현주, & 이현지. (2017). 장애인의 여가활동참여와 여가만족, 삶의 질과의 관계. 재활복지, 21, 121-140.

대한보조공학기술학회. (2013). 보조기기 인터페이스 및 재원관리. 보조공학사 자격과정.

대한보조공학기술학회. (2019). 정보접근 보조기기. 2019년도 재활보조기기실무사 보수교육.

대한장애인체육회 https://www.koreanpc.kr/index.do

대한장애인체육회. (2013). 장애인스포츠용품 임대지침 Retrived from https://sports.koreanpc.kr/front/goods/rent.do

미래창조과학부 국립전파연구원. (2015). 한국형 웹 콘텐츠 접근성 지침 2.1. 미래창조과학부: 전남

박은혜. (1996). 보완·대체의사소통 분야에 관한 연구 동향 분석: 1985년부터 1991년까지.

Communication Sciences & Disorders, 1(1), 177-193.

박지혁 역. (2013). 작업치료 실행체계: 구성범주와 과정 (2nd, ed.). 서울, 한국: 정담미디어.

박지환, 김미점, 김연주, 김윤환, 방요순, 서태수, ... 채수경. (2017). 일상생활활동: 생활환경과 여가활동 (3rd ed., pp. 361-375). 서울, 한국: 현문사.

법제처. 국가법령정보센터. http://www.law.go.kr/

보건복지부 & 한국장애인개발원. (2019). Universal design 적용을 고려한 장애물 없는 생활환경(BF) 인증 상세표준도 [건축물]. 한국장애인개발원.

보건복지부. (2014). 복지용구 급여제품 안내책자.

보건복지부. (2019). 2019년 장애인복지 사업안내. 보건복지부.

서정희, 오옥찬. (2018). 유엔 장애인권리협약: 접근권과 반차별권, 국제사회보장리뷰, 2018(5), 53-64.

세계보건기구. (2016). 국제 기능·장애·건강 분류 한글번역본 제2차 개정판. 보건복지부.

스페셜올림픽코리아 http://www.sokorea.or.kr/index.php?tpf=intro/sok

오길승, 남용현, 오도영, & 남세현. (역). (2009). 보조 테크놀로지의 원리와 실제. 서울, 한국: 학지사.

오길승, 허서윤, 고영진, 박진혁. (역). (2014). 보조테크놀로지의 원리와 실제 3판. 서울, 한국: 학지사.

오충원, 안재성. (2014). 시각장애인을 위한 음성지도 제작에 관한 연구, 국토지리학회지, 24(4), 573-584.

웹접근성연구소. (2019). 웹접근성 지침. https://www.wah.or.kr

유경민, 이율희, 송기호 & 박세용. (2018). 장애인 여가활동증진을 위한 국내외 여행실태 및 개선방안 연구. 한국장애인개발원.

이원경, 서은경. (2013). 장애인의 웹 접근성 향상을 위한 웹사이트 설계. 정보관리학회지, 30(1), 193-219.

이지환, 이성훈, 구재환, 김지인, 권구락. (2017). IoT기반 접근가능형 스마트홈 구현. 한국통신학회 학술대회논문집, 49-50.

이진현, 이해균, & 송병섭. (2006). 시각장애인을 위한 보조기기의 사용과 현황에 대한 연구. 시각장애연구, 22, 31-48.

인천특수교육지원센터. (2020). 보조공학기기지원. http://www.ice.go.kr/

임명준, 한지아, 임성은, 김진수, 장태연. (2015). 그림으로 이해하는 자세보조용구. 서울, 한국: 박영사.

장애물 없는 생활환경 인증에 관한 규칙. http://www.law.go.kr/lsInfoP.do?lsiSeq=210629&ef

Yd=20190927#0000

장애인·노인·임산부 등의 편의증진 보장에 관한 법률. http://www.law.go.kr/lsInfoP.do?lsiSeq=179703#0000

장애인복지법. 법률 제22조. (2019).

정동훈, 김장환. (2018). 자세유지보조기학. 서울, 한국: 현문사.

정민예 등. (2018). 작업치료사를 위한 운전재활. 서울 : 퍼시픽출판사.

정보통신보조기기 보급사업, Retrieved February 6, 2020, from https://www.at4u.or.kr

정인정. (2005). 한국형 웹 콘텐츠 접근성 지침. TTA 저널, 98, 92-96.

정재춘. (2013). 장애인의 여가 스포츠 참여가 자아존중감과 삶의 만족에 미치는 영향: 배드민턴 활동을 참여하는 척수장애인을 대상으로. 관광연구, 28(2), 139-159.

정정일, 김홍기, 조진수. (2011). 전맹 시각장애인의 교육환경을 개선시키기 위한 디스플레이 기반의 실시간 교육보조공학 시스템의 설계 및 구현. 한국콘텐츠학회논문지, 11(12), 94-102.

한국보조공학사협회. (2012). 보조공학총론. 서울 : 학지사.

한국보조공학사협회. (2013). 보조공학총론 (pp. 225-257). 서울, 한국: 수문사.

한국장애인개발원. (2008). 2008 농·어촌장애인 주거환경개선기술매뉴얼. 한국장애인개발원.

한국장애인개발원. (2011). Barrier-Free 주거매뉴얼. 한국장애인개발원.

한국장애인개발원. (2012). 장애물 없는 생활환경 인증제도 매뉴얼(건축물편) 개정 3판 Part 1. 한국장애인개발원.

한국장애인개발원. (2012). 장애물 없는 생활환경 인증제도 매뉴얼(건축물편) 개정 3판 Part 2. 한국장애인개발원.

한국장애인고용공단. (2020). 2020년 보조공학기기 지원 안내서. 성남, 한국: 한국장애인고용공단.

한국장애인고용공단. (2020). 보조공학기기지원사업. https://www.kead.or.kr

한국정보화진흥원. (2019). 웹접근성 정의. https://www.nia.or.kr/

한국정보화진흥원. (2020). 정보통신보조기기 사업 안내. https://www.at4u.or.kr/

한국척수장애인협회. (2017). 척수장애 아는 만큼 행복한 삶. 서울 : 군자출판사.

허예내, 정한경, & 김미영. (2008). 시각장애인 정보화 접근성을 위한 보조기기에서의 감각정보 활용 사례분석. 디지털디자인학연구, 8(2), 233-245.

Angelo, J. Lane, SJ. & Lane, S. (1997). Assistive technology for rehabilitation therapists. Philadelphia : F. A. Davis Company.

Baker JPJ, de Groot IJM, Beckerman H, de Jong BA & Lankhorst GJ. (2000). The effects of knee-ankle-foot orthoses in the treatment of duchenne muscular dystrophy: review of the literature. Clinical Rehabilitation, 14, 343–359.

Bartlett D and Purdie B. (2005). Testing of the Spinal Alignment and Range of Motion Measure: a discriminative measure of posture and flexibility for children with cerebral palsy. Dev Med Child Neuro, 47, 571–576.

Beukleman, D., & Mirenda, P. (1998). Augmentative and alternative communication: Management of severe communication disorders in children and adults.

Bolding et al., (2017). Mobility. In H. M. Pendleton(Ed.), Occupational therapy practice skills for physical dysfunction (8th ed., pp. 230–288). St. Louis : Elsevier.

Brogren E, Hadders–Algra M & Foressberg H. (1998). Postural control in sitting children with cerebral palsy. Neuroscience and Behavioural Reviews, 22, 591–596.

Brown G. (2002). Muscular dystrophy. In A Turner, M Foster & E Johnson E (Ed). Occupational Therapy and Physical Dysfunction, Principles, Skills and Practice. London: Churchill Livingstone.

Butler, C. (1991). Augmentative mobility : Why do st?. Physical Medicine and Rehabilitation Clinics of North America, 2(4), 801–815. https://doi.org/10.1016/S1047–9651(18)30683–1.

Case–Smith J, Fisher AG & Bauer D. (1989). An analysis of the relationship between proximal and distal control. American Journal of Occupational Therapy, 43, 657–662.

Chan, M., Campo, E., Estève, D. and Fourniols, J. Y.(2009). Smart homes – current features and future perspectives. Maturitas, . 64(2), 90–97.

Church, G., & Glennen, S. (1992). The handbook of assistive technology. Singular.

Clancy CA, McGrath PJ, Oddson BE. (2005). Pain in children and adolescents with spina bifida. Developmental Medicine and Child Neurology, 47, 27–34.

Clark J, Michael S & Morrow M. (2004). Wheelchair postural support for young people with progressive neuromuscular disorders. International Journal of Therapy and Rehabilitation, 11, 365–371.

Clay et al., (2005). Cumulative meta analysis of the relationship between useful field of view and driving performance in older adults, Optometry Visual Science. 82, 724–731.

Clément–Guillotin, C., Rohmer, O., Forestier, C., Guillotin, P., Deshayes, M., & d'Arripe–Longueville, F. (2018). Implicit and explicit stereotype content associated with people with physical disability: Does sport change anything?. Psychology of Sport and Exercise, 38, 192–201.

Compass Software for Access Assessment, Retrieved December 12, 2019, from https://kpronline.com/compass

Cook, A. M., & Hussey, S. M. (2002). Assistive technology: Principles and practice.

Cook, A. M.,& Polar, J. M. (2008). Cook and Hussey's Assistive Technologies: Principles and Practice (3rd ed., pp.26–28). St. Louis, MO: Elsevier/Mosby.

Cooper D, Dilabio RT, Broughton G & Brown D. (2001). Dynamic seating components for the reduction of spastic activity and enhancement of function. Seventeenth International Seating Symposium, February 22–24.

Cooper, R. A. (1990). A systems approach to the modeling of racing wheelchair propulsion. Journal of Rehabilitation Research and Development, 27(2), 151–62.

Cooper, R. A., Ohnabe, H., & Hobson, D. A. (Eds.). (2006). An introduction to rehabilitation engineering. CRC Press.

Cooper, RA. (1998). Wheelchair selection and configuration. New York : Demos Medical Publishing.

Cornell MS. (1995). The hip in cerebral palsy. Developmental Medicine and Child Neurology, 37, 3–18.

Cox SL & Kernohan WG. (1998). They cannot sit properly or move around: seating and mobility during the treatment for developmental dysplasia of the hip in children. Pediatric Rehabilitation, 2, 129–134.

Cox SL. (1995). Problems of seating and mobility encountered by children with developmental dysplasia of the hip. Clinical Rehabilitation, 9, 190–197.

Dell, A., Newton, D., & Petroff, J. (2012). Assistive Technology in the Classroom: Enhancing the School Experiences of Students with Disabilities (2nd ed.). United States: Pearson Education.

Disabled sports USA https://www.disabledsportsusa.org/

Dudgeon, BJ, et al. (2014). Wheelchair selection. In C. A. Trombly (Ed.), Occupational therapy for physical dysfunction (7th ed., pp. 495–519). Baltimore : Williams & Wilkins.

Engström B. (2002). Ergonomic Seating A True Challenge Wheelchair Seating and Mobility Principles. Sweden: Posturalis Books.

Field DA and Roxborough LA. (2011). Responsiveness of the Seated Postural Control Measure and the Level of Sitting Scale in children with neuromotor disorders. Disability and Rehabilitation Assistive Technology 6, 473–482.

Field DA and Roxborough LA. (2013). Clinical tools that measure sitting posture, seated postural control or functional abilities in children with motor impairments: a systematic review. Clinical Rehabilitation 27(11), 994–1004.

Fife SE, Roxborough LA, Armstrong RW, Harris SR, Gregson JL and Field D. (1991). Development of a clinical measure of postural control for assessment of adaptive seating in children with neuromotor disabilities. Physical Therapy 71, 981–993.

Green EM, Nelham R. (1991). Development of sitting ability, assessment of children with a neuromotor handicap and prescription of appropriate seating systems. Prosthetics and Orthotics International, 15, 203–216.

Gudjonsdottir B, Stemmons Mercer V. (1997). Hip and spine in children with cerebral palsy: musculoskeletal development and clinical implications. Pediatric Physical Therapy, 9, 179–185.

Hadders AM, van der Fits IBM, Stremmalaar GF & Touwen BCI. (1999). Development of postural adjustment in reaching in reaching in infants with cerebral palsy. Developmental Medicine and Child Neurology, 41, 766–776.

Ham R, Aldersea P & Porter D. (1998). Wheelchair Users and Postural Seating A Clinical Approach. London: Churchill Livingstone.

Hamm, B., & Mirenda, P. (2006). Post-school quality of life for individuals with developmental disabilities who use AAC. Augmentative and Alternative Communication, 22(2), 134–147.

Hankinson J, Morton RE. (2002). Use of a lying hip adduction system in children with bilateral cerebral palsy: a pilot study. Developmental Medicine and Child Neurology, 44, 177–180

Hare N, Durham S, Green E. (1998). The cerebral palsies and motor learning disorders. In M Stokes (Ed) Neurological Physiotherapy. London: Mosby.

Harms M. (1990). Effect of wheelchair design on posture and comfort of users. Physiotherapy, 76, 266–271.

Harris SR. (1991). Movement analysis: an aid to early diagnosis of cerebral palsy. Physiotherapy, 71, 215–221.

Holmes KJ, Michael SM, Thorpe SL & Solomonidis SE. (2003). Management of scoliosis for the non-ambulant spastic cerebral palsy population – a biomechanical study. Clinical Biomechanics, 18, 480–487.

Hong C. (2005). Assessment for and provision of positioning equipment for children with motor impairments. International Journal of Therapy and Rehabilitation, 12, 126–131.

Howe T & Oldham J. (2001). Posture and balance. In M Trew & Everett T (Ed) Human Movement An Introductory Text. London: Churchill Livingstone. 30

http://cafe.daum.net/sbmedical/G9pz/25

http://kr.aving.net/news/view.php?articleId=719878

http://rehasensekorea.com/bbs/products/icon120.php

http://wheelskorea.com/article/%EA%B0%A4%EB%9F%AC%EB%A6%AC/8/20044/

https://www.ablenews.co.kr

https://www.google.co.kr/search?q=wheel+chair+wedge&tbm

https://www.rehabmart.com/

International Federation of Library Associations and Institutions, The Lyon Declaration, Retrieved November 30, 2019, from https://www.lyondeclaration.org

Jones M & Gray S. (2005). Assistive technology: positioning and mobility. In SK Effgen (Ed) Meeting the Physical Therapy Needs of Children. Philadelphia: FA Davis Company.

Kangas KM. (2002). Seating for task performance; creating seating systems that allow weight–bearing, pelvic stability and mobility. Rehab Management: The Interdisciplinary Journal of Rehabilitation, (15), 54–56, 74.

Karlson A, Norrlin S, Silander HC, Dahl M & Lanshammar H. (2000). Amplitude and frequency analysis of force plate data in sitting children with and without myelomeningocele. Clinical Biomechanics, 15, 541–545.

Kohlmeyer K. (1998). Evaluation of sensory and neuromuscular performance components. In ME Neistadt, EB Crepeau (Ed) Willard and Spackman's Occupational Therapy. London: Lippincott Williams & Wilkins.

Koketsu, J. S. (2018). Activities of daily living. In H. M. Pendleton, & W. Schultz–Krohn(Eds), Pedretti's Occupational therapy practice skills for physical dysfunction (8th ed., pp. 223–237). St. Louis, MO: Elsevier.16. Trombly, C. A., Radomski,

M. V. (2015). Occupational therapy for physical dysfunction (7th ed.)pp. 714–732. Philadelphia, PA: Lippincott Williams & Wilkins.

Liao SF, Yang TF, Hsu TC, Chan RC & Wei TS. (2003). Differences in seated postural control in children with spastic cerebral palsy and children who are typically developing. American Journal of Physical Medicine and Rehabilitation, 82, 622–626.

Lim, S. H., & Jang, H. S. (2017). A study on the impact of housing environment of residents health : The case of incidence rate of environmental disease. Journal of the Korea Residential Environment, 5(2), 101–117.

Lord J, Behrman B, Varzos N, Cooper D, Lieberman JS & Fowler WM. (1990). Scoliosis associated with duchenne muscular dystrophy. Archives of Physical Medicine and Rehabilitation, 71, 13–17.

Lui M, Mineo K, Hanayama K, Fujiwar T & Chino N. (2003). Practical problems and management of seating through the clinical stages of duchenne muscular dystrophy. Archives of Physical Medicine and Rehabilitation, 84, 818–824.

Maher CA, Evans KA, Sprod JA and Bostock SM. (2011). Factors influencing postural management for children with cerebral palsy in the special school setting. Disability and Rehabilitation 33, 146–158.

Mayall JK & Desharnais G. (1995). Positioning in a Wheelchair A Guide for Professional Caregivers of the Disabled Adult. Thorofare NJ: SLACK Incorporated.

McCarthy JJ and Betz RR. (2000). The relationship between tight hamstrings and lumbar hypolordosis in children with cerebral palsy. Spine, 25, 211–213.

McClenaghan BA, Thombs L & Milner M. (1992). Effects of seat-surface inclination on postural stability and function of the upper extremities of children with cerebral palsy. Developmental Medicine and Child Neurology, 34, 40–48.

McDonald R, Surtees R & Wirz S. (2004). The international classification of functioning. Disability and health provided a model for adaptive seating interventions for children with cerebral palsy. British Journal of Occupational Therapy, 67, 293–302.

McNaughton, D. B., & Beukelman, D. R. (2010). Transition Strategies for Adolescents and Young Adults Who Use AAC. AAC Series. Brookes Publishing Company. PO Box 10624, Baltimore, MD 21285.

Mcnaughton, D., & Bryen, D. N. (2007). AAC technologies to enhance participation and access to meaningful societal roles for adolescents and adults with developmental disabilities who require AAC. Augmentative and Alternative Communication, 23(3), 217–229.

McPherson JJ, Schild R, Spaulding SJ, Barsamian P, Transon C & White SC. (1991). Analysis of upper extremity movement in four sitting positions: a comparison of persons with and without cerebral palsy. American Journal of Occupational Therapy, 45, 123–129.

Miedaner JA. (1990). The effects of sitting positions on trunk extension for children with motor impairment. Pediatric Physical Therapy, 2, 11–14.

Mousetron: Mouse and keyboard activity monitor, Retrieved December 12, 2019, from http://www.blacksunsoftware.com/mousotron.html

Myhr U & von Wendt L. (1990). Reducing spasticity and enhancing postural control for the creation of a functional sitting position in children with cerebral palsy: a pilot study. Physiotherapy Theory and Practice, 6, 65–76.

Myhr U, von Wendt L and Sandberg KW. (1993). Assessment of sitting in children with cerebral palsy from videofilm: a reliability study. Physical & Occupational Therapy in Pediatrics 12, 21–35.

Myhr U, von Wendt L, Norrlin S & Radell U. (1995). Five year follow-up of functional sitting position in children with cerebral palsy. Developmental Medicine and Child Neurology, 37, 587–596.

Myhr U, von Wendt L. (1991). Improvement of functional sitting position for children with cerebral palsy. Developmental Medicine and Child Neurology, 33, 246–256.

National Health Service. (2019). Daily living equipment. Retrieved from https://www.livingmadeeasy.org.uk/

Neilson AR, Bardsley GI, Rowley DL, Hogg J, Malek M, Morrison GC, Kirkwood CA. (2001). Measuring the effects of seating on people with profound and multiple disabilities – a preliminary study. Journal of Rehabilitation Research and Development 38(2), 201–214.

Nichols DS. (2002). Development of postural control. In J Case-smith (Ed) Occupational Therapy for Children. London: Mosby.

Nwaobi OM. (1986). Effects of body orientation in space on tonic muscle activity of patients with cerebral palsy. Developmental Medicine and Child Neurology, 28, 41–44.

Nwaobi OM. (1987). Sitting orientations and upper extremity function in children with cerebral palsy. Physical Therapy, 67, 1209–1213.

O'Brien M and Tsurumi K. (1983). The effect of two body positions on head righting in severely disabled individuals with cerebral palsy. American Journal of Occupational Therapy 37, 673–680.

Outdoorforall. (2019). Teaching Mono–Skiers. Outdoorforall. Retrived from https://outdoorsforall.org/wp-content/uploads/2014/05/OFA-Material-MonoSki.pdf

Pagán–Rodríguez, R. (2014). How do disabled individuals spend their leisure time?. Disability and Health Journal, 7(2), 196–205.

Pain H, McLellan L & Gore S. (2003). Choosing Assistive Devices A Guide For Users and Professionals. London: Jessica Kinsley Publishers.

Pain H, Pascoe J, Gore S and McLellan D. (1996). Multi–adjustable chairs for children with disabilities. Journal of Medical Engineering Technology 20, 151 – 156.

Pierce, SL. (2014). Restoring functional and community mobility. In C. A. Trombly (Ed.), Occupational therapy for physical dysfunction (7th ed., pp. 804–843). Baltimore : Williams & Wilkins.

Pope PM, Bowes CE and Booth E. (1994). Postural control in sitting the SAM system: evaluation of use over three years. Developmental Medicine & Child Neurology 36, 241–252.

Pope PM. (2002). Posture management and special seating. In Edwards S (Ed) Neurological Physiotherapy. London: Churchill Livingstone.

Pountney TE & McCarthy. (1998). Neural tube defects: spina bifida and hydrocephalus. In M Stokes (Ed) Neurological Physiotherapy. London: Mosby.

Pountney TE, Mandy A, Green E & Gard P. (2002). Management of hip dislocation with postural management. Child: Care, Health and Development, 28, 179–185.

Pynt J, Higgs J & Mackey M. (2001). Seeking the optimal posture of the seated lumbar spine. Physiotherapy Theory and Practice, 17, 5–21.

Reese ME, Msall ME & D'Amanto C. (1990). The influence of asymmetric primitive reflexes and tone on orthopedic deformity of children with cerebral palsy. (abstract) Developmental Medicine and Child Neurology, 32, 43.

Reid DT & Rigby P. (1996). Development of improved anterior pelvic stabilization devices for children with cerebral palsy. Physical and Occupational Therapy in

Pediatrics, 16, 91–96.

Reid DT & Sochaniwsky A. (1991). Effects of anterior–tipped seating on respiratory function of normal children and children with cerebral palsy. International Journal of Rehabilitation Research, 14, 203–212.

Reid DT, Sochaniwskyj A & Milner M. (1991). An investigation of postural sway in sitting of normal children and children with neurological disorders. Physical and Occupational Therapy in Pediatrics, 11, 19–35.

Reid DT. (1995). Development and preliminary validation of an instrument to assess quality of sitting of children with neuromotor dysfunction. Physical and Occupational Therapy in Pediatrics, 15, 53–81.

Reid DT. (1996). The effects of the saddle seat on seated postural control and upper extremity movement in children with cerebral palsy. Developmental Medicine and Child Neurology, 38, 805–815.

Rentschler et al. (2004). Evaluation of electric–powered wheelchairs using the ANSI/RESNA standards. Archives Physical Medicine and Rehabilitation, 85(4), 611–619.

Rigby P, Reid D, Schoger S, & Ryan S. (2001). Effects of a wheelchair mounted rigid pelvic stabiliser on care giver assistance for children with cerebral palsy. Assistive Technology, 13, 2–11.

Rigby P, Renzoni AM, Ryan S, et al. (2000). Exploring the impact of electronic aids for daily living upon persons with neuromuscular conditions. Tri–Joint Congress 2000. Toronto, Ontario, Canada: the Canadian Association of Speech–Language Pathologists and Audiologists, The Canadian Association of Occupational Therapists, The Canadian Physiotherapy Association.

Rimmer, J. H., Ainsworth, B. E., Young, D. R., & La Monte, M. (2008). Promoting inclusive physical activity communities for people with disabilities. President's council on physical fitness and sports research digest, 9(2), 1–8.

Ripat J. (2006). Function and impact of electronic aids to daily living for experienced users. Technology and Disability, 18, 79–87. DOI: 10.3233/TAD–2006–18204

Sameroff, A. J., & Chandler, M. J. (1990). Transactional regulation and early intervention In: Meisels SJ and Shonkoff JP (eds) Handbook of Early Childhood Intervention.

Shimizu ME, Tanaka S, Takamagari H, Honda K, Shimizu H & Nakamura S. (1994). Optimal positioning for an adult athetoid cerebral palsy patient in a wheelchair.

Hiroshoma Journal of Medical Science, 43, 69–72.

Shoham Y, Meyer S, Katz-Leurer M & Weiss PLT. (2004). The influence of seat adjustment and a thoraco-lmbar-sacral orthosis on the distribution of body seat pressure in children with scoliosis and pelvic obliquity. Disability and Rehabilitation, 26, 21–26.

Simeonsson, R. J., Simeonsson, N. E. & Hollenweger, J. (2008). International classification of functioning, disability and health for children and youth. Disability classification in education: Issues and perspectives, 207–226.

Sprigle S, Maurer C and Holowka M. (2007). Development of valid and reliable measures of postural stability. J Spinal Cord Med, 30: 40–49.

Tennis Foundation. (2016). Tennis wheelchair setup and maintenance guide for coaches and players. TennisFoundation. retrived from https://www.tennisfoundation.org.uk/wp-content/uploads/2017/04/Tennis-Wheelchair-Setup-and-Maintenance-Guide-4.pdf

Thompson N, Fahal I & Edwards RHT. (1998). Muscle disorders in childhood. In M Stokes (Ed) Neurological Physictherapy. London: Mosby.

Trefler E & Taylor SJ. (1991). Prescription and positioning: evaluating the physically disabled individual for wheelchair seating. Prosthetics and Orthotics International, 15, 217–224.

Turner C. (2001). Posture and seating for wheelchair users: an introduction. British Journal of Therapy and Rehabilitation, 8, 24–28.

Vaisbuch N, Meyer S, Weiss PL. (2000). Effect of seated posture on interface pressure in children who are able bodied and who have myelomeningocele. Disability and Rehabilitation, 22, 749–755.

Van der Heide JC, Otten B, van Eykern LA, Hadders-Algra M. (2003). Development of postural adjustments during reaching in sitting children. Exp Brain Research, 151, 32–45.

Van der Heide JC. (2004). Postural control during reaching in preterm children with cerebral palsy. Dev Med Child Neurol, 46: 253–266.

Vendonck, M. C. Chard, G., & Nolan, M. (2011). Electronic aids to daily living: be able to do what you want, Disability and Rehabilitation: Assistive Technology, 6(3), 268–281. DOI: 10.3109/17483107.2010.525291

Wandel JA. (2000). Positioning and handling. In JW Solomon (Ed) Pediatric Skills for Occupational Therapy Assistants. London: Mosby.

Warren. CG. (1990). Powered mobility and its implications. Journal of Rehabilitation Research Development Clinical Supply, 27, 74–85.

Washington K, Deitz JC, White OR & Scwartz IS. (2002). The effects of a contoured foam seat on postural alignment and upper–extremity function in infants with neuromotor impairment. Physical Therapy, 82, 1064–1076.

Westcott SL & Goulet CG. (2005). Neuromuscular system: structures, functions, diagnosis, and evaluation. In SK Effgen (Ed) Meeting the Physical Therapy Needs of Children. Philadelphia: FA Davis Company.

Westcott SL, Pax Lowes L and Richardson PK.. (1997). Evaluation of postural stability in children: current theories and assessment tools. Phys Ther, 77: 629–645.

WHO. (2018). International Classification of Diseases 11 (2018), Geneva: Switzerland

Winnick, J., & Porretta, D. L. (2016). Adapted physical education and sport. Human Kinetics.

World Health Orgarnization. (2001). The International Classification of Functioning. in: Disability and Health. Geneva, WHO.

Yang TC, Chan RC, Wong TT, Bair WN, Kao CC, Chuang TY & Hsu TC. (1996). Quantitative measurement of improvement in sitting balance in children with spastic cerebral palsy after selective rhizotomy. American Journal of Physical Medicine and Rehabilitation, 75, 348–352.

Young NL, Wright JG, Lam TP, Rajaratnam K, Stephens D & Wedge JH. (1998). Windswept hip deformity in spastic quadriplegic cerebral palsy. Pediatric Physical Therapy, 10, 94–100.

보조공학사를 위한
영역별 보조기기 활용

값 23,000원

2020년 9월 23일 제1판 1쇄 발행
2025년 8월 20일 제1판 3쇄 발행

저 자 : 대 한 보 조 공 학 기 술 학 회
발행인 : 주 영 일
발행처 : **계 축 문 화 사**

서울특별시 종로구 통일로12길 16-17
우편번호 : 03029
TEL : 735-2257 · 738-9746
FAX : 723-9025
E-mail : gyechuk@hanmail.net
홈페이지 : http://gyechuk.co.kr
1973. 10. 31 등록번호 제300-1973-8호
ISBN 978-89-5629-612-8 93510

* 저자와의 협의하에 인지는 생략합니다.